金匱要略 訳注

家本 誠一

緑書房

はしがき

第一　概要

一、『金匱要略』は現代医学の内科書に当たる。主として内科的疾患について、その病因、病理と「脈証治（脈と証と治）」が書かれている。脈とは浮沈滑濇《ショク》大小数《サク》遅《チ》等の脈状で、病位、病勢（虚実）、病情（病理）を指示する。証とは症状であり、治とは治療である。ここには薬物療法が記されている。

二、『漢書』の芸文志・方技略によれば、漢代の医学には「医経」と「経方」の二つの部門がある。

「医経」には医学の体系が記されており、解剖学、生理学から始まって診断学、治療学に至る医学の全ての部門を含み、『黄帝内経』以下の諸篇が著録されている。『素問』と『霊枢』はその遺篇である。

「経方」は疾病各論と治療各論である。風寒熱十六病方、痺、疝、癉、狂巓等各種の疾患が掲載されている。『傷寒論』と『金匱要略』はここに属する。この両書は経方で基礎的な理論は記されていないため「傷寒、金匱は実証的である。ゴチャゴチャした訳のわからない理屈がない、虚妄の迷信がない」等と考える人がいる。漢代医学の全体を知らないための誤解である。故に『素問』と『霊枢』を読まなければ、『傷寒論』と『金匱要略』も正確には理解できない。

漢代医学には更に『神農本草經』があり、これらで全体を構成している。これも『傷寒論』と『金匱要略』にある処方の薬理、薬効を知る上で必要不可欠な文献である。

三、人体には外表と内裏がある。外表は頭と四肢、体表であり、体表は皮肉筋骨からなる。内裏は内藏であり、五藏六府からなる。十二の経脈が内外、表裏の間を連絡している。経脈は血管とその外周を走る神経からなり、血管神経複合体である。

四、『傷寒論』には傷寒という病気の「脈証并治」が記されている。傷寒は経脈の病であり、三陰三陽の六つの経脈の病として記述されている。『金匱要略』は、皮肉筋骨、五藏六府の病を取り扱う。

五、本書は三巻、二十五篇からなる。

巻頭には元の鄧珍《トウチン》と林億等宋臣の序が載っていることから、本書の成立と伝来の事情がわかる。書誌と版本については後で述べるが、元の鄧珍は、林億等の宋臣が編纂した現行の『金匱要略』、最古の版本を出した人である。

上巻の初めに「臓腑經絡先後病脉證第一」がある。一種の医学概論で、主として『素問』と『霊枢』に基づいて記されている。「痓濕暍病脉證第二」以下は疾病各論である。上中巻にある疾患は大体頭から手足に向かう順に並べられているように見えるが、明確ではない。下巻は婦人方と救急と食物の禁忌、並びに中毒の治療法を扱う。

第二　内容

一、臓腑經絡先後病脉證第一

未病の治療法が五行相剋的伝病に基づいて記されている。「上工は未病を治す」は『素問』四氣調神大論第二と『霊枢』逆順第五十五に見える言葉である。

病因は客気邪風である。外から人を襲い、人体に歪み、ストレスを起こす病源因子をいい、病理として三つの病変を挙げている。一つは内藏の病、二つは四肢経脈の病、三つは外傷と蟲獣による損傷である。

早期治療を勧め、治療法として導引吐納と鍼灸膏摩、また食事療法を挙げる。薬物療法については触れていない。診断には色診と脈診が記されており、予後、治療についての記述もある。陽病十八、陰病十八、また五藏の九十病、六府の病一百八病等の病症については未詳である。

二、皮肉筋骨の病

次の各篇に記載されている。

・皮（第十八）

・肉（第十九）

・筋（第二）

・骨　湿は関節症（第二）、歴節は関節症（第五）

三、五藏六府の病

以下の諸篇に記載されている。

・肝　黄疸病（第十五）は三種類ある。穀疸の穀は食物を意味し、穀疸は食物によって媒介された黄疸ということで、現代医学のA型肝炎に相当する。女労疸は、その名称から推測すると女性との交渉によって発生するものと考えられ、現代におけるB型肝炎やC型肝炎に当たるであろう。酒疸はアルコール性肝炎である。

・心　胸痺心痛（第九）。胸痺は狭心症を主として肋間神経痛等を含み、心痛には劇症狭心症、心筋梗塞が相当する。心不全による水症は第十二、第十四に述べられている。

・血管　脳卒中（第五）、血管神経症（第八）

・血液　貧血症（第六）、瘀血・出血（第十六）

・脾胃　胃腸疾患（第十、第十七）

・肺　結核症を含む（第六、第七）。肺疾患は三種に分類されている。肺癰は肺化膿症であり、肺痿は慢性気管支炎や肺気腫を含む。また、肺脹は気管支喘息である。

・腎　水分の代謝異常は第十二と第十四に記されており、痰も飲も水症の意味である。

分類一　痰飲は腹水、懸飲は胸水、溢飲は全身的浮腫、支飲は肺水腫、また心下停水、肺飲は喘息、留飲は心下停水

分類二　風水は感冒等に続発した心・腎障害、皮水は四肢浮腫に腹満（ガス）を伴う、正水は浮腫に喘息を伴う、石水は腹満を示す腹水である、裏水は一身面目黄腫で麻黄剤が適応する、黄汗は色汗症である

分類三　心水、肺水、肝水、脾水、腎水

・膀胱（第十三）

・五蔵　第十一には五蔵の中風、中寒、死蔵と三焦の病が記されている。

四、その他、第三、第四がある。

第三　書誌

林億等の『金匱要略方論序』によれば、後漢の張仲景は『傷寒卒病論』を合わせて十六巻作ったが、張仲景の原本は早くに散逸した。その後、各種の医書に張仲景方として引用され、伝承されてきた。

北宋の時代には『傷寒論』十巻のみが存在し、雑病に関する書物は見当たらなかった。翰林学士の王洙《オウシュ》が館閣（図書の校正、収蔵を司る役所）の書籍の中から『雑病方』三巻を発見し、『金匱方論』と名づけた（鄧珍序）。林億等は王洙が発見した『金匱玉函要略方』三巻のうち、上巻の『辨傷寒』を除いた中下巻を編纂し直して『金匱要略』を作った。これが現行本の元である。現在、鄧珍本、趙開美本、兪橋本、徐鎔本の伝本がある。真柳誠氏によれば鄧珍本が最善であるという。

我々は張仲景が作ったといわれる原本を読んでいるわけではない。現行の『傷寒金匱』について、「これは張仲景の原文だ、これは後人の付加だ」というようなことを詮索してもあまり意味がない。

第四　用語

本書に使用されている用語について『素問』と『霊枢』に基づいて解説する。

一、形態

①人体は二層からなる。

・表裏　表は身体を覆う皮膚筋肉である。裏は口から肛門に至る粘膜で覆われた内腔である。

・内外　内は胸腔、腹腔に存在する内藏である。外は内藏を取り除いた部分である。頭と手足と躯幹の体表を構成する皮肉筋骨からなる。

・陰陽　表と外を陽、裏と内を陰という。

②人体は三層からなる。

・皮肉筋骨　体表を構成する組織である。肉は筋肉で、筋は筋膜と腱である。

・十二経脈　経脈は血管とその周囲を伴走する神経、リンパからなる構造物である。以下において血管神経複合体と記す。

・五藏六府　五藏は肝心脾肺腎であり、五行の木火土金水に配当されている。六府は胃、小腸、大腸、胆、膀胱、三焦であり、三焦は上焦、中焦、下焦からなる。上焦は胃から胸部に分布するリンパ管

であり、衛気《エキ》を出す。衛気は肺に上り、経脈の外周を走るリンパである。また経脈に伴走する神経でもある。神経としては、昼は陽即ち四肢、体表を巡り、交感神経として働き、覚醒と活動を支配する。夜は陰即ち内蔵を巡り、副交感神経として働き、睡眠と安静を支配する。中焦は乳糜槽と胸管である。営気《エイキ》を出す。営気は乳糜である。胸管の中を通って左鎖骨下静脈に入って営血となり、経脈（血管）の中を循環する。下焦は下腹部のリンパ管で、大腸において屎尿の分別を行う。

二、生理

・皮　肺の協同器官。汗腺の開闔を主る。発汗、無汗は陰陽によって制御されている。
・肉　脾の協同器官。脾は四肢の筋肉の栄養を主る。病的には四肢倦怠を起こす。
・筋　肝の協同器官。肝は精気（グルコース）を産生し、筋に送る。筋はこれによって運動する。病的には痙攣、麻痺を起こす。
・骨　腎の協同器官。腎は骨髄や骨における血液の生成を主る。
・肝　精気、エネルギーの産生と輸送を行う。短期のスタミナ源で、魂を蔵する。
・心　神を蔵する。精神の座である。
・脾　消化器を統括する。栄養器官であり、思意を蔵す。病的には思い煩い、鬱となる。現代医学の膵臓である。
・肺　上焦、中焦で作られた衛気、営血は合わせて精気という。エネルギーの塊であり、液体なので津液ともいう。呼吸によって、営衛、精気の循環を推動する。即ち血液と神経の循環を主り、魄を蔵する。
・腎　精気の貯蔵庫である。長期のスタミナ源で、副腎皮質の機能に相当する。
・胃　水穀の海と呼ばれる。飲食物を消化し栄養素を吸収する消化器官である。胃気は生命力の代表であり、脈に現れる。
・小腸　胃で消化吸収された後の糟粕を大腸に搬送する器官である。
・大腸　屎尿を分別する。
・胆　胆（汁）を主る。
・膀胱　排尿器官。

三、陰陽

陰陽五行三才は世界を包括的、合理的に認識する論理である。漢方家の考えるような深遠な自然哲学でもなければ、不合理な屁理屈でもない。また、世間の考えるような迷信でもない。

陰陽はエネルギーに関する概念である。陰はエネルギーを産生し、その担体（グルコース）を合成、貯蔵し、必要に応じて放出する。陽はこのエネルギーを使用して活動を行い、その際熱を生ずる。

場所としては、陰は内藏（ことに肝）、陽は頭と四肢、体表が当たる。機能としては、陰は精気や栄養、エネルギーの生成器官としての役割を担い、陽は陰の作った精気を利用して活動を行う。昼は交感神経として覚醒と活動を管理し、夜は副交感神経として睡眠と安静を支配する。

陽実は外熱と無汗、陽虚は悪寒と発汗、陰実は内寒と発汗、陰虚は内熱と無汗となる。

四、五行

陰陽を時間軸に従って展開すると、春夏秋冬の四季になる。空間的に散解すると東西南北の四方になる。この時間と空間の枠組みの中で、自然界の事物を分類配列すると五行配当表が出来上がる。分類の基準を木火土金水とし、この配当はほぼ合理的である。

ただし、この分類表を欲望の渦巻く人事に適応すると、途端に迷信や不合理性が発現する。

木	春	東	風	酸	青	肝	胆	筋	目、爪
火	夏	南	熱	苦	赤	心	小腸	脈	血
土	土用	中	湿	甘	黄	脾	胃	口	唇
金	秋	西	燥	辛	白	肺	大腸	皮	鼻、毛
水	冬	北	寒	鹹	黒	腎	膀胱	骨	耳、二陰

五、気血

血は、血液や血脈（血管）、血液循環である。気は多義的であり、精神、神経、機能、生命力を意味する。

気の種類

①真気　生まれたときからもっている充実した生命力。生気もこれに近い。

②精気　胃の上焦や中焦で作られる栄養素である。液体なので津液とも呼び、衛気（リンパ）と営気（乳糜）からなる。衛気は神経としての機能ももつ。営気は営血となって経脈内を循環し、気血は神経支配と血液循環を意味する。

③生気　外邪に対する抵抗力である。

④神気　精神、神経機能である。

⑤胃気　脈に現れる生命力である。脈に胃気がなければ死ぬ。

⑥藏気　五藏の機能及びその機能物質である。

⑦経気　経脈の機能及びその機能物質である。

⑧気　精神神経機能、あるいは藏器組織の機能を意味する。

⑨邪気　外因性の病源因子であり、風雨寒暑の類である。

六、病因

外因は風雨寒暑。内因は飲食（栄養）、居処（生活）、陰陽（男女）、喜怒（情動）。

七、病理

①虚　虚とは中身が空《から》のことである。人体では精気の低下、機能一般の低下をいう。外因の邪気が強く、人体の抵抗力が侵され、藏器組織の機能が低下することである。また精神的ショックや栄養失調等で内生的に精気が衰えて生ずることもある。局所的な意味で使うことが多い。

②実　中身がいっぱい詰まっている状態である。病的には邪気が強く、また人体の抵抗力も強く、両者がぶつかり合って激しい反応を起こしている状態である。虚実ともに全身的、体質的な強弱に使うことは少ない。

③寒　病因としては物理的な寒冷（凍傷）、生物的には細菌がほぼ該当する。症状としては悪寒、悪風で手足の冷えもある。

④熱　物理的には暑熱（熱中）、生物的には発熱である。

⑤痺　血痺は血液循環障害による痺れ。喉痺は咽頭腫脹、胸痺は狭心症や肋間神経痛。

⑥痿　藏器組織の機能低下の状況。肺痿は慢性気管支炎や肺気腫等。

⑦厥　寒厥は冷え、熱厥は火照り。「厥」あるいは「厥逆」は経気の上逆による症状をいう。冷えのぼせ、頭痛、眩暈、耳鳴、耳漏や奔豚はその一種。

八、診断

①脈　脈は病位、病理、病勢を示す。浮沈（病位）、滑濇（風痺）、数遅（寒熱）、大小（病情）、虚実（病勢）。四季と五藏の脈は以下の通り。弦なら肝や少陽経の病である。また夏に沈が現れるときは、心あるいは腎の病を疑う。弦（春、肝）、洪（夏、心）、毛（秋、肺）、沈あるいは石（冬、腎）。濇《ショク》は慢性化や重症化する病症が多い。

②証　「證」や「証」は症状であり、処方の適応という意味はない。疾患時、藏器組織はそれぞれ特異的症状を示す。黄疸―脾、肝、咳―肺、咽、水―腎、心、嘔吐下利、腹満、腹脹、腹水は胃腸、癥瘕積聚は腹部腫瘤等である。これを病位の診断の参考にする。

九、治療

本書は薬物治療を採用している。薬物の薬理、薬効は『神農本草經』と『名医別録』に記されている。

一〇、度量衡（漢代）

長さ

寸　十分。二・三センチメートル
尺　十寸。二三センチメートル
丈　十尺。二三〇センチメートル

容積

勺　二立方センチメートル
合　十勺。二〇立方センチメート
升　十合。二〇〇立方センチメートル
斗　十升。二〇〇〇立方センチメートル

重さ

銖　〇・六五グラム
分　六銖。三・九グラム
両　二四銖。十五・五グラム
斤　十六両。二四八グラム

凡例

一、本書の底本は『傷寒雑病論』三訂版（日本漢方協会学術部／編、東洋学術出版社、二〇〇六年四月六日、第三刷）である。この本の底本は趙開美本で、鄧珍本によって補った部分がある。

一、内容は本文、訓読、訳と注からなる。場合によって校正と参考を加えた。訳文は原文にない言葉を補って、内容の理解に供えた部分がある。

一、処方の構成薬物の薬効については、『神農本草經』と『名医別録』の文章を節略して記載した。なお、斜線（／）の上は『神農本草經』、斜線の下は『名医別録』の文章である。

一、訳注には次の書籍を参考にした。
『金匱要略講話』（大塚敬節／著、創元社、一九七九年）
『金匱要略解説』（金子幸夫／著、たにぐち書店、一九九六年）
『金匱要略輯義』（丹波元簡／著、人民衛生出版社、一九五五年）

一、漢字のふり仮名は音読みはカタカナ、訓読みはひらがなを使用した。

目次

金匱要略　訳注

金匱要略序

聖人設醫道以濟夭枉
俾天下萬世人盡天年
博施濟衆、仁不可加矣

聖人、醫道を設け、以て夭枉を濟《すく》い
天下、萬世の人をして天年を盡くさしむ
博く施し衆を濟う、仁、加う可からず

訳

聖人は医学を創設して人々の若死や非業の死を救済し、古今東西、世界中の人間が天寿を全《まっと》うできるようにした。そして医業を広く世間に行き渡らせ、たくさんの人を救った。これ以上に優れた思いやり、慈悲の心はない。

注

○夭枉　夭は音ヨウ、若死。枉は音オウ、非業の死。夭枉で事故により若死すること。**○俾**　使役の助詞。「……せしむ」と読む。**○施**　平らに伸ばすこと。博施で広く行き渡らせることである。**○濟**　救う。困窮者に施して水準の線までそろえること。救済。**○博施濟衆**　『論語』に「博施於民而能濟衆（博く民に施して能く衆を濟う）」とある。

其後繼聖開學、造極精妙
着于時名于後者
和緩扁倉之外、亦不多見
信斯道之難明也與

其の後、聖を繼ぎ學を開き、精妙を極めるに造《いた》り
時に名を後に着《あらわ》（著）す者
（医）和、（医）緩、扁（鵲）、倉（公）の外、亦多くは見ず
信《まこと》なるかな斯道《シドウ》の明らめ難きこと

訳

その後、この聖人の事業を引き継ぎ、学術を開発して精密霊妙な境地にまで到達し、後世に盛名をとどろかせた者として春秋時代の秦の医和や医緩、戦国時代の扁鵲、漢の倉公淳于意等がいるが、その他にはこれという者はあまり見当たらない。

医学という仕事の難しさがよくわかる事柄ではないか。

注

○造　ある所まで届く。至る。**○和緩扁倉**　医和、医緩はともに春秋時代の秦の医師。医緩は「病膏肓《コウコウ》に入る」の故事で有名（『春秋左氏傳』、成公十年、紀元前五八一年）。医和は六淫の邪（陰陽風雨晦明）の演説で知られている（同書、昭公元年、紀元前五四一年）。扁鵲《ヘンジャク》と倉公（淳于意）は『史記』列伝第四十五にその伝記が記されている。

漢長沙太守、張仲景
以穎特之資、徑造閫奧
於是採摭群書
作傷寒卒病論方合十六巻
以淑後學

漢の長沙の太守、張仲景は
穎特《エイトク》の資を以て徑《ただち》に閫奧《コンオウ》に造る
是に於いて群書を採摭《サイセキ》し
傷寒卒病論方、合わせて十六巻を作り
以て後學に淑《よく》す

訳

後漢の末、長沙（現河南省の省都、長沙市）の太守（秦漢時代、郡の長官）であった張仲景は世に抜きん出て優秀でズバリと学問の奥義を究めた。彼は多くの書物を探訪して真理を集め『傷寒卒病論方』、合計十六巻を作った。これによって後世に寄与するところがあった。

注

○穎特　音エイトク。穎は抜きん出て優れていること。特はとりわけ優れていること。**○閫奧**　閫はしきみ、門のしきい。閫奧は室の奥深い所、転じて学芸の奥義をいう。**○採摭**　音サイセキ。採は摘み取る。摭は拾うこと。**○作傷寒卒病論方合十六巻**　『傷寒論』の張機の序に「勤求古訓、博採衆方、撰用素問九巻……為傷寒卒病論合十六巻（勤めて古訓を求め、博く衆方を採り、素問、九巻……を撰用し、傷寒卒病論合せて十六巻を為《つく》る）」とある。

遵而用之　遵《したが》って之を用いるに
困甦廢起　困《コン》甦《よみがえ》り廢《ハイ》起つ
莫不應效若神　應效、神の若《ごと》くならざること莫《な》し
迹其功在天下　其の功の天下に在るものを迹《たず》ぬるに
猶水火穀粟然　猶《なお》水火穀粟のごとく然り

訳

張仲景の指示に忠実に従ってその処方を使用してみると、病苦に疲労困憊していた人は健康を回復し、廃疾に比すべき重病に罹っていた者も立ち上がることができた。
その効能はいつでも神業と見間違えるほどに優秀であった。世間の経験例を尋ねてその有効性を検討してみると、水火や穀物、棗粟という日常の必要品と同様に、医療において必須のものであることがわかった。

注

○遵　音ジュン。従う。きまりや先例に従ってその通りにすること。**○困甦廃起**　（疲労）困憊《コンパイ》から生き返り、廃疾から起ち上がること。**○水火穀粟**　日常生活に不可欠のもの。

是其書可有而不可無者也　是れ其の書は有る可くして無かる可からざる者なり
惜乎後之傳者止得十巻　惜しいかな、後の傳える者は止《ただ》十巻を得るのみ
而六巻則亡之　而して六巻は則ち之を亡《うしな》えり

訳 即ち、この書物はこの世において、なくてはならない必要な書物だということである。

しかしながら、惜しいことに後世に伝わってきたのはただ十巻だけである。十六巻のうち六巻は失われていた。

宋翰林學士王洙
偶得雜病方三巻於蠹簡中
名曰金匱方論、即其書也
豊城之劍不終埋沒、何其幸耶
林億等奉旨校正並板行于世
今之傳者復失三巻
豈非世無和氏
而至寶妄倫於荊石與

宋の翰林《カンリン》學士、王洙《オウシュ》は
偶《たまたま》蠹《ト》簡《カン》中より雜病方三巻を得たり
名づけて金匱方論と曰《い》う、即ち其の書なり
豊城の劍、終に埋沒せず、何んぞ其れ幸いなる
林億等、旨を奉じて校正し並びに世に板行《ハンコウ》す
今の傳える者復《ま》た三巻を失う
豈《あ》に世に和氏にして
至寶妄りに荊石《ケイセキ》（いばらと石ころ）に倫《たぐ》えられんこと無きに非ざるか

訳

宋の翰林院の官吏の王洙は、偶然役所の中で虫食いの古本の中から『雜病方三巻』を見つけ出した。その本に『金匱方論』という名前を付けた。これが先に失われていた書物であった。

『晋書』、張華傳の伝える豊城之劍の故事のように、優れたものは世に埋没してしまうことはなく、いずれは発見されて世の中に出てくるものである。王洙の発見もまたこの類であって誠に幸いなことであった。

宋の世になって、林億たちは天子の命令を受けて医学書を校正して出版したが、その中に『金匱要略方論』も含まれていた。しかし、現在世間に伝わっているところではこの三巻が失われている。

貴重な書物がしばしば亡失するのは、世の中には和氏の玉のような優れた宝物が、雑草や石ころと間違えられるようなことがあるからなのだろうか。

注

○翰林學士　天子の詔勅を作成する翰林院《カンリンイン》の官吏。**○蠹簡**　音トカン。蠹は木食い虫。蠹簡は虫食い本。**○豊城劍**　『晉書』張華傳に出る故事。傑出した人物が識者を得て世に現れること。**○和氏**　和《カ》氏《シ》の玉の故事。宝玉がただの石として正しく評価されないこと。

○王洙　九九七―一〇五七。欧陽脩らとともに、王室図書館の図書目録である『崇文総目』の編修に携わり一〇四一年に完成した。その他多数の文書の編修に関係し、多くの古書を校定した。その事業から見て『雜病方』三巻、名付けて『金匱方論』の発見は偶然ではない。

僕幼嗜醫書旁索群隱
乃獲于※盱之丘氏
遂得與前十卷、表裏相資
學之者動免掣肘

僕幼きより醫書を嗜み旁《あまね》く群隱を索《もと》め
乃ち（漸く）盱之丘氏において（亡える三巻を）獲たり
遂に前の十巻と表裏相資《シ》することを得たり
之を學ぶ者　動《ややもすれ》ば掣肘を免れん

校

※盱　『趙本』は「盱」に作る。盱が正しい。

訳

私は若い頃から医学書に興味をもっており、世間に知られていない書物を探し求めてきた。そしてやっとのことで盱江流域（の撫州市）に住む丘氏より亡失していた三巻を得ることができた。

前の『傷寒論』に相当する十巻と互いに補って完全なテキストとなったのである。これで、従来はどうかするとと学者の研究の障害になっていたことがなくなるであろう。

注

○盱　音ウ。日暮れ。**○盱**　音ク。川の名。汝水ともいう。江西省の中東部を北流する。**○盱之丘氏**　盱は盱が正しい。盱は盱江、今は撫江という。江西省の省都南昌市の東南部にある。盱之丘氏は盱江流域、現在の撫州市近隣の丘氏である。鄧珍のいた樵川は福建省邵《ショウ》武《ブ》で南平市に所属する。撫州市とは近い距離にある。**○索隱**　隠れて明らかでないものを探し求めること。**○相資**　資は「たすける」意。相資で互いに補い合って完全になること。**○掣肘**　掣は相手の行動をおさえて勝手にさせないこと。掣肘で肘を押えて自由にさせないこと。○王洙、盱之丘氏並びに樵川の鄧珍に関する情報は、梁永宜校注『元鄧珍本・新編金匱方論・校注』（学苑出版社　刊、二〇〇九年九月第一版）による。

鳴呼張茂先嘗言
神物終當有合、是書也
安知不有所待而合顯於今也
故不敢秘
特勒諸梓、與四方共之
由是張氏之學不遺
軒岐之道昭著
林林總總、壽域同躋
豈曰小補之哉
後至元庚辰樵川玉佩鄧珍敬序

鳴呼、張茂先嘗《かっ》て言えり
神物は終に當に合すること有るべしと、是の書のことなり
安《いずくん》ぞ知らん、待つ所有らずして合して今に顯れんとは
故に敢えて秘せず
特に諸《これ》を梓《シ》（版木）に勒《ロク》（刻む）して四方と之を共にせとす
是に由って張氏の學遺《うしな》われず
軒《ケン》（轅《エン》）岐（伯）の道は昭著《あきら》かなり
林林總總、（長）壽（の）域に同じく躋《のぼ》る
豈《あに》之を補うこと小《ちいさし》と曰わんや
後至元庚辰、樵川《ショウセン》の玉佩鄧珍敬んで序す

訳

昔、『博物志』の著者の張華が言ったことがある。「神物は結局最後には合体することがあるはずだ」と。正にこの書物の経歴に当てはまるものである。

別に期待していた訳でもないのに、亡失していたものが今、世の中に現れようとはどうして知ることができるであろうか、できはしない。大変不思議なことである。

そこでこれを私物化して秘蔵することなく、一般に公表するために版木に刻んで出版し、世界の人々と共有することにした。

これによって張仲景の学術が失われず、『黄帝内経』の医学も明確になる。

人々はピンピン溌剌として長寿に至ることができる。この功績はちっぽけなものとはいえないであろう。いやいや大きな功業である。

後至元、庚辰（一三四〇年）、樵川の玉佩鄧珍《トウチン》、敬《つつし》んで序す。

注

○張茂先　張華。西晋（二六五―三一六年）の武将。『博物志』の著者。二三二―三〇〇年。**○神物**　神は不可思議な力。またずば抜けて優れた様。神物は占に使う道具。不可思議な前兆、きざし。ここは優れた物の意味であろう。**○林林總總**　繁多の様。盛んな様子。**○後至元庚辰**　後至元は元の順帝の年号。庚（かのえ）辰（たつ）はその六年。西暦一三四〇年に当たる。

金匱要略方論序

張仲景為傷寒卒病論合十六巻
今世但傳傷寒論十巻
雑病未見其書
或於諸家方中載其一二矣
翰林學士王洙在館閣日
於蠹簡中
得仲景金匱玉函要略方三巻
上則辯傷寒、中則論雑病
下則載其方并療婦人
乃錄而傳之士流、才數家耳

張仲景は傷寒卒病論、合わせて十六巻を為《つく》る
今の世は但だ傷寒論十巻を傳うるのみ
雑病は未だ其の書を見ず
或は諸家の方中に其の一二を載《の》す
翰林學士王洙、館閣（役所）に在りし日
蠹簡《トカン》（虫食い本）中に於いて
仲景の金匱玉函要略方三巻を得たり
上（巻）は則ち傷寒を辯じ、中（巻）は則ち雑病を論じ
下（巻）は則ち其の方と并《あわ》せて療婦人を載す
乃ち錄して之を士流に傳うるも才《わず》かに數家のみ

訳

張仲景は、傷寒卒病論を合わせて十六巻作った。しかしながら近世になり、そのうちの傷寒論十巻が伝えられているだけで、雑病に当たる六巻は消失して見ることができない。せいぜい数人の医師の書物の中に、わずかな処方が載っているくらいである。

翰林学士の王洙が、翰林院に勤務していたときに書庫の虫食い本の中から、仲景の三巻からなる『金匱玉函要略方』を見つけ出した。

その内容は以下の通り。上巻では傷寒を取り扱い、中巻では雑病を論じ、下巻には処方集と婦人病の治療法を載せる。そこでこの書物を写して一流の人士に配ったが、その数はわずかなものであった（一般には広く伝わっていない）。

嘗以對方證對者施之於人
其効若神
然而或有證而無方
或有方而無證
救疾治病其有未備

嘗って方に對し證の對する者を以て之を人に施すに
其の効は神の若《ごと》し（優れていた）
然れども或は證（症状）有りて（処）方無く
或は方有りて證無し
疾を救い病を治するに其の未だ備わらざるもの有り

訳

あるとき、本書の処方に適応する症状の人に使用したところ、神業のように優れた効果があった。

しかし書物の中には、症状だけが書いてあり、それに適応する処方がなかったり、逆に処方だけがあって対応する症状が書いていない場合があるため、病苦を救済し、疾患を治療する上でいろいろと不備があった。

國家詔儒臣校正醫書
臣奇先校定傷寒論
次校定金匱玉函經
今又校成此書

國家儒臣に詔《みことの》りして醫書を校正せしむ
臣奇先に傷寒論を校（正）（決）定し
次に金匱玉函經を校定す
今又校して此の書（金匱要略方論）を成す

訳

朝廷は儒学をもって仕える臣下に命じて医学書の校正を行った。

私、臣、孫奇は前に『傷寒論』の校正を行い、続いて『金匱玉函経』を校正した。今回また本書『金匱要略』の校正を行って完成した。

仍以逐方次於證候之下
使倉卒之際、便於檢用也
又採散在諸家之方
附於逐篇之末、以廣其法
以其傷寒文多節略
故所自雑病以下
終於飲食禁忌凡二十五篇
除重復合二百六十二方
勒成上中下三巻
依舊名曰金匱方論

仍《よ》って以て方を逐《お》って證の下に次《なら》べ
倉卒の（急ぎの慌ただしい）際に檢用に便ならしむ
又諸家の方に散在するものを採《と》って
逐篇の末に附し以て其の法を廣む
其の傷寒の文には節略多きを以て
故に、雑病より以下
飲食禁忌に終る所の凡そ二十五篇
重復を除いて合して二百六十二方
勒《ロク》（編集）して上中下の三巻と成し
舊名に依って金匱方論と名づく

訳

今回の校正に当たって、症状の後に適応する処方を並べ、急卒の場合の検索がしやすいようにした。また、あちこちの方書に散在している処方を各篇の後ろにまとめて配列し、処方の運用を広げるようにした。

王洙が発見した三巻本のうち、傷寒の部分はいろいろ不備があるので、これは取り除き、雑病に関する部分を取り上げ、飲食禁忌に至る二十五篇を採用した。処方は重複を除いて二百六十二方が含まれている。内容を調整して上中下の三巻に編集し、本の名称は元通り『金匱方論』とした。

注

○勒 文章を石に刻むこと。物事を程よく調整すること。文章の編集等。

臣奇嘗讀魏志華佗傳云
出書一巻曰此書可以活人
毎觀華佗凡所療病
多尚奇怪不合聖人之經
臣奇謂活人者必仲景之書也
大哉炎農聖法屬我盛旦
恭惟主上丕承大統
撫育元元、頒行方書
拯濟疾苦、使和氣盈溢
而萬物莫不盡和矣

臣奇嘗って魏志・華佗《カダ》傳を讀むに云う
書一巻を出だして曰く、此の書以て人を活す可し、と
毎《つね》に華佗の凡そ病を療する所を觀るに
尚《なお》奇怪のこと多くして聖人の經に合わず
臣奇謂《おも》うに活人とは必ず仲景の書ならん
大なるかな、炎（帝、神）農の聖法、我が盛旦に屬す
恭しく惟《おもんみ》るに主上、大統を丕承《ヒショウ》（受け継ぐ）し
元元（人民）を撫育し、方書を頒行し
疾苦を拯濟《ジョウサイ》し、和氣をして盈溢せしむ
而して萬物盡《ことごと》く和せざるもの莫し

太子右贊善大夫臣高保衡、尚書都官員外郎臣孫奇、尚書司封郎中充秘閣校理臣林億等傳上

訳

私、臣、孫奇は『魏志』華佗伝を読んだことがある。そこには、このようなことが記してあった。華佗が獄中にあったとき、一冊の書物を取り出して獄吏に渡そうとして、「この本によって治療をすれば、病人を生き返らせることができる活人書である」と言った、と。

しかしながら、華佗の治験を見ると奇怪な方法を用いることが多く、正当な書物による正しい治療とは違っている。華佗のいう活人書も本物ではなく、真の活人書と呼ぶべきものは、張仲景の書物であると思われる。

この神農の神聖な医療の学術が我が盛大な中国に存在していることは、素晴らしい誇るべき文明のしるしである。慎んで考えるに帝王は、偉大な帝位を受け継がれ、人民を愛撫し、その一つとして医学の学術書を出版し、病気で苦しんでいる人々を救済した。そのお陰で安定した平和の空気が国中に満ち、すべての者が和気藹々としている。帝王様のお恵みによるものである。

注

○**盛旦**　古代インドは中国を震旦と呼んだ。「盛大なる中国」の意。○**大統**　帝王の事業。帝王の位。○**丕承**　丕は「大きい」意。丕承で立派に受け継ぐこと。○**拯濟**　拯も済も「救う」意。

参考

〔多紀元簡〕案ずるに魏志華佗伝に云う「（華）佗は死に臨んで一巻の書を出だして獄吏に與（与）えんとして曰く、此れ人を活かす可しと、（獄）吏は法を畏れて受けず、佗も亦強いず、火を索《もと》めて之を焼く、此により佗の書の伝わること無きは明らかなり、而《しか》るに張《チョウ》蔵《テン》の活人書の序に云う、華佗は張長沙（仲景）の傷寒論を指して活人書と為す」と。襄陽府志に云う「仲景は傷寒論十巻を著して世に行わる、華佗読んで喜んで曰く、此れ真の活人書なり」と。而して丁徳用は難経に註して則ち云う「難経は歴代之を一人に傳う、魏の華佗に至って乃ち其の文を獄下に燼《や》く、此れ則ち難経は燼餘の文と為す」と。此れ皆実に其の事無し、佗を籍《か》りて其の書を神にするのみ（『金匱要略輯義』）。

仲景金匱録岐黄素難之方
仲景の金匱は、岐（伯）黄（帝）素（問）難（経）の方を録し

近将千巻
近《ほとん》ど将《まさ》に千巻ならんとす

患其混雑煩重、有求難得
其の混雑煩重にして求めるも得ること難きこと有るを患う

故周流華裔九州之内
故に華裔《カエイ》、九州の内を周流（遍くめぐり）し

收合奇異、捃拾遺逸
奇異を収合し、遺逸を捃拾《クンシュウ》（拾う）し

揀選諸經筋髓
諸經の筋髓を揀選《カンセン》（選ぶ）し

以為方論一篇
以て方論一篇を為《つく》る

其諸救療暴病
其れ諸々《もろもろ》の暴病（急性病）を救療するに

使知其次第
其の次第（手順）を知らしむ

凡此藥石者是諸僊之所造
凡そ此の藥石は是れ諸僊《セン》（仙人）の造る所

服之将来固無夭横之を服すれば固《もと》より夭（折）横（死）無きを将来す

或治療不早、或被師誤或は治療早からず、或は師の誤を被《こうむ》るも

幸具※詳焉幸いに（その対策を）具詳《グショウ》す

（此の一篇、宋本、兪本、趙本、並びに林億等の序の後に載す）

校

※具　原書は「其」に作る。鄧珍本により改め「具」とする。

訳

張仲景の『金匱要略』は岐伯、黄帝、『素問』、『難經』の処方を収録し、一千巻になろうとする大著である。いろいろと入り混じり、ごたごたとして煩わしく、必要に応じて検索することが難しい。

そこで中華の国土、禹域の九つの地域に亘って遍く巡り、新奇のものを集め、忘れられていたものを拾い上げ、諸々の経典の真髄を選び出して、一篇の医学書を作った。これによって急性疾患の治療の手段、方法を明らかにした。

ここに集めた薬物療法、物理療法は多くの仙人（深山幽谷に隠れ住んで不老不死の学術を探究した偉人）が創作して伝えたものである。これを身に着ければ夭折（若死）や横死（事故死）のない状態をもたらすことができるほどの効果がある。手遅れや誤診についても万全の対応策が準備されている、行き届いた書物である。

注

○岐黄素難　岐伯と黄帝は『素問』、『霊枢』の主演者。素は『素問』、難は『難經』。**○華裔**　華は中華、中国のこと。裔は子孫。なお元簡が引く『肘後方』の序には華夏とある。夏は夷に対する中国の自称。夷は中国の周辺にあって文明の恩恵に浴しない蛮族のことである。**○遺逸**　遺は「忘れる、残す」の意味。逸は「抜け出る、はずれること、逸脱」。**○筋髄**　筋は物事の道理。髄は骨髄で物事の要点。筋髄は真髄に同じ。**○被師誤**　「被……」は受身の助詞。（医）師に誤らる。○この文章は参考に記すように、葛洪の『備急肘後方』の序文である。『金匱要略』の文章ではない。当然削るべきである。

参考

〔多紀元簡〕案ずるに葛氏の肘後方の序に云う、仲景、元化、劉戴、秘要、金匱、緑帙、黄素の方、将に千巻ならんとするに近し、其の混雑煩重にして求めて得難きこと有るを患う、故に華夏九州の

内を周流し、奇異を収合し、遺逸を捃拾し、選んで之を集め、種類を殊分し、緩急、易簡ならしめ、凡《すべ》て百巻と為《な》す、名づけて玉函と曰う、然れども力有るに非ざれば尽《ことごと》くは寫する能《あた》わず……、と（亦抱朴子に見ゆ）、茲《ここ》に載せるところの文は此と頗る同じ、但し首尾異なるのみ、徐本は之を刪《けず》る、（削除は）是《ぜ》（正しい）と為す。

仲景全書二十四

漢　長沙守　張　機仲景述

晋　太醫令　王叔和　集

宋　尚書司封郎中充秘閣校理臣　林　億　詮次

明　虞山人　趙開美　校刻

金匱要略方論　巻上

臓腑經絡先後病脉證　第一　論十三首　脉證二條

注

○臓腑　五藏（肝心脾肺腎）六府（胃、小腸、大腸、胆、膀胱、三焦）である。**○經絡**　経は十二経脈。絡は十五絡。その位置と経路は『霊枢』経脈第十に詳しい。経絡の解剖学的生理学的実体は血管神経複合体である。経は動脈、絡は静脈。なお毛細血管は孫、あるいは孫絡という。その機能は血液循環と神経支配である。**○先後病**　先後病という名の病があるわけではない。病の伝変に先後があり、治療の順序に先後があることを意味している。**○脉**　寸口、尺中、趺陽等の脈所における脈状である。**○證**　症状一般である。漢方でいう葛根湯の証等の証ではない。処方とは直接関係はない。

第一章　五行相剋的伝病と五味的治療

一　問曰　　　問うて曰く
上工治未病、何也　　　上工は未病《ミビョウ》を治すとは何ぞや
師曰　　　師曰《いわ》く
夫治未病者見肝之病　　　夫れ未病を治する者は肝の病を見て
知肝傳脾、當先實脾　　　肝（の病）が脾に傳わることを知り、當に先ず脾を實すべし
四季脾王不受邪即勿補之　　　四季には脾は王して邪を受けず、即ち之を補うこと勿れ
中工不曉相傳、見肝之病　　　中工は相傳わることを曉《さと》らず、肝の病を見て
不解實脾、惟治肝也　　　脾を實することを解せず、惟《ただ》肝を治するなり

訳

質問。名医は未病の治療を行うというが、どういう意味か。

先生がいう。

そもそも未病の治療をしようとする者は、木剋土という五行の相剋法則によって、肝木の病が脾土に伝わることを認識し、当然まず脾の機能を補充する方法を講ずべきである。脾は膵藏。

春夏秋冬の各季節の末の十八日間を四（つの季節の）季（末）という。この四季には脾土の機能が亢進する。したがって邪気（外来性の病原）の侵襲を受け付けない。跳ね除けてしまうのである。そこでその機能を補う必要はない。

名医にまで達しない中位の能力をもった医師は、相剋的伝病の法則を知らない。肝の病を診察したとき、脾の機能を補充することを理解できず、ただ肝の治療だけに専念する。

注

○上工　『素問』『霊枢』は医師の評価を上中下の三段階に分ける。「上工は十（の症例の内）に九（例）を全《まった》くす（完治する）、中工は十に七を全くす、下工は十に六を全くす」（『霊枢』邪氣藏府病形第四）。「上工は（病で衰弱していた精）氣を（回復させて）平らにす（平常に戻す）、中工は脉を乱す、下工は氣を絶し生を危うくす」（同、根結第五）。上工とは名医のことである。**○治未病**　『霊枢』では、未病を治すとは、已病《イビョウ》（すでに完成した病）を治さないことである。（已病のような予後不良の）危ない者には手を出すな、という意味である。「未病を治す」が、相剋的伝病を食い止めることだ、という解釈は『金匱要略』特有のものである。『素問』『霊枢』の理解とは異なることに注意。「上工は（病が）未（だ）生（ぜざる）の者を刺す、其の次は未盛の者を刺す、其の次は已《すで》に（病勢が）衰えたる者を刺す、下工は其の方《まさ》に襲わんとする者と其の形（病勢）の盛んなる者と其の病（状）と脈と相逆する（予後不良の）者とを刺すなり、故に曰く、其の盛んなるに方《あた》っては敢えて毀傷《キショウ》する勿れ、其の已に衰えたるを刺せば、事は必ず大昌（大成功）なり、故に曰く、上工は未病を治す、已病《イビョウ》を治せず」と（『霊枢』逆順第五十五）。**○相剋的傳病**　木火土金水の五つを五行という。五行は物事を分類する基準になる。五行配当表はその例である。また相生相剋という、フィードバックシステムを備えた運動の原理となる。生体における相剋関係は次の通りである。肝木→脾土→腎水→心火→肺金→肝木→……。五藏の病はこの順序で伝播したり影響を及ぼしたりする。肝硬変（木）の場合、胃腸障害（土）を生ずる。腎藏病では血圧が上がり心に障害が及ぶ類である。

二　夫肝之病　補用酸、助用焦苦

夫れ肝の病は
補うに酸を用い、助くるに焦苦を用い

益用甘味之藥調之

酸入肝、焦苦入心、甘入脾

益すに甘味の藥を用いて之を調う

酸は肝に入り、焦苦は心に入り、甘は脾に入る

訳

肝の病の薬物治療に当たっては次のような方針を取る。酸味のものを用いて機能を補う。苦味のものを用いて補助とする。甘味の薬物で体力を増す。このようにして体調を整える。

薬物の藏器親和性は次の通り。酸は肝に趨性をもち、焦苦は心に趨性をもち、甘は脾に趨性をもつ。

注

○五味の趨性 『素問』宣明五氣篇第二十三に同文がある。**○肝病の食事療法** 「肝、（拘）急に苦しむときは（早）急に甘を食して之を緩《ゆる》くす……、肝、散を欲するときは急に辛を食して之を散す、辛を用いて之を補い、酸をもって之を寫す……、肝……宜しく甘を食すべし」（『素問』藏氣法時論篇第二十二）。

三　脾能傷腎

腎氣微弱則水不行

水不行則心火氣盛

心火氣盛則傷肺

肺被傷則金氣不行

金氣不行則肝氣盛

則肝自愈

此治肝補脾之要妙也

肝虚則用此法

脾（土）は能く腎（水）を傷る（土剋水）

腎氣（機能）微弱となれば則ち水行《めぐ》らず

水行らざれば則ち心火の氣盛ん（水剋火不成立）

心火の氣盛んとなれば則ち肺を傷《やぶ》る（火剋金）

肺傷らるるときは則ち金氣行らず

金氣行らざるときは則ち肝氣盛ん

則ち肝自ら愈《い》ゆ

此れ肝を治するに脾を補うの要妙なり

肝虚するときは則ち此の法を用う

實則不在用之

實するときは則ち之を用うるに在らず

機能亢進のときは使用しない。

訳

脾土は腎水を傷つける能力がある。腎の機能が微弱になると、腎は水を主っているので、水分の運行が順調にいかなくなる。水分の運行が順調にいかなくなると、水剋火が成立しなくなり、心火の勢いが盛んになる。

心火の勢いが盛んになると、火剋金によって、肺金の機能が順調にいかなくなる。肺金の機能が順調にいかなくなると、金剋木が成立しないので、肝の機能が抑制されず、その勢いが盛んになる。そこで肝の病は自然に治愈に向かう。

以上が肝の病の治療において脾を補うという方法の要領と、その優秀性を示すものである。この方法は肝の機能低下の場合に使う。

注

○氣　機能である。**○水不行**　屎尿の生成は下焦において行われる。飲食物は胃の上焦、中焦において栄養素を抽出された後、糟粕となって大腸に下る。大腸で抽出された水分は下焦即ち下腹部リンパ管を通って膀胱に注入される。これが小便となる。水分を抽出された後の滓《かす》が大便になる。腎は、この下焦の屎尿生成機構を主宰している。腎が障害されると、この行程が順調にいかなくなる。これが「水行かず」である。

四

經曰、虛虛實實
補不足、損有餘
是其義也、餘藏準此

經に曰く、虛を虛し、實を實す（これは誤治）
不足を補い、有餘を損す（これが正治）
是れ其の義なり、餘藏は此に準《なぞら》う

訳

教科書には次のように書いてある。

虚を虚すれば、ますます虚してしまう。実を実すれば、ますます実してしまう。これは間違った治療法である。

不足しているときはこれを補い、実している場合はこれを瀉す。これが正しい方法である。肝が虚しているとき、脾を補うというのは、この正しい治療の方法に則っている。

肝以外の五藏についても同様の原理に従って治療を行うのである。

注

○經曰　『難經』八十一難に曰く、「經言、無實實虛虛、損不足而益有餘……故曰、實實虛虛、損不足而益有餘、此中工之所害也（經に言う、實を實し虛を虛し、不足を損して有餘を益すこと無れ……故に曰く、實を實し虛を虛し、不足を損して有餘を益すは此れ中工の害する所なり）」と。趣旨は訳文の通りである。**○虛實**　「虛」は丘に囲まれた低地の象形に音を現す印を加えた字である。中が空のことを意味する。「實」は家の中に宝物（貝）が詰まっている図である。『素問』の通評虚実論篇第二十八には「邪気盛んなるときは則ち実し、精気奪するときは則ち虚す」とある。この場合の実は、病勢の盛んなことである。邪気も精気も盛んで両者がガップリ取り組んでいる様である。本文の実は精気の充実である。『素問』の実とは若干意味のずれがある。

第二章　気象医学と病因論

一　夫人稟五常、因風氣而生長
風氣雖能生萬物、亦能害萬物
如水能浮舟、亦能覆舟

夫れ人は五常を稟《う》け、風氣に因って生長す
風氣は能く萬物を生ずと雖も亦能く萬物を害す
水の能く舟を浮かべるも亦能く舟を覆すが如し

訳

人は肉体的には木火土金水の五行に属する藏府経絡、四肢九竅によって構成され、その働きによって生存している。社会的には天から授けられた五つの倫理、道徳の教えによって、秩序ある平安な社会生活を送っている。

そもそも人は天地の気（物質とエネルギー）が合して生まれたものである。故にその生存は天文、地象の推移、変動に依存している。

四季の風雨がもたらす寒暑燥湿が正常、温和であれば、年々の作物は十分な収穫があり、民生は安定して疾病も少なく、平穏な生長を保つことができる。ところが、異常気象で疾風暴雨に襲われれば人々は障害にさらされることになる。

風にも邪正の別がある。四季の巡りが正常なときは万物を育成する。その気象が異常になれば、万物に災害を起こさせる。水は舟を浮かべて舟運の便をもたらすが、また荒波によって転覆させるようなもので、自然現象の二面性である。

注

〇**風氣**　気とは「はたらき、作用、影響」の意。四季の風雨のもたらす寒暑燥湿の働きで、この気象の下に動植物の生産が行われる。これに基づいて人の生活が成立する。風の気候医学については『素問』陰陽應象大論篇第五、寶命全形論篇第二十五、『霊枢』九宮八風第七十七等参照。〇**五常**　人が守るべき五つの教え。親子の親、君臣の義、夫婦の別、長幼の序、朋友の信。また仁義礼智信をいう。なお五行即ち人体を構成する五藏六府を意味する。〇**稟**　音ヒン。授かる。天から授かった生まれつきの性質。

二

若五臟元真通暢人即安和
客氣邪風、中人多死

若《も》し五臟の元真通暢すれば人は即ち安和なり
客氣、邪風、人に中《あた》れば死するもの多し

訳

もし五藏のもっている根源的な充実した生命力が体内に伸び伸びと広がり、順調に流通しているならば、病邪は侵入することができない。そこで人は安楽で調和した生活を送ることができる。

ところが（この生命力、病邪に対する抵抗力が弱まっていれば）、外から入り込んでくる一過性の侵害因子や人に激しい病変を引き起こす病原が侵入してきて、病気になって死ぬ人がたくさん出てくる。

注

〇**元真**　根源的な充実した機能、生命力の発現である。病邪に対しては抵抗力となる。〇**通暢**　通達伸暢。伸び伸びと広がり、順調に流通すること。〇**客氣**　お客のように一時的に入り込んできて、また立ち去る外来性の病因因子。多くはちょっとした風邪引きのような軽い病症を起こす。〇**邪風**　邪とは人に歪み、ストレスをもたらす外来性の病原因子、ストレッサーである。風寒湿のような気象条件がそれと考えられていた。重症の疾患を起こすことがある。細菌、ウイルスの類である。

三　千般疢難、不越三條
一者經絡受邪入臟腑
為内所因也
二者四肢九竅
血脉相傳、壅塞不通
為外皮膚所中也
三者房室金刃、蟲獸所傷
以此詳之
病由都盡

千般の疢難《チンナン》は三條を越えず
一つは經絡邪を受け臟腑に入り
内に因る所と為《な》るなり
二つは四肢、九竅《キュウキョウ》
血脉相傳え壅塞《ヨウソク》して通ぜず
外、皮膚の中《あた》る所と為るなり
三つは房室、金刃、蟲獸の傷《やぶ》る所なり
此を以て之を詳《つまび》らかにすれば
病の由（来す）るところは都《すべ》て盡く

訳
　様々な病や災いが、どのようにして起こるかという病理発生の種類は、三項目を越すことはない。
　第一は邪気が経絡から侵入して藏府にまで到達する場合である。病変が内部に発生したものである。第二は手足や体表にある九つの開口器官において、血液の循環に障害が生じて血脈の閉塞、流通障害が起こった場合である。病変が外部の皮膚に発生したものである。第三に房事の不摂生や刃物による創傷、各種の動物による外傷である。
　これについて詳しく考察すれば、疾病の病因は以上の三項目に尽きることがわかる。

注
〇内因　飲食居処、陰陽喜怒のような内部に障害の原因があるものをいう。内部に発生したことをいうのではない。ここの病因は房室を除けば、皆、外因性のものである。**〇千般**　般は円の一回り、転じて「全面的」の意。全般は「おしなべて」の意味。千般は「いろいろ、様々、あらゆる」の意味。**〇疢難**　疢は音チン。病《やまい》、熱病。

難は漢音はダン。ナンは通常音。災い。**〇經絡** 人体を循環する十二の経脈と十五の絡脈である。経絡は血管神経複合体である。血液循環と神経機能を司る。**〇臓腑** 五藏即ち肝心脾肺腎である。六府は胃、小腸、大腸、胆、膀胱、三焦である。脾は現代医学の膵藏であり、三焦は胸腹部のリンパ管である。**〇血脉** 血管である。その外表を神経、リンパ管が伴走する。**〇九竅** 目二、耳二、鼻二、口一、前陰、後陰の九つの開口器官。**〇都** 者は火力を集中すること。都は人の集中する町。「みやこ、あつまる」、また「全て」の意味がある。ここは「全て」の意。

四

若人能養慎
不令邪風干忤經絡
適中經絡
未流傳腑臟即醫治之
四肢纔覺重滯
即導引吐納鍼灸膏摩
勿令九竅閉塞
更能無犯王法
禽獸災傷房室、勿令竭乏

若し人能く養い慎めば
邪風をして經絡を干忤《カンゴ》せしめず
適《たま》ま經絡に中るも
未だ腑臓に流傳《ルデン》せざるとき即ち之を醫治せよ
四肢纔《わずか》に重滯を覺えれば
即ち導引、吐納し、鍼灸、膏摩し
九竅をして閉塞せしむること勿《な》かれ
更に能く王法を犯すこと無《な》かれ
禽獸、災傷、房室には竭乏《ケツボウ》せしむる勿れ

訳

もし人々が真気や精気を養成して生命力や抵抗力を充実させ、生活態度を慎重にして、風雨や寒暑を冒さなければ、病原因子が経絡に侵入してその流通を妨げることはない。

たまたま邪気が経絡に打《ぶ》つかって内部に侵入してきたら、五藏や六府が傷害されないうちに、直ちに早期治療を施すべきである。

邪気が皮膚に打ち当たり、手足に軽い重さやだるさを感じたときは、早速体操や呼吸法を行い、鍼や灸、軟膏塗布やマッサージを施して血液循環や神経機能を刺激し、手足の筋骨の働きや目鼻等、九つの開口部の機能を障害されないようにする。

その上、王法に反するような治療を行って、傷害を生ずるようなことはしない。禽獣による創傷や災害、房事等で真気や精気を消耗、欠乏させないようにする。

注

○邪気の侵入　邪気が皮膚を襲撃しても直ちに五藏まで進入できるわけではない。邪気は経脈、六府まではあまり抵抗なく入ってくるが、藏の所には強い抵抗があって、邪気を跳ね返して六府または経脈まで押し戻す（『霊枢』邪氣藏府病形第四）。しかしながら人体に全身的な衰弱や、局所的な抵抗減弱部（虚）があると邪気は楽々と侵入してくる（『霊枢』百病始生第六十六）。**○干忤**　音カンゴ。干はたて、また侵すこと。忤はさからう。**○導引**　深呼吸や体操による養生法である。**○吐納**　道教の呼吸法である。古いものを吐き出し、新しいものを吸い入れることである。生命力を刷新充実する方法。**○膏摩**　膏は膏薬、軟膏状の外用薬である。摩は摩擦、マッサージである。**○無犯王法**　王法とは四季における五藏の旺時（機能亢進）に関する生剋の法則である。この法則に従って未病の治療が行われる。また王法は国家の法律をいう。これを犯して刑罰を加えられ、心身を傷害するようなことをしない、という解釈もある。**○竭乏**　真気即ち生命力また抵抗力を消耗し欠乏させること。

五　服食節其冷熱苦酸辛甘
不遺（遺）形體有衰
病則無由入其腠理
腠者是三焦通會元真之處
為血氣所注
理者是皮膚臟腑之文理也

服食には其の冷熱、苦酸辛甘（の五味）を節し
形體をして衰えること有らしめざれば
病は則ち其の腠理《ソウリ》に入るに由《よし》無し
腠とは是れ三焦が元真を通會する處にして
血氣の注ぐ所と為《な》す
理とは是れ皮膚臟腑の文理なり

訳

衣服や食事は、冷た過ぎたり熱過ぎたりしないようにし、五味の取り方の多少についても節度をもって調節する。肉体を衰弱させるようなことはしない。このようにすれば病邪は皮膚、ことにその汗

腺の開口部に侵入することはできない。

ここに腠とは皮膚のことで、リンパの流れるところである。リンパ管は生命力の源である栄養素、精気を流通、会合させる機構である。理とは縦横の筋道で、皮膚や内藏の上に認められる紋理である。

注

○服食　服はぴたりと身に着けること。服食は衣服と食事である。衣類の厚薄、寒熱、食事の摂り方である。ここには食物の気味が掲げられている。冷熱は気、酸苦甘辛鹹は味である。合わせて食物、薬物の気味という。それぞれの機能を規制する。**○遺**　「遣」の字の間違いである。遣は使役の意味で、「遣……」は「……せしむ」と読む。**○腠理**　皮膚、ことにその発汗機構をいう。**○三焦**　リンパ管系である。上焦は胃より出る。上腹部から胸部にわたるリンパ管である。経脈の外側を伴走する。衛気が流れている。衛気とはリンパ液である。中焦も胃から出る。乳糜槽と胸管である。営気が流れている。営気は乳糜である。左静脈角において血管内に入り、営血となる。下焦は下腹部のリンパ管である。屎尿の生成に関与する。『霊枢』營衛生會第十八を参照。以上は『素問』『霊枢』の三焦である。前漢時代の正確な解剖所見に基づく記載である。後漢の『傷寒論』『金匱要略』の医師たちは、この解剖学的記載を理解できなくなっている。『難經』三十八難には「有名無形（名有りて形無し）」とあり、三十一難には「三焦者水穀之道路、氣之所終始也（三焦は水穀の道路にして氣の終始するところなり）」また「上焦者在心下、下膈、在胃上口、主内而不出（上焦は心下、下膈に在り、胃の上口に在り、内れることを主って出さず）……中焦者在胃中脘、主腐熟水穀（中焦は胃の中脘に在り、水穀を腐熟することを主る）……下焦者當膀胱上口、主分別清濁（下焦は膀胱の上口に當たる、清濁を分別することを主る）」とある。すでに、その位置についても機能についても『霊枢』の記すところが理解できなくなっている様子がわかる。

第三章　色診

一　問曰　　問うて曰く

病人有氣色見於面部　　病人に氣色の面部に見《あらわ》るるもの有り

願聞其説　　願わくは其の説を聞かん

師曰　　師曰く

鼻頭色青腹中痛、苦冷者死
（一云腹中冷苦痛者死）
鼻頭色微黒者有水氣
色黄者胸上有寒
色白者亡血也
設微赤非時者死
其目正圓者痓不治

鼻の頭の色青きは腹中痛む、冷に苦しむ者は死す
（一に云う、腹中冷え、苦痛する者は死す）
鼻の頭の色微《かす》かに黒き者は水氣有り
色黄の者は胸の上に寒有り
色の白き者は亡血なり
設《も》し微赤にして時に非ざる者は死す
其の目の正圓の者は痓《シ》（ひきつれ）なり、治せず

訳

質問。

病人の顔面には、藏器の機能状況を示す色調が現れる。それについての説明を聞きたい。

先生。

鼻の頭（鼻尖部）には脾（消化器）の色が現れる。青色は痛みのあるときに出る。そこで鼻の頭が青いのは腹部の痛みである。腹部がひどく冷えるときは（下利清穀を起こして）死ぬ（ある本には腹部が冷えて苦痛のあるときは死ぬ、とある）。

鼻の頭の色が微かに黒いときは水気がある。黒は腎の色であり、腎は水を主る。脾の場所に腎の色が出ているのは、腎水が脾土に乗りかかっているようで、土剋水の逆である。腎の機能障害を意味しており、そのために水気（むくみ）が出るのである。ただし黒色が微かということもあり、ひどい浮腫や水腫ではないであろう。

鼻の頭が黄色いのは心下部の冷えである。黄色は脾胃の色である。胸上は心から心下部にかけての場所で、心や肝、胆、胃の反応が出る所である。ここは胃の冷えである。心下に水気、痰飲のある場合であろう。ただし黄色自身には冷えの意味はない。

顔色が白いのは貧血である。出血その他の原因で生ずる。

夏は五行の火に当たる季節である。故に顔面ものぼせて赤くなる。もしもこの夏火の季節でないのに、顔色が赤いのは異常である。胃熱の上衝、少陰や厥陰の厥逆等、各藏器の疾病、障害を意味する。故に予後不良となる。

目の瞳孔がまん丸で開きっぱなし（病的散瞳や瞳孔強直）なのは痙攣である。（脳動脈瘤による動眼神経麻痺や破傷風等により起こり）治療は難しい。

注

○**苦**　「甚だ、しきりに」の意味。物事の程度の強いこと。○**胸中**　胸は前胸下部から心下部にかけての凹み。ここは胃の部である。

二　又色青為痛　　又、色の青きは痛みと為《な》す

色黒為勞　　色の黒きは勞と為す

色赤為風　　色の赤きは風と為す

色黄者便難　　色の黄のものは便難《かた》し

色鮮明者有留飲　　色の鮮明なる者は留飲（水）有り

訳

一般に顔色が青いときは、体のどこかに痛みがある。色が黒いのは過激な労働によって骨を痛めた場合であろう。黒は腎の色で、骨は腎に属する。またアジソン病も腎の病に属し色が黒くなる。

色が赤いのは風の病である。風は急性一過性の熱病を起こし、熱によって顔面が赤くなる。黄色は脾胃の色である。脾胃は消化管を主り、その障害時には便秘や下利等、便通の異常が生ずる。

顔色が鮮明なときは留飲がある。留飲とは心下部に水気のある病である。顔面鮮明の記事は痰飲欬嗽病第十二にも水氣病第十四にもない。後者の風水に面目腫大の記載がある。むくみで顔が腫れるときの水っぽさを鮮明といったのであろう。

注

○本章の記事については『霊枢』五色第四十九が参考になる。○**勞**　激しい仕事による消耗で疲れることである。消耗性疾患をいう。本書には血痺虚勞病第六があり、結核、貧血、糖尿病等が属する。

第四章　聞診

師曰
病人語聲寂然、喜驚呼者
骨節間病
語聲暗暗然不徹者心膈間病
語聲啾啾然細而長者頭中病
（一作痛）

師曰く
病人、語聲寂然《セキゼン》として喜《よ》く驚呼する者は
骨節間の病なり
語聲暗暗然として徹せざる者は心膈間の病なり
語聲啾啾《シュウシュウ》然として長き者は頭の中病む
（一に痛に作る）

訳

先生。

病人の声がひっそりと寂しい感じで、しかもしばしば驚の発作（軽い痙攣）を起こしたり、大きな息を吐いて叫んだりするのは、骨節（腎に所属する）の間（筋が結ぶ）に病がある場合である。

言葉がくぐもって口ごもるようで、はっきりしないのは心の司る精神の異常の場合である。言葉がか細く泣くようで、長引くのは頭の病の場合である。

注

○骨節間　骨節は関節である。関節の間は筋によって結ばれている。筋は肝に属する。語（病的にはうわ言）も驚呼も肝に属する。**○驚呼**　「其の病は驚駭《キョウガイ》を發す」（『素問』金匱眞言論篇第四）。「其の聲は呼と為す」（同、陰陽應象大論篇第五）。ともに厥陰、肝の病の症状である。また静の寂然と動の驚呼が共存するのは奇異な感じがする。**○暗**　口の中に物があって口ごもること。**○徹**　突き通ること。**○啾**　音シュウ。か細いこと。**○頭中病**　精神病であろう。

第五章　呼吸困難三態

師曰

師曰く

息揺肩者心中堅
息引胸中上氣者欬
息張口短氣者肺痿唾沫

息して肩を揺する者は心中堅し
息、胸中に引き上氣する者は欬《ガイ》（咳）す
息して口を張り短氣する者は肺痿にして唾沫す

訳

先生。

いわゆる肩で息するとは一種の呼吸困難の症状である。この際腹筋も緊張し、そこで心下部が痞えて硬く触れる。

コンコンと咳き込んだあげく、ヒューッと息を吸い込むことがある。一種の上気である。

口を開けてハアハアと息苦しそうにするのは肺の萎縮性病変である。肺気腫、気管支拡張症、慢性気管支炎等であり、大量の喀痰を吐出する。

注

○唾　つばき。口から垂れる液体。喀痰も含む。**○沫**　細かい水や唾の粒。

第六章　呼吸困難続き

師曰
吸而微數其病在中焦
實也當下之即愈
虚者不治
在上焦者其吸促
在下焦者其吸遠

師曰く
吸うて微數は其の病中焦に在り
實なるときは當に之を下すべし、即ち愈《い》ゆ
虚する者は治せず
上焦に在る者は其の吸うこと促
下焦に在る者は其の吸うこと遠し

此皆難治也　**此れ皆難治なり**

呼吸動揺振振者不治　**呼吸に動揺して振振たる者は治せず**

訳

先生。

息を吸い込むときに少しく呼吸数が増して促迫するのは、病が中焦（心下、上腹部）にある証拠である。実（心下痞硬）の場合は、邪気を下方に誘導する治療法（下剤の投与）を講ずべきである。虚しているときは治療しない。

病変の所在が上焦（胸部）にあるときは、呼吸が促迫して早くなる。

病変の所在が下焦（下腹部）にあるときは、呼吸はゆったりとしている。

いずれの場合も、治療によって症状を改善することは困難である。

呼吸に際して体がふらふらと動揺するのは、呼吸困難の徴候である。治療しない。

注

○不治　難治以上の重症のものには手を出さない、取り扱わない、というのが古代の医師の原則的態度である。治療ができる、できないの問題ではない。「上工は未病を治す、已病を治せず」の不治と同じ意味である。**○上焦、中焦、下焦**　ここは位置を指す。『素問』『霊枢』のいうリンパ管系のことではない。**○實**　肝や胃の病変があり、心下痞硬等の症状のあるとき。**○虚**　心下部が軟弱で胃内停水等のある場合。

第七章　脈色

師曰　**師曰く**

寸口脉動者因其王時而動　**寸口の脉の動ずる者は其の王する時に因って動ず**

假令肝王色青　**假令《たとえば》肝王するときは色は青なり**

四時各隨其色
肝色青而反色白
非其時色脉皆當病

四時各々其の色に隨う
肝の色は青なり而るに反って色白きは
其の時の色脉に非ず、皆當に病むべし

訳

先生。

寸口の脉所とは、肺経の太淵穴の所にある橈骨動脈の拍動部である。脉が動ずるとは、脉拍が正常より強く上下に打ち付けることをいう。この脉所にこの脉状が現れるのは、心（左）あるいは肺（右）が季節的機能亢進を起こすことによるのである。

例えば、肝は春に機能亢進を起こし（王）、その色は青である（脉は弦である）。夏は心が王し、色は赤で脉は洪（鉤）、秋は肺が王し白で脉は毛、冬は腎が王し黒で脉は沈（石）、土用は脾が王し黄で脉は代（緩）である。

春は肝の色である青が現れるべきであるが、秋の色である白が出ていることがある。これは季節と色が相反しており、白は秋の色である。秋は肺金が王する季節であり、肺金は肝木を抑制する。そこで肝の病が重症化する。

注

○王　旺と同じ。勢いが盛んなこと。五藏と季節、方角、色等との関係はいわゆる五藏配当表と呼ばれている。『素問』の金匱眞言論篇第四、陰陽應象大論篇第五に詳しい。なお『素問』『霊枢』には、この意味の王の字も旺の字もなく、王時の記載はない。

第八章　気候医学序説

一　問曰
有未至而至、有至而不至
有至而不去、有至而太過

問うて曰く
未だ至らずして至る有り、至って至らざる有り
至って去らざる有り、至って太過なる有り

何謂也

何の謂《いい》（意味）ぞや

訳

質問

暦の上の季節が来ないのに、その季節の気象が現れることがある（冬のうちに桜が咲く）。

季節が来たのにその気象が現れないことがある（春になっても冬の寒さが続いている）。

季節が来て、その気候になったが、いつまでも同じ気候で、次の気候が現れないことがある（夏の暑さが続いて秋の涼しさが現れない）。

季節が来たが、その気候が強過ぎることがある（夏に暑過ぎ、冬に寒過ぎる等）。

暦の上の季節と実際上の気候の一致、不一致、更には異常気象の問題である。これによって諸々の病が起こる。気象病、季節病等がこれである。『素問』の上記諸論篇及び四氣調神大論篇第二を参照。

二

師曰
冬至之後、甲子夜半少陽起
少陽之時陽始生、天得温和
以夫（未）得甲子、天因温和
此為未至而至也

師曰く
冬至の後、甲子の（日の）夜半に少陽起こる
少陽の時、陽始めて生じ、天は温和を得
未だ甲子を得ざるに天温和なるに因るを以て
此を未《いま》だ至らずして至ると為《な》すなり

訳

先生。

冬至の後、甲子の日の夜中に少陽の気が現れる。このときに陽気が初めて生ずる（一陽来復）、（冬の寒冷の気が去って）天気は温和となる。これが正常な気候の推移である。

ところが、まだ甲子の日にならないうちに冬の厳しい寒さが終わり、温和な気候が現れる場合がある。これをまだ季節が来ないうちにその季節の気候が来たというのである。

注

〇冬至之後、甲子夜半少陽起　『難經』第七難に同文がある。参照。**〇冬至**　一年で一番昼の短い日。十一月二十二日ごろ。陰の極み。**〇甲子**　日を数えるのに十干と十二支を使う。「甲乙丙丁戊己庚辛壬癸」と「子丑寅卯辰巳午未申酉戌亥」の組合せで日を表わす。甲子はその始まりである。故に冬至の後、最初の甲子の日に一陽即ち少陽が始まる。

三　以得甲子而天未温和
為至而不至也
以得甲子而天大寒不解
此為至而不去也
以得甲子而
天温如盛夏五六月時
此為至而太過也

甲子を得たるに而も天未だ温和ならざるを以て
(暦の上の季節)至って(実際の気候)至らずと為すなり
甲子は得たるに而も天の大寒の解《ゲ》せざるを以て
此を至って去らずと為すなり
甲子を得て而も
天の温かなること盛夏、五六月の如きを以て
此を至って太過と為すなり

訳

甲子の日になっても温和な気候が来ないとき、季節が来たのに気候が来ないという。

甲子の日が来たのに冬の厳しい寒さが解けないとき、季節は来たのに前の季節の気候が立ち去らないという。

甲子になったら真夏の五月六月のような温かい気候になった。これを至って太過という。

第九章　脈診

師曰
病人脉浮者在前、其病在表
浮者在後、其病在裏
腰痛背強不能行
必短氣而極也

師曰く
病人、脉浮なる者前に在るは其の病は表に在り
浮なる者後に在るは其の病裏に在り
腰痛み、背強《こわば》り、行《ある》くこと能わず
必ず短氣して極《きわ》まるなり

訳
先生。
寸関尺三部の脈診で、病人の浮脈が関上の脈所の前、寸口の部位にあるときは病は表にある。表とは頭と四肢、体表である。浮脈が関上の後の尺中にあるときは病は裏にある。裏とは胸腹腔内の内藏である。
表の病のときは、腰が痛み、背中が強ばり、歩行ができない。裏の病では、息切れで呼吸が苦しくなったり、疲労困憊の状態になる。

注
○**脉浮**　『傷寒論』辨脉法一八に「寸口脉浮為在表、沈為在裏（寸口の脉、浮は表に在りと為す、沈は裏に在りと為す）」とある。本章のように同じ浮脈を表裏に分けることは他に例を見ない。○**極**　頑張ること。その結果疲れること。ここは疲労困憊。

第一〇章　厥陽・脈なし病等

問曰
經云、厥陽獨行、何謂也

問うて曰く
經に云う、厥陽《ケツヨウ》獨り行くとは何の謂ぞや

師曰
此為有陽無陰、故稱厥陽

師曰く
此れ陽有って陰無しと為す、故に厥陽と稱す

訳

質問。

経典に「厥陽独り行く」という記事がある。「陽気だけが盛ん」とはどういう意味か。

先生。

陽があって陰がない状態である。そこで厥陽という。

注

○厥陽　他に用例のない言葉である。厥は「逆上」の意。厥陽は陽気の逆上のことであろう。**○有陽無陰**　頸動脈（人迎）と橈骨動脈（寸口）の脈拍の強さを比較して病位を判断する人迎寸口診において、人迎（陽）が寸口（陰）の四倍以上の強さがあるとき、これを格陽という。鎖骨下動脈や頸動脈に動脈硬化のあるとき等に現れる。また寸口で脈を触れない脈なし病もこの仲間である。症状としては『素問』厥論篇第四十五にある「暴不知人（にわかに人を知らず）」の急性失神、「巨陽の厥」の眴仆《ケンボク》（めまいがして仆れる病）、「陽明の厥」の癲疾（精神病）、「少陽の厥」の暴聾（急性難聴）等がある。これは陽気が頭（陽気が強い所）に逆上して起こる脳血管神経障害である。また同書、逆調論篇第三十四の四肢熱（肢端紅痛症）、奇病論篇第四十七の厥で癃（尿閉性膀胱腫瘤）と「太陰の脉（寸口）微細にして髪の如し（脈なし病）」を病む例もこの類のものである。脈なし病は寸口（陰）で脈が触れないで、人迎（頸動脈、陽）だけが強く拍動している場合である。これは有陽無陰の典型である。鎖骨下動脈領域の動脈硬化で起こる。

第一一章　予後

一　問曰
寸脈沈大而滑

問うて曰く
寸脈、沈大にして滑

沈則為實、滑則為氣
實氣相搏
血氣入臟即死、入腑即愈

沈なるときは則ち實と為す、滑は則ち氣と為す
實と氣と相搏《う》つ
血氣、臟に入るときは即ち死す、腑に入れば即ち愈ゆ

訳

質問。

寸口の脈所で、沈、大で滑の脈状を呈している。この脈状の診断。沈は実と判定する。滑は気と判定する。実と気とが相打ち当たっている病態である。

血気（ここは邪気の意味）が藏にまで入り込むと、予後不良で死の転帰を取る。藏まで行かないで六府に止まるときは予後佳良で治愈機転を取る。病邪の侵入度による転帰の相違である。一般には経脈から藏に入る所に強い抵抗力があり、人体の方に弱点、虚がなければ邪気は侵入できない。『霊枢』邪氣藏府病形第四を参照。

注

○沈大滑　「沈」は陰の脈（『傷寒論』辨脈法一）で、病が裏にあることを示す（同書、辨脈法一八）。大滑は陽の脈（同書、辨脈法一）である。「大」は虚実いずれの場合にも現れる。その場その場で判別する。「滑」は数脈で流れるように滑らかに打つ脈で、濇《ショク》（不整脈ぎみの渋る脈、痺等慢性疾患に現れる）に対する脈状である。風等の表に属する病によく現れる。寒が血を傷るのに対して風は気を傷る。そこで「滑則為氣」となる。ここに「気」とは血の血液循環の障害に対して神経性の反応をいう。発熱や発汗、また噦《しゃっくり》等（同書、辨脈法各章参照）。また、脳血管神経疾患の諸症状も気に属するものが多い。

二　此為卒厥何謂也
師曰
唇口青、身冷、為入臟即死

此を卒厥《ソッケツ》と為すとは何の謂ぞや
師曰く
唇口青く身冷えるは臟に入ると為す、即ち死す

如身和、汗自出、為入腑即愈

如《も》し身和し、汗自ずから出づるは腑に入ると為す即ち愈ゆ

訳

（質問）これを卒厥（急性の厥逆）というのはどういうわけか。

先生。

唇の色が青いのは、チアノーゼであり、心不全の症状である。体が冷えるのは、循環障害のしるしである。病が心の藏を侵しており、そこで死の転帰を取ることになる。

体調が安定して病状も緩和している。熱病の場合、汗が自然に出るのは治愈傾向のあることを示す。このような場合は邪気が藏まで入らず、府に止まっている証拠で、予後は良好である（質問に相応する答えになっていない）。

注

○卒厥　急性の厥逆である。厥陽は急性の病変なので、卒厥ともいうのかもしれない。質問は病の本体を問題にしているのに、答えは予後について述べている。問答が成立していない。錯簡であろう。**○汗自出**　熱病で自然発汗するのは汗解《カンゲ》といって、病が治愈機転にあることを意味する。**○入臓入腑**　病が重症なとき藏に入るという。軽症のときは府に止まるという。藏府経脈の病状については『素問』『霊枢』の各所に記されているが、症状名だけでは予後の判定はできない。脈、色、証を総合的に観察して判定する。

一〇章、一一章には錯簡がある。以下のように並べると少しは意味が通じやすくなる。

第一〇章　厥陽獨行

問曰、經云、厥陽獨行何謂也、師曰、此為有陽無陰、故稱厥陽

此為卒厥（一一章から移す）

寸脉沈大而滑、沈則為實、滑則為氣、實氣相搏（一一章から移す）

第一一章　予後論

問曰、血氣入臟即死、入腑即愈、何謂也

師曰、唇口青、身冷、為入臟即死、如身和、汗自出、為入腑即愈

第一二章　予後論続き

問曰、脉脱、入臟即死、入腑即愈、何謂也（以下略）

第一二章　予後論続き

問曰
脉脱
入臟即死、入腑即愈
何謂也
師曰
非為一病、百病皆然
譬如浸淫瘡
從口起流向四肢者可治
從四肢流来入口者不可治
病在外者可治
入裏者即死

問うて曰く
脉脱して
臟に入るときは即ち死す、腑に入るときは即ち愈ゆ
とは何の謂ぞや
師曰く
一病為《た》るに非ず、百病皆然り
譬えば浸淫瘡《シンインソウ》の如し
口從《よ》り起こり流れて四肢に向うものは治す可し
四肢從《よ》り流れ来て口に入る者は治す可からず
病の外に在る者は治す可し
裏に入る者は死す

訳

質問。

脈拍が脱落して触れないことがある。心の機能不全に現れる。この場合、病邪が藏に入って重篤な症状を示すときは死の転帰を取る。症状が軽微で、病が府に止まっているときは治癒の可能性がある。それはなぜか。

先生。

これは、ある一つの病気の場合だけに当てはまることではない。全ての病気に当てはまる原則である。

例えば浸淫瘡の場合である。病変が口から四肢に向かって伝わっていくときは治療することができる。手足のほうから上ってきて口に伝わってくるときは治愈させることができない。

一般に、外表にある病気は治療することができる。内藏に入ってゆく病気の治療は困難である。予後不良で死ぬことが多い。

注

○浸淫瘡　詳細は未詳である。全身に蔓延する悪性の皮膚疾患である。

第一三章　百病―病症の種類

一　問曰　　問うて曰く

陽病十八何謂也　　陽（に属する）病（症）十八とは何の謂ぞや

師曰　　師曰く

頭痛、項腰脊臂脚掣痛　　頭痛、項、腰、脊、臂《ヒ》、脚（六種）、掣痛す

陰病十八何謂也　　陰病十八とは何の謂ぞや

師曰　　師曰く

欬、上氣、喘、噦、咽　　欬・上氣・喘、噦（しゃっくり）、咽（むせぶ）

腸鳴、脹滿、心痛、拘急　　腸鳴・脹滿、心痛、拘急（六種）

訳

質問。

陽に属する病症が十八あるとはどういう意味か。

先生。

頭が痛む、項、背中、腰や手と足が引きつれたり痛んだりする。いずれも外表（頭と手足、体表）の病である。故にこれを陽の病という。陽には太陽、少陽、陽明の三陽がある。三つの経脈に六つの症状があるので合計十八病となる。

（質問）陰に属する病症が十八あるとはどういう意味か。

先生。

咳・咳き込み・喘息（肺）、噦《エッ》（しゃっくり／胃）、咽（むせぶ／咽喉、食道）、腹がゴロゴロと鳴る（胃腸）・脹満（ガスや腹水で腹が張ること）、心痛（心）、拘急。いずれも皮肉より内部の筋骨、経脈（血管と神経）や内藏の病である。そこでこれを陰の病という。陰には少陰、太陰、厥陰の三陰がある。三掛ける六で十八病となる。

二　五臟病各有十八、合為九十病
人又有六微
微有十八病、合為一百八病
五勞、七傷、六極
婦人三十六病、不在其中

五臟の病、各々十八有り、合して九十病と為す
人には又六微有り
微に十八病有り、合して一百八病と為す
五勞、七傷、六極、
婦人三十六病は其中に在らず

訳

五藏に各々十八の病がある。五掛ける十八で、合計して九十の病である。

人にはまた六微がある。その微ごとに十八の病がある。六掛ける十八で百八の病がある。

また五労、七傷、六極の病があり、その他に婦人病三十六種類があるが、これは以上に挙げた病症には入らない。

注

○**五臓十八病**　未詳。○**六微**　五藏の十八病に対して六府の十八病をいうのであろう。詳細は不明である。○**五勞**　勞とは過労による疲労である。久視、久臥、久坐、久立、久行による疲労（『素問』宣明五氣篇第二十三）。また本書、血痺虚勞病第六に五労の名有り。○**七傷**　食傷、憂傷、飲傷、房室傷、飢傷、労傷、経絡営衛気傷（本書、血痺虚勞病第六）。○**六極**　極は疲れ、また虚損状態。気、血、筋、肌（肉）、骨、精の極（『諸病源候論』）。また気、脈、筋、肉、骨、精の極（『千金要方』）。

三　清邪居上、濁邪居下
大邪中表、小邪中裏
檠飪之邪從口入者宿食也

清邪は上に居る、濁邪は下に居る
大邪は表に中り、小邪は裏に中る
檠飪《コクジン》の邪、口従《よ》り入る者は宿食なり

訳

邪とは食い違い、歪み、ストレスである。人に歪みをもたらす因子を邪気という。ストレッサーである。これには清濁の区別がある。清邪とは霧をいい、軽いので上空に漂う。濁邪は湿気であり、重いので地上に沈む（次の四節参照）。

風雨寒暑は天の変動である。故に大という。頭、四肢を侵すため、表に中る。陰陽（男女のこと）喜怒（情動異常）は人事の葛藤である。故に小という。内藏を傷る。即ち裏に中る。

飲食の邪気は口から入る。その消化不十分で胃腸内に止まるものを宿食という。この宿食は各種の病状を起こす（腹満寒疝宿食病第十参照）。

注

○**槃飪**　槃は穀、飪は熟食。槃飪で「飲食」を意味する。

四　五邪中人、各有法度

風中於前、寒中於暮

濕傷於下、霧傷於上

風令脉浮、寒令脉急

霧傷皮腠、濕流關節

食傷脾胃

極寒傷經、極熱傷絡

五邪の人に中るや各々法度（きまり、法則）有り

風は前に中る、寒は暮に中る

濕は下を傷《やぶ》る、霧は上を傷る

風は脉をして浮ならしむ、寒は脉をして急ならしむ

霧は皮（膚）腠（理・汗腺）を傷る、濕は關節に流る

食は脾胃を傷る

極寒は經（動脈）を傷る、極熱は絡（静脈）を傷る

訳

風寒湿霧食を五つの邪気という。この邪気が人を傷害する仕方には一つの決まり、傾向がある。

風は体の表陽（頭と四肢体表）を侵す。朝は陽気なお弱く侵されやすい。寒は裏陰（藏府）を傷《やぶ》る。日暮れは陽気衰え陰気が萌すときであるため、寒に傷られる。

湿気は沈降するため、下半身を傷る。霧は軽く、上がるため、上半身を侵す。

風は表陽を傷る。表陽が傷られると脈は浮になる。

寒は陰を侵し、陰が侵されると脈は緊急となる。痛みと冷えの脈

状である。霧は軽薄で皮膚の表面を傷る。湿気は沈降性で膝等の関節を侵す。

飲食の邪気は胃腸を傷る。強い寒気は動脈を収縮させ、血液循環を傷害する。ひどい高熱は皮膚表面の静脈を拡張させ、鬱滞させる。

第一四章　治療論

問曰
病有急當救裏、救表者
何謂也
師曰
病醫下之
續得下利清穀不止
身體疼痛者、急當救裏
後身體疼痛、清便自調者
急當救表也

問うて曰く
病には急に當に裏を救うべきもの、急に表を救うべき者有り
何の謂ぞや
師曰く
病、醫之を下し
續いて下利清穀《セイコク》（完穀下利）を得て止まず
身體疼痛する者は急に當に裏を救うべし
後、身體疼痛し、清便自ら調《ととの》う者は
急に當に表を救うべし

訳

質問。

病の治療に当たって、急いで裏、内臓の症状を対象にして処置すべき場合と、まず頭や手足の体表の症状を処置すべき場合がある。どういう意味か。

先生。


病気に際して、医者が下剤で下すことがある。そのとき、引き続いて下利が起こり、食べたものがそのまま排泄される完穀下利となって止まらなくなり（消化管、即ち裏陰の症状）、合わせて体の疼痛がある（手足の皮肉筋骨、即ち表陽の症状）。

このような場合には、水分の脱出や栄養物の摂取困難による精気の消耗を止めるために、まず、とりあえず裏の症状を止める処置を

とるべきである。その後、排便が自然に正調になり、身体疼痛という表の症状が残っている場合は急いでそれに対する治療を行うべきである。

注

○本章とほぼ同文が『傷寒論』太陽中九一にある。

第一五章　治療論続き

夫病痼疾、加以卒病
當先治其卒病
後乃治其痼疾也

夫《そ》れ痼疾を病み、加うるに卒病を以てするときは
當に先ず其の卒《ソツ》（にわかの）病を治すべし
後に乃《すなわ》ち其の痼疾《コシツ》（持病）を治す

訳

慢性の病気を患っているところに急性の病気が加わったときは、急性疾患のほうを先に治療すべきである。それがしっかり収まってから慢性病の治療を続ければよい。

注

○**痼疾**　痼は長患い、症状が固定してしまった慢性疾患。○**卒病**　卒は「にわか」。にわかの病気。

第一六章

一　師曰
五藏病各有得者愈
五藏病各有所悪
各隨其所不喜者為病

師の曰く
五藏の病は各々得るところ有る者は愈ゆ
五藏の病には各々悪《にく》む所有り
各々其の喜ばざる所に隨う者は病と為《な》る

訳

先生。

五藏にはそれぞれ得て喜ぶものがある。食物についていえば、肝は甘を食すべく、心は宜しく酸を食すべき等がこれである。病日についていえば、「肝は丙丁に愈え、甲乙に起つ、心は戊己に愈え、丙丁に起つ如き」がこれである（『素問』藏氣法時論篇第二十二）。

五藏の病には忌み嫌い、避けるべき事柄がある。心は熱を悪み、肺は寒を悪み、肝は風を悪み、脾は湿を悪み、腎は燥を悪むごときがそれである。悪むもの、即ち喜ばざるものを得るときは、そのために病となる。

二

病者素不應食　病者は素應《もとまさ》に食せざるべし

而反暴思之、必發熱也　而るに反って暴《にわか》に之を思うは必ず熱を發す

訳

病人はもともと食欲がないのが普通である。そのような病人に突然食欲が出てきた。この場合には必ず発熱が生ずる。その理由としては、「胃中熱するときは消穀す」（『霊枢』師傳第二十九）、また「胃、氣有余なるときは則ち消穀善飢す」（同、經脈第十）とあり、食欲亢進は胃熱によって起きる。その胃熱が全身に及んで発熱を生ずるのである。消穀とは穀物の消化が良好のことであり、善飢とは病的な異常な食欲亢進である。

第十七章

夫諸病在藏欲攻之　夫れ諸々の病の藏に在り、之を攻めんと欲するときは

當隨其所得而攻之　當に其の得る所に隨って之を攻む

如渴者與猪苓湯　渴する者に猪苓湯を與えるが如し

餘皆倣此　餘は皆此に倣《なら》う

訳

諸々の五藏の病に当たって治療する場合には、五藏それぞれが得たところの症状、病理に応じて治療法を選ぶべきである。

渴を訴える患者に猪苓湯を与える等、その例である。他の藏についても同様にする。

注

○渴者與猪苓湯 『傷寒論』陽明二二三に「若脉浮、發熱、渴欲飲水、小便不利者、猪苓湯主之（若《も》し脉浮、發熱し、渴して水を飲まんと欲し、小便不利の者は猪苓湯之を主る）」とある。

痓濕暍病脉證　第二　論一首　脉證十二條　方十一首

注

○痓　音シ。痓と同じ。痙攣である。**○濕**　漢音はシュウ。シツは慣用音。リウマチ性関節症である。**○暍**　音エツ。熱中症。また日射病。熱射病ともいう。暑気あたり。

第一章　痓病

一　太陽病、發熱無汗反悪寒者名曰剛痓（一作痙餘同）

太陽病、發熱、汗無く、反って悪寒する者は名づけて剛痓と曰う（一に痙に作る、餘も同じ）

訳

太陽膀胱経が傷害されている場合、発熱があり、汗はない。汗のない者は表陽の衛気が実しているため（陽実）で、（陽虚によって生ずる）悪寒はないのが普通である。それなのに今、悪寒がするのは強い寒邪が表陽から更に深部にある営血を侵し血虚を生じたからである（衛気が実すると痙攣を生じ、血虚は筋急を起こす）。これを剛痓《ゴウシ》と名づける（痓の字はある本では痙の字となっている、以下の痓も同様）。

注

○太陽病　太陽膀胱経の病である。経脈に沿って頭痛、肩背痛、腰痛、拘急等が起こる。熱病でなければ一般的には発熱はない。**○無汗**　汗は陽虚のときに出る。無汗は陽気の実である。ここに陽気とは衛気である。衛気が実すると痙攣する。**○悪寒**　「風は則ち衛（気）を傷る、寒は則ち栄（血）を傷る」（『傷寒論』辨脉法二〇）。風は表陽を侵して衛気の虚による悪寒を生ずる。ここは強い寒邪が表陽の衛気を侵した上、更に深部にまで入り込んできて、裏陰の営血の虚を起こしたためである。**○剛痓**　剛とは堅くて丈夫なこと。ここは「柔痓」に対してより激しい筋肉の強直を起こしていることを意味している。**○痓**　音シ。『廣雅』は「痓は悪なり」という。『説文』にはこの字はない。ここでは「痙」と同意。「痙」は強直性痙攣である。「剛痓」は強い痙攣である。寒の邪気は侵襲力が強いために営衛を傷り、深く筋骨を侵して強い痙攣を起こす。破傷風等の痙攣である。**○陰陽**　一般には体表を陽という。内藏を陰という。**○営衛**　衛気は神経であり、体表を支配している。営気は血管、血液であり、経脈のなかを循環している。四肢においては衛気の支配する表より深部にある。

二　**太陽病、發熱汗出**
而不惡寒、名曰柔痓

太陽病、發熱し、汗出《い》でて
而《しか》も惡寒せざるは名づけて柔痓と曰《い》う

訳

太陽病で発熱し、汗が出ている。悪寒はしない。（痙攣が軽いので）「柔痓」と名づける。

注

○汗出　熱病は汗出によって解熱する。これを汗解《カンカイ》という。自汗は一つの自然寛解であり、治愈過程にあることを示す。**○不惡寒**　陽虚の軽いことを意味する。即ち軽症であるため、痙攣も軽い。脳炎や脳出血等の場合にみる痙攣である。

三　**太陽病、發熱、脉沈而細者**
名曰痓、為難治

太陽病、發熱し脉沈にして細の者は
名づけて痓と曰う、難治と為《な》す

訳

太陽病で、発熱がある（表証）。脈は沈で細である（裏証）。（痙攣がある）このような者を「痓」と呼ぶ。治療は難しい（証＝形、脈＝気、形と気が相反するものは予後不良）。

注

○發熱　感染性疾患による痙攣では発熱する。脳出血で脳室内に出血すると発熱することがある。**○脉沈而細**　「若し裏に病の有る者、脉は當に沈にして細なるべし」（『傷寒論』平脉法三）。本条の裏は内藏の意味ではない。表の皮膚に対する裏としての筋骨を意味する。痙攣は筋の症状であり、細は血管の収縮した形である。脈状としては緊に近く、筋の拘急によると考えられる。また血流の減少即ち血虚を意味する。血虚は筋急を生じ（「血虚するときは則ち筋急す」（『傷寒論』辨脈法四）、四肢血液の循環障害を示すため、難治とするのである。破傷風なら多くの場合に死の転帰を取る。**○難治**　予後が不良で治愈が困難なことをいう。証即ち症状を病の形という、脈は病勢を示す。病勢を気というが、気とは機能である。病の場合は病理、病勢を意味し、この形と気が相反するときは病勢が強くて予後不良で難治である。形と気が合い得るときは予後良好で易治である。

四　太陽病、發汗太多因致痓

太陽病、汗を發すること太《はなは》だ多ければ因って痓を致す

訳

太陽病で、発汗療法を行い異常に大量の発汗を起こすと、その結果として痙攣を誘致する。

注

○發汗太多因致痓　汗は血から作られるため、大量発汗は脱水と体表の循環障害を起こす。その結果、血虚を起こして痙攣を生ずる（『傷寒論』辨脉法四）。また、同書太陽上二〇に「發汗遂に漏れ止まず、其の人……四肢微急、以て屈伸すること難し」とある。本条とほぼ相類する。

五　夫風病、下之則痙
復發汗必拘急

夫《そ》れ風の病は之を下《くだ》せば則ち痙す
復た汗を發汗すれば必ず拘急す

訳

風の病で、（激しい）瀉下療法を行うと痙攣を起こす。（強く）発汗療法を行うと筋肉の引きつれが生ずる。（ともに脱水によって血虚を生じ、手足の筋肉の循環障害を起こすからである）。

注

○風病　急性、一過性、発揚性の病をいう。頭痛、目まひ、耳鳴、手足の痛み、しびれ、痙攣等、頭手足の表の部位の症状を示す。感冒様熱性病の他、脳血管、脳神経疾患等が多い。治療は原則として発汗を行う。しかし脳症等を起こしている場合には瀉下療法もある。例えば高熱によるうわ言には大承気湯を処方する。発汗も瀉下も過剰なら脱水による血虚を起こし痙攣を生ずる。

六　瘡家、雖身疼痛、不可發汗
汗出則痙

瘡家、身疼痛すと雖も、汗を發す可からず
汗を發すれば則ち痙す

訳

体に切り傷あるいは出来物のある場合は（出血等で体液を消耗し血虚の状況にある）、体に疼痛があっても、発汗療法を行ってはいけない。（身疼痛は血虚によるので）発汗すると（汗は血から生ずるので血虚がますます甚だしくなり）痙攣が起こる。

注

○瘡　出来物、切り傷。**○汗出則痙**　脱水による血虚のためである。**○身疼痛**　筋肉の血虚即ち循環障害によって起こる。血虚は筋急を起こし、筋急は身疼痛を生ずる。なお身疼痛で汗を発するのは脈浮緊の場合である。『傷寒論』太陽中四六、五〇を参照。

七

病者身熱足寒
頸項強急、悪寒
時頭熱、面赤目赤、獨頭動揺
卒口噤、背反張者、痓病也
若發其汗者、寒濕相得
其表益虚、即悪寒甚
發其汗已、其脉如蛇
（一云其脉浛※）

病者、身熱し、足寒《ひ》え
頸項強《こわ》ばり急《ひきつ》れ、悪寒し
時に頭熱し、面赤く目赤く、獨り頭動揺す
卒《にわか》に口を噤《つぐ》み、背の反張する者は痓病なり
若し其汗を發する者は寒濕相得て
其の表益々虚し、即ち悪寒甚だし
其の汗を發し已《おわ》って其の脉は蛇の如し
（一に云う、其の脉は浛）

校

※浛　鄧珍本は「浛浛」に作る。

訳

病人の体は熱いけれど足は冷たい（厥冷）。頸と項が強ばり引きつれる（血虚筋急）。寒気（表虚）がする。時々頭が熱く、顔面と目が赤くなる（血気の上逆）。頭だけがゆらゆら揺れる。急に口が閉まって開けられなくなり（開口障害、牙関緊急）、弓なり緊張（角弓反張、背筋の強直性痙攣）が起こる。これが痓（破傷風）の症状である。

この病人に発汗療法を施すと、病因としての寒と汗の湿とが重なり合って表の陽気がますます消耗してしまい、悪寒が一層ひどくなる。発汗した後には静脈が怒張してうねうねと蛇行する状態を示す（ある本には「其の脈は浛」という）。

注

○**罹患経脈**　頭・項・背は太陽膀胱経、面・目・口・頸は陽明胃経。太陽、陽明ともに傷害時には狂癲疾を起こす。○**口噤、背反張**　破傷風の典型的症状であるが、ヒステリー（一般に熱はない）、脳炎（熱あり）等でも起こる。○**脉如蛇**　ここの脈は静脈である。汗は心の液で血より生ずる。そこで静脈が怒張し蛇行するのである。○**浛**　音カン。水と物が混じること、また水に浸すこと。「滄滄」に作る本もあるというが、「滄」は冷たいこと。

考

○若發其汗……其脉如蛇　前の文章と意味の繋がりがない。湿病の文章の錯簡の可能性がある。

八　暴腹脹大者
為欲解
脉如故
反伏弦者痓

暴《にわ》かに腹脹《は》り大なる者は
解《カイ》せんと欲すと為す
脉は故《もと》の如し
反って伏弦の者は痓す

訳

急に腹が張って膨満する者は寛解しようとしていると判断する。その場合、脈は元のままで変化はない。もしそれに反して弦（弓の弦を張ったような緊の脈状）で、軽く按じたのでは触れず、ぴたっと身を伏せているような（沈に近い）脈のときは痙攣が起きる。

注

○本条は七の「若發其汗者」に接続する文章である。**○腹脹大**　腹部の膨満はガスの貯留によって起こる。ガスの貯留は腸管の麻痺による。腸管の麻痺は循環障害か脊髄傷害によって発生する。病理的には裏の虚寒である。なぜ裏の虚寒を治愈に向かうと判定するのか、よくわからない。表虚、裏実よりは表裏ともに虚しているほうが予後が良いという考え方はある。**○伏弦**　弦は少陽の脈であり、肝の異常で出る。肝は驚駭を起こすが、これも痙攣である。脈沈緊は筋の強直を反映すると考えられる。

九　夫痓脉按之緊
如弦直上下行

夫れ痓の脉は、之を按ずれば緊なり
弦の如く直《チョク》（真っ直ぐ）に上下に行く

（一作築築而弦　　（一に築築として弦に作る

脉經云　　脉經に云う

痓家其脉伏堅直上下）　　痓家、其の脉伏堅にして直に上下す）

訳

「痓」の脈状は次の通りである。触診してみると緊の脈状を呈する。一見弦の脈状に似ているが、脈動している血管（動脈）は真っ直ぐに上下に走って触れる。

注

○脉緊　寒あるいは痛み（体痛、腹痛等）を意味する。『傷寒論』辨脉法九には「脉緊は転索の常無きが如し」とある。**○弦**　浮にして緊の脈である（辨脉法九）。弦脈は端直にして長、弓の弦の如し（『素問』玉機眞藏論篇第十九）。少陽の脈である。**○緊如弦**　八条の「弦」参照。

一〇　痓病有灸瘡難治　　痓病、灸瘡有るは治し難し

訳

「痓」の病で体に灸の痕がある場合は治療が難しくて、直りにくい。

注

○灸痕　灸は火熱によって皮膚を焼き、火傷を作る。火傷が大きいと膿潰して膿血を排泄する。表陽を傷り、陰血を減らす。長期に及ぶと精気を消耗するため難治となる。

一一　脈經云
痓家其脈伏堅直上下

脈經に云う
痓家、其脈伏堅にして直（真っ直ぐ）に上下す

訳

『脈經』という書物に次のように記してある。痓攣を病んでいる人の脈は、伏の状態で堅く触れ、血管は上下に真っ直ぐに伸びている（蛇行していない）。八条参照。

注

○脈經云　『脈經』巻八の平痓濕暍第二に同文がある。

一二　太陽病、其證備
身體强几几然
脈反沈遲、此為痓
括蔞桂枝湯主之

太陽病、其の證備わり
身體强ること几几然《シュシュゼン》たり
脈は反って沈遲、此を痓と為《な》す
括蔞桂枝湯《カロウケイシトウ》之を主る

括蔞桂枝湯方
括蔞根二兩　桂枝三兩　芍藥三兩　甘草二兩　生薑三兩　大棗十二枚
右六味、水九升を以て煮て三升を取る、分け温めて三服す、微汗を取る、汗出でざれば食頃（食事一回分の時間を経過）にして熱粥を啜り之（汗）を發す

訳

太陽膀胱経上に頭痛、肩背の痛み、悪風、汗出等があって太陽病の症状が揃っている。その上、体に強直性の引きつれがある（柔痓）。太陽病で表陽の病であるから脈は浮数（表熱）となるべきであるのに、反対に沈（裏）で遅（痛み、寒、裏）となっている。これは痙攣の脈である。括蔞桂枝湯が治療を主宰する。

桂枝、生姜は温中作用により筋肉の血行を良くし、芍薬とともに痙攣を寛解する。甘草は急迫を緩める。大棗には鎮静の作用がある。括蔞根の作用は解熱、止渇であるが、その薬効から見て、脾胃に作用点があると考えられる。脾胃は筋肉を支配しており、筋肉の痙攣の寛解にも関与するのではないか。桂枝湯が主体をなしているのは汗出の柔痓のためである。

注

○几几然　几几は鳥が頸を伸ばし、胸を張り、背をそらして飛ぶ様をいう。几几然という表現は、人の角弓反張の姿勢が鳥の飛ぶときの様子に似ていることを意味する。**○括蔞根**　苦寒　消渇、身熱、煩満、大熱／腸胃中の痼熱、唇乾口燥。**○桂枝**　辛温　上気、利関節、補中益気／温筋、通脈、出汗。**○芍薬**　苦平　除血痺、破堅積、止痛／通順血脈、散悪血、去水気。**○甘草**　甘平　通経脈、利血気（『名医別録』）。**○大棗**　甘平　安中、養脾、平胃気、大驚、四肢重／補中益氣。**○乾薑**　辛温　温中、風湿痺。

一三　太陽病、無汗而小便反少　　太陽病、汗無くして小便反って少なし

氣上衝胸、口噤不得語　　氣上って胸を衝《つ》き、口噤んで語るを得《え》ず

欲作剛痓、葛根湯主之　　剛痓を作《な》さんと欲す、葛根湯之を主る

葛根湯方

葛根四兩　麻黃三兩　節を去る　桂枝二兩　皮を去る　芍藥二兩　甘草二兩　炙る　生薑三兩　大棗十二枚

右七味、㕮咀《フソ》し、水一斗を以て先ず麻黃葛根を煮て二升を減ず、沫を去り諸藥を内《い》れ、煮て三升を取る、滓《かす》を去り、一升を温服す、覆って微似汗を取る、粥を啜ることを須《もち》いず、餘は桂枝湯の法の如く將息し禁忌す

訳

太陽病で汗が出ない。汗がないので、小便が増えるべきであるのに尿量が少ない。少陰心腎の不全による水血の鬱滞がある。これが少陰腎経（衝脈）の上逆を起こし、衝撃が胸に衝き上がる（奔豚）。顎関節（骨、少陰腎）周辺の筋肉が攣縮して口（陽明胃）が開かず、話ができない（陽明胃経の障害）。剛痓（太陽膀胱経）の起こり始めである。

葛根湯が治療を主宰するのは無汗の剛痓に対応するものである。

注

○小便少　心あるいは腎の不全による尿生成の減少である。**○氣上衝胸**　奔豚である。奔豚は少陰腎経の厥逆である。奔豚氣病脉證治第八に「奔豚の病は少腹より起こり、上って咽喉を衝く」、また「奔豚、氣上衝胸……奔豚湯之を主る」とある。**○葛根**　甘平　消渇（中熱、胃熱）、大熱、嘔吐（胃）／発表出汗、脇風熱。**○麻黄**　苦温　発表出汗／風脇痛。**○葛根湯**　葛根の甘は脾胃に親和性をもつ。消渇、嘔吐は脾胃の症状である。また太陽と陽明の合病に葛根湯が使用されている（『傷寒論』太陽中三二）。即ちその作用点は脾胃にある。脾胃は筋肉を主宰する。そこで葛根湯は筋肉の痓攣を寛解するのである。麻黄の苦は心に親和性をもつ。心は脈（血管）を主宰する。そこで麻黄は桂枝とともに血管を温め筋肉の血液循環を良好にして痓攣を緩めるのである。

一四　痓為病（一本痓字上有剛字）　痓の病為《た》る（一本痓字の上に剛の字有り）
胸満、口噤、臥不着席　胸満し、口噤し、臥して席に着かず（角弓反張）
脚攣急、必齘齒　脚攣急し、必ず齘齒《カイシ》（はがみ）す
可與大承氣湯　大承氣湯を與う可し

大承氣湯方
大黄四兩　酒で洗う　厚朴半斤　炙り皮を去る　枳實五枚　炙る　芒硝　三合
右四味、水一斗を以て先ず二物（厚朴、枳実）を煮て五升を取る、滓を去り大黄を内れ煮て二升を取る、滓

を去り、芒硝を内れ、更に火に上《の》せ微《かす》かに一二沸せしむ、分け温めて再（二度に）服す、下（利）を得れば服を止む

訳

（剛）痓の病では、（厥気の上逆によって）心下部（脾胃）の充満感がある。口（胃）は頬筋の痙攣によって閉じたまま開かず、角弓反張のために仰臥しても体が敷物に着かない。下肢は痙攣し、必ず歯軋り（口噤の激しいもの）をする。

このような場合には大承気湯を与えて様子をみるのがよい。瀉下によって厥気の上逆を引き下げるのである。便秘の治療ではなく、効果があるかどうかはわからないので「可與」という。

注

○大黄　苦寒　下瘀血、通利水穀／平胃、下気。**○厚朴**　苦温　頭痛、驚悸、気血痺／温中、下気、腹痛、脹満。**○枳實**　苦寒　除寒熱結／破結実、消脹満、逆気、安胃気。**○芒硝**　利大小便、朴硝より生ずる（『名医別録』）。**○朴硝**　苦寒　六府の積聚《シャクジュ》（腫瘤）、結固留癖を逐う。**○積聚**　積の漢音はセキ、呉音はシャク。聚の漢音はシュ、呉音はズ。ジュは慣用音。

考

「徐氏（霊台）の『蘭台軌範』にいう、痓病は乃ち傷寒の壊証《エショウ》なり、小児之を得るとき（癲癇あるいは熱性痙攣等）は猶愈ゆる者有るがごとし、其の餘は百（は）難（治）にして療（する者は）一なり、其の實の者はあるいは（瀉）下（法）に因って生を得ること有らんも、虚の者は竟《つい》に治法無し、金匱の諸方、効を見ること絶少なり」（多紀元簡『金匱要略輯義』）。破傷風は現在でも難治である。以上の三方で効果があったとは思えない。**○壊**　漢音はカイ、エは呉音。壊証は定形的な経過が壊されて生じた非定形的症状。定形的な治療法を適用しても効果が期待できない。

第二章　濕病

一五　太陽病、關節疼痛而煩
脉沈而細（一作緩）者
此名濕痺（玉函云中濕）
濕痺之候
小便不利、大便反快
但當利其小便

太陽病、關節疼痛して煩す
脉沈にして細（一に緩に作る）の者
此を濕痺《シッピ》と名づく（玉函は中濕と云う）
濕痺の候は
小便不利にして、大便は反って快
但だ當《まさ》に其の小便を利すべし

訳

太陽病（膀胱）で関節（腎）に疼痛があり、熱をもって煩わしい。脈は沈（裏）で細（緊、寒、痛）である。この病を湿痺と名づける。

湿痺の場合、小便の出が悪いが（腎虚）、大便は反対に快適に出る（脾胃和）。治療法としては専ら排尿に努めるべきである。

注

○濕　五行的病原として風寒暑湿燥がある。それぞれに対応する藏を傷る。湿は脾を傷り、下利、腸炎を起こす。また肉は脾に属し、肉が傷れると身重、筋痛を生ずる。湿は水に属し、湿はまた寒に親近性をもつ。水、寒は骨を傷り、腎を侵す。故に骨関節の病や諸々の水病（風水、腎風等）を発生する。**○痺**　『白虎通』に「痺は閉なり」とある。「痺」の正字は「痹」である。「痹」という病は、その文字から考えて、経脈（血管）が狭窄し、経気の流通が障害されて生ずる各種の病変を意味する。血痺は血管が圧迫されて起こるいわゆる血しびれである。喉痺は化膿性炎症による咽頭狭窄である。心痺は狭心症である。『素問』痺論篇第四十三によれば、痺は風（ウイルス）、寒（細菌）、湿（アレルギー機転）の三つの邪気が集まって痺病を発生する。例えば、上気道のウイルス感染により軽い咽喉頭炎を起こす。これに溶血性レンサ球菌の感染が重なると化膿性炎症に変化する。普通は、病はここで回復に向かって治癒するが、アレルギー機転が加わると事態は一変して、急性リウマチ熱が発生する。全身の血管結合組織系統の非化膿性のアレルギー性炎症を起こす。脳炎、間質性肺炎、心炎、腎炎、筋肉筋膜炎、関節炎等を発症する。急性一過性に経過して軽症で終わるものもあるが（行痺）、一般的には、慢性に経過（著痺）して予後不良となるものが多い。時には超急性に経過して死の転帰を取るものもある。疼痛の強いものは痛痺という。**○濕痺**　痺は現代医学のアレルギー性疾患群に相当する。『素問』『霊枢』では、皮肉筋骨の痺と、五藏の痺があり、広範な疾病を包含するが、『傷寒論』『金匱要略』では、範囲が狭くなり、湿痺は「筋肉リウマチ」と「関節リウマチ」を意味するようになった。湿痺の類症には風痺、寒痺、風湿痺等がある。それぞれ病因、病理、症状に若干の相違がある。**○脉沈**　沈は病が裏にあることを示す。腰や膝の関節は太陽膀胱経上にあるため、太陽病という。骨は少陰腎に属する。風寒の邪気は太陽の表から筋骨の深部に入り、更に少陰腎経に及ぶ。そこで脈は沈になる。また本書、臟腑経絡先後一三に「風は脉を浮ならしむ、寒は脉を急ならしむ、濕は關節に流る」とある。湿は水で深部に滲み込む。そこで沈となる。**○細**　細は緊に近い。緊は寒と痛みを現す。細は緊より痛みが軽い場合であろう。**○小便不利**　湿痺は関節を傷《やぶ》る。関節は骨よりなる。骨は腎に属す。即ち湿痺は腎を傷る。腎は水を主る。腎が傷れると小便は不利となる。小便不利で体内に溜まった水は汗、下利となって排泄される。今大便快利するのは、大便に回る水分が適量であることを示す。脈沈で汗にも出ない。水は筋肉（脾）関節（腎）に流れているのである。そこで治療法としては利水剤によって筋肉、関節の水を小便から去るべきである。利水剤としては、桂枝、麻黄、茯苓、朮、猪苓、澤瀉、附子また防已、黄耆等を選用する。これらの薬剤は利水とともに鎮痛の働きもある。

一六　濕家之為病　　濕家の病為《た》る

一身盡疼（一云疼煩）　一身盡《ことごと》く疼み（一に云う疼煩）

發熱、身色如熏黄也　發熱し、身の色は熏黄の如くなり

訳

湿の病に罹ると、体中、（全身の筋肉、関節の）どこもかしこも痛み、発熱し（風）、体は黒味（腎）を帯びた黄色っぽい（脾）色を呈する。

注

○濕家　「濕」は湿気である。湿家は湿気によって発生した病である。湿は二種類の病を起こす。一つは腎を傷《やぶ》る。広義には現代医学のアレルギー性疾患、狭義には関節炎、関節症また筋肉リウマチ等を生ずる。本篇の湿家は後者である。二つには脾を傷る。胃腸障害を起こし、黄疸（悪熱）、下利を生ずる。〇**盡疼**　体中の筋肉（脾胃）、関節（腎）が痛む。〇**發熱**　湿病は感染症（風）に続発するので、そのための発熱がある。また関節、筋膜のアレルギー性炎症（湿）による発熱もある。その熱感が煩わしい。〇**熏黄**　肌肉は脾胃に属し、その色は黄である。関節は腎に属し、その色は黒である。故に肌肉、関節の痛みを起こす湿家は熏黄色を呈する。

一七

濕家、其人但頭汗出
背强欲得被覆向火
若下之早則噦
或胸滿小便不利（一云利）
舌上如胎者
以丹田有熱、胸上有寒
渴欲得飲而不能飲
則口燥煩也

濕家、其の人但だ頭汗出《い》で
背強《こわば》り、被覆して火に向かわんと欲す
若し之を下すこと早ければ則ち噦《エツ》す
或は胸滿し小便不利（一に云う、利す、と）
舌の上に胎の如きものある者は
丹田に熱有り、胸上に寒有るを以てなり
渴して飲を得んと欲するも飲む能《あた》わず
則ち口が（乾）燥（熱）煩するなり

訳

湿病の患者は以下のような症状を示す。

頭（陽）にだけ汗（心液）が出る（少陰の厥逆）。寒湿の邪気が背中に中り（太陽の陽虚）、背部の筋肉が強直する（血虚痙攣）。衣類を重ね着して火に当たりたがる（太陽の陽虚外寒）。

頭汗を陽明胃熱と考え違いをし、早まって瀉下療法を行うと脾胃の虚寒が生ずる。この虚に向かって胃気が上逆すると噦即ち吃逆を起こす。あるいはこの胃の虚寒によって前胸部がいっぱいに詰った感じを起こす。また下利による脱水により小便不利を生ずる。

舌（心）に薄い白苔の如きものがある（寒）のは心下、胃部に寒があり、下腹部の下焦、腎に熱があるためである。胃熱による厚い乾いた黄褐の舌苔ではない。

下焦、腎の熱で咽喉が渇き水を飲みたがるが、胃寒のために飲み込むことができない（飲めば吐く）。そこで腎熱が愈されないために口が乾いてはしゃぐのである。

注

○濕家　「濕」は脾を傷ると下利を起こす。腎を侵すと肌肉痛、関節痛、関節煩熱、小便不利を生ずる。**○頭汗**　少陰心経また腎経あるいは陽明胃経の上逆により、頭に熱をもって汗（心の液）が出る。ここは少陰の厥逆である。**○背強**　太陽膀胱経の血虚拘攣。**○被覆向火**　背部の陽虚外寒。**○胸満小便不利**　下利による脱水あるいは少陰の厥逆による。**○舌上如胎**　脾胃の口寒と心熱の舌胎の合作。**○丹田**　臍下三寸、関元穴の部位。下焦、腎の熱。**○胸上有寒**　胃寒。**○口燥煩**　腎の熱の上衝による。

一八　**濕家下之**
額上汗出、微喘
小便利（一云不利）者死
若下利不止者亦死

濕家之を下し
額の上に汗出《い》でて微喘し
小便利（一に云う、不利）する者は死す
若し下利止まざるものも亦死す

訳

湿病の患者に瀉下療法を行った。その結果（裏虚を生じ、これに対して少陰の厥逆が起こり）、額の上に汗（心虚）が出、呼吸が少しゼイゼイし（肺の滞水）、小便の出が良過ぎる場合は死ぬ。ある本には小便の出が悪いときは死ぬとある。出過ぎる場合も出ないときも腎の傷害である。下利（腸管の水分過多）が止まないときも死の転帰を取る。頭汗、肺水腫、尿生成障害は心腎の虚による。そこで予後不良となる。下利は脾虚でも腎虚でも起きる。

注

○「濕」は水である。腎は水を主るため、湿病では少陰腎経の傷害を起こす。また湿は脾を侵すので、下利を生じやすい。ここの下利は腸管の水分過剰であり、脾、腎いずれの傷害でも起こる。

一九

風濕相搏、一身盡疼痛
法當汗出而解
値天陰雨不止
醫云、此可發汗
汗之病不愈者何也
蓋發其汗、汗大出者
但風氣去、濕氣在
是故不愈也
若治風濕者發其汗
但微微似欲出汗者
風濕倶去也

風濕相搏《あいう》ち、一身盡《ことごと》く疼痛す
法として當に汗出でて解《カイ》すべし
天の陰雨止まざるに値《あ》う
醫云う、此れ汗を發す可し、と
之を汗して病の愈《い》えざる者は何ぞや
蓋し其の汗を發して汗大いに出づる者は
但《ただ》風氣去るのみにして、濕氣は在り
是の故に愈えざるなり
若し風濕を治せんとする者は其の汗を發するに
但、微微として汗出でんと欲するに似たる者
風濕倶に去るなり

訳

風邪と湿邪がぶつかり合うと行痺（『素問』痺論篇第四十三）を生ずる。急性一過性の筋肉リウマチや関節炎である。そこで体中の筋肉、関節が痛む。このとき、汗が出れば当然症状は寛解するはずである。

たまたま陰鬱な降雨が続いて止まず、湿気の多い気象条件のときにぶつかることがある。医者はこのような病症は、発汗療法を行うべきだと言うが、発汗を行っても症状が取れない。なぜだろうか。思うに発汗を行ったとき、汗が大量に出ると風邪だけが去って湿気のほうが残る。そのために治癒しないのである。

そこで風湿の病を治療するときは、微かに汗が出るというようにすれば風邪と湿気が一緒に立ち去って病が治愈する。

注

○風濕相搏　痺は風寒湿の三気が混じり至り合して生成する。寒気の強いときは痛痺（疼痛の強いリウマチ）となる。湿気の強いとき

は著痺（慢性リウマチ）となる。風気の強いとき行痺となる。行痺とは急性一過性の痺である。痺とはアレルギー性疾患群であり、本書では筋肉リウマチあるいは関節炎である。**○汗大出者但風氣去濕氣在** 風の性質は流動性で動きやすいので、大汗とともに急速に排出される。湿は水気で重く滞りやすいため、微似汗とともに緩慢に排除される。以上は多紀元簡『金匱要略輯議』引く徐彬の説である。臨床的実際、病理的機転については未詳である。

二〇

濕家病
身疼發熱
面黃而喘
頭痛鼻塞而煩
其脉大
自能飲食腹中和無病
病在頭中寒濕故鼻塞
內藥鼻中則愈
（脉經云病人喘
而無濕家病以下至而喘十一字）

濕家の病は
身疼《うず》き發熱し
面黃にして喘す
頭痛み鼻塞がって煩す
其の脉大
自ら能く飲食し腹中和して病無し
病は頭が寒濕に中るに在り、故に鼻塞がる
藥を鼻中に內《い》れれば則ち愈ゆ
（脉經に云う、病人喘す、と
而して濕家病以下而喘に至る十一字無し）

訳

湿病の人で以下の症状を示すことがある。

体が疼くように痛んで熱が出る（急性筋肉リウマチ）。顔面は黄ばんで（貧血）、呼吸はゼイゼイする（肺水気）。頭が痛み、鼻がふさがって煩わしい（アレルギー性鼻炎）。脈状は大である（病表陽にあり）。人に強いられることなく、自分から積極的に飲食をする。胃腸は調子が良く、違和感がない（脾胃無病）。

この人の場合は、頭に寒湿の邪気が侵入したのである。そのために鼻がふさがったのである。適当な薬物を鼻の中に入れれば、すぐに治愈する。

『脉經』巻八の平痓濕暍第二には「(本項の始に) 病人喘」とある。しかし濕家病から面黄而喘までの十一字はない。

注

○本症は感冒罹患時、発熱（風）して身体疼痛（痺）があり、急性のアレルギー性鼻炎を起こしてきた場合であろう。○**面黄**　諸注解説なし。少陰心腎の虚より貧血を生じたものであろうか。

二一　濕家、身煩疼　　濕家、身煩疼するものは
可與麻黄加朮湯　　麻黄加朮湯を與う可し
發其汗為宜　　其の汗を發するを宜《よろ》しと為す
愼不可以火攻之　　愼んで火を以て之を攻む可からず

麻黄加朮湯方
麻黄三兩　節を去る　桂枝二兩　皮を去る　甘草一兩　炙る　杏仁七十箇　皮尖を去る　白朮四兩
右五味、水九升を以て先ず麻黄を煮る、二升を減じ上沫を去り、諸藥を内れて煮て二升半を取り、滓を去り、八合を温服す、覆って微似汗を取る

訳

湿の病の患者で体に熱感（風）があり、疼痛（湿）する（風湿相搏）ものには麻黄加朮湯を与えるべきである。熱と痛みを目標として発汗療法を行うのが適当である。

お灸や焼き鍼等、火熱を加えるような治療法は決して行ってはいけない（火逆による証と治は『傷寒論』太陽中参照）。

■注

○**身煩疼**　煩は熱感があって煩わしいこと。風即ち感染症による。身疼は体表の筋肉痛である。湿即ちアレルギー機転による急性筋肉リウマチである。病が表陽にあり、発汗療法の適応である。微似汗を取るのは風湿二つの邪気を同時に除くためである。○**麻黄加朮湯**　水気と痛み（朮）を目標とする。

○**麻黄**　苦温　中風、傷寒、発表出汗。○**桂枝**（牡桂）辛温　上気、利関節、補中益気／温筋通脈、出汗。○**桂**　辛大熱　温中、頭痛、腰痛、出汗、止煩、通血脈。○**甘草**　甘平　五藏六府寒熱邪気、堅筋骨、長肌肉。○**杏仁**　甘温　欬逆上気、寒心奔豚／苦冷驚癇、心下煩熱、心下急。○**朮**　苦温　風寒湿痺／風弦頭痛、消痰水、逐皮間風水、霍乱。

二二　病者一身盡疼
發熱日晡所劇者
名風濕
此病傷於汗出當風
或久傷取冷所致也
可與麻黄杏仁薏苡甘草湯

病者、一身盡《ことごと》く疼《うず》く
發熱し日晡所《ニッポショ》劇《はげ》しき者は
風濕と名づく
此の病は汗出でて風に當たるに傷《やぶ》られ
或は久しく冷を取るに傷られて致す所なり
麻黄杏仁薏苡甘草湯を與う可し

麻黄杏仁薏苡甘草湯方
麻黄　節を去り、半※兩湯にて泡だてる　甘草※一兩　炙る　薏苡仁※半兩　杏仁十箇　皮尖を去る、炒《い》※る
右麻豆大に剉《きざ》む、毎服、四銭匕、水盞《さかずき》半（盃半分）にて煮て八分とし滓を去り温服す、微汗有り、風を避ける

校

※半両湯泡　『外臺秘要』は「四兩」に作る、「湯泡」の二字なし。
※一両　『外臺秘要』は「二兩」に作る。
※半両　『外臺秘要』は「半升」に作る。
※炒　『外臺秘要』には「炒」の字なし。

訳

（湿の）病人で体中（四肢、背腰部の筋肉）が疼き痛む。発熱して午後の四時（陰冷の気が漸く盛んになる）頃、痛みが激しくなる。このような病を風湿と名づける。

この症状の発生病理は冷えである。一つには汗（湿）をかいて風に当たり、体を冷やす場合（風湿）で、二つには湿気の多い寒冷の環境に長時間さらされて冷えた場合（風寒）である。

この患者には麻黄杏仁薏苡甘草湯を与えるのが宜しい。

注

○麻黄杏仁薏苡甘草湯　夕方の発熱と筋肉痛（薏苡仁）と冷えが目標。**○麻黄**　苦温　発表出汗（寒を去る）。**○杏仁**　甘温　寒心奔豚（杏仁は心に帰経する、心を温め血管運動神経の興奮を抑える）。**○薏苡仁**　甘微寒　筋急拘攣不可屈伸、風湿痺／利腸胃、消水腫。**○甘草**　甘平　寒熱邪気。

二三　風濕、脉浮
身重汗出悪風者
防已黄耆湯主之

風濕、脉浮
身重く汗出で悪風する者は
防已黄耆湯之を主る

防已黄耆湯方

防已一両※　甘草半両※　炒る　白朮七銭半※　黄耆一両一分※　蘆を去る

右麻豆大に剉み、毎《つね》に五銭匕を抄《すく》い、生薑四片、大棗一枚、水盞半（分）をもって八分に煎じ、滓を去り温服す、良《やや》久しくして再服す

喘する者は麻黄半兩を加う、胃中不和の者は芍藥三分を加う、氣上衝する者は桂枝三分を加う、下に陳寒有る者は細辛三分を加う

服後當に蟲の皮中を行く如くなるべし、腰從《よ》り下、氷の如し、後、被上に坐し、又一被を以て腰以下に繞《まと》い、温かくして微に汗せしむれば差《い》ゆ（被は夜着あるいは布団）

校

※一兩　『千金翼方』『外臺秘要』は「四兩」に作る。
※半兩　『外臺秘要』は「一兩」に作る。
※七銭半　『千金翼方』は「三兩」に作る。
※一兩一分　『千金翼方』『外臺秘要』は「五兩」に作る。

訳

風湿の病（身痛）で、脈が浮（風）、体が重い（皮肉の水鬱滞、身痛より軽い）、汗が出る（風湿、自然治愈過程）、悪風（風、表陽虚寒）がする、このような場合には防已黄耆湯が治療を主宰する。

利尿により皮肉の水鬱滞を排除する。

注

○防已黄耆湯　体表の水気、だるさ（防已、黄耆、朮）と汗出が目標。**○防已**　辛平　風寒、利大小便／苦温　水腫、風腫。**○黄耆**　甘微温　排膿、止痛、補虚／五労羸痩、益気、利陰気。**○朮**　苦温　風寒湿痺／風水。**○甘草**　甘平　寒熱邪気／下気、煩満。

二四　傷寒八九日、風濕相搏
身體疼煩、不能自轉側
不嘔不渴
脉浮虚而濇者

傷寒八九日、風濕相搏ち
身體疼煩し、自ら轉側すること能わず
嘔せず渇せず
脉浮虚にして濇《ショク》なる者は

桂枝附子湯主之　　桂枝附子湯之を主る
若大便堅、小便自利者　　若し大便堅く、小便自利する者は
去桂加白朮湯主之　　去桂加白朮湯之を主る

桂枝附子湯方
桂枝四兩　皮を去る　生薑三兩　切る　附子三枚　炮る、皮を去り八片に破る　甘草二兩　炙る　大棗十二枚　擘く
右五味、水六升を以て煮て二升を取る、滓を去り分け温めて三服す

白朮附子湯方
白朮二兩　附子一枚半　炮る、皮を去り破って八片とす　甘草一兩　炙る　生薑一兩半　切る　大棗六枚
右五味、水三升を以て煮て一升を取る、滓を去り分け温めて三服す、一服して身の痺《しび》れるを覚える、半日許《ばかり》にして再び服す、三服都《すべ》て盡くす、其の人冒（帽子を被れる）状の如し（頭冒感）、怪しむ勿れ、即ち是れ朮附並んで皮中を走り、水氣を逐《お》って未だ除くことを得ざるが故のみ

訳

傷寒の病に罹患して八九日経過した。この間、風邪（熱、脈浮）と湿邪（疼煩、脈濇）に侵され、両者がぶつかり合って以下の症状を起こした。

体の筋肉と関節が疼痛し（湿）、熱感（風）があって煩わしく、自分一人では寝返りを打つことができない（身重、湿）。吐き気も

渇きもない（脾胃和）。脈は浮虚（表虚）で濇（湿、痺）である。邪気はなお表の筋骨にあることを示す。

このような場合には桂枝附子湯が治療を主宰する。風湿の邪気を汗から排泄する意味である。

以上の症状の他に、大便が硬く、小便がよく出るというときは去桂加白朮湯が治療を主宰する。大便硬は腸管に水分の少ないことを意味する。小便自利は治愈機転が働いていることを示す。去桂によって発汗による脱水を避け、白朮の利尿作用によって自発的治愈機転を強め促さんとするものである。

注

○濇　脈の打ち方がとろとろとして不整脈様のもの。風の滑に対して痺の脈状。**○桂枝附子湯**　筋肉痛、関節痛と脈濇が目標。**○桂枝**　辛温　利関節、補中益気／温筋通脈、出汗。**○附子**　辛温　温中、寒湿踒躃、拘攣膝痛／脚疼冷弱、心腹冷痛、強陰。**○生薑**　辛温　温中、風湿痺、下利／頭痛、欬逆上気、嘔吐、霍乱。**○大棗**　甘平　大驚、安中養脾、平胃気／補中益気。**○朮**　苦温　風寒湿痺／風眩頭痛、消痰水、逐皮間風水。

二五　風濕相搏
骨節疼煩、掣痛不得屈伸
近之則痛劇
汗出短氣、小便不利
悪風不欲去衣
或身微腫者
甘草附子湯主之

風濕相搏《う》ち
骨節疼煩し、掣痛して屈伸することを得ず
之に近づくときは則ち痛み劇《はげ》し
汗出でて短氣し、小便利せず
悪風して衣を去るを欲せず
或は身微腫する者は
甘草附子湯之を主る

甘草附子湯方
甘草二兩　炙る　白朮二兩　附子二枚　炮る、皮を去る　桂枝四兩　皮を去る

右四味、水六升を以て煮て三升を取る、滓を去り一升を温服す、日に三服す、初め服して微汗を得るときは則ち解す、能く食して汗出で復た煩する者は五合を服す、一升の多きを恐れる者は六七合を服するを妙と為す

訳

風邪と湿邪が体内に侵入し、互いにぶつかり合って以下の症状を起こした。

節々（骨関節、湿）が疼き火照って煩わしい（風）。屈伸しようとしても痛みのために動きが抑えられて自由にならない（湿）。人が傍に近づくだけで痛みは一層強くなる。汗が出る（表虚、治愈傾向）。息切れがする（肺虚）。小便の出が悪い（腎虚）。寒気がして衣服を重ねる程ではないが、減らすことができない（風、表寒）。場合によっては軽い浮腫を認めることがある（湿、腎虚）。

このような患者は甘草附子湯が治療を主宰する。

注

○掣痛　音セイツウ。掣は相手の行動を抑えて自由にさせないこと。抑える。**○短氣**　肺の機能が伸張しないのである。おそらく風湿が心を侵し、心火が肺金を剋しているのである。**○甘草附子湯**　甘草は激痛を緩和する。附子は関節を温め、痛みを除く。白朮は湿を利尿から去り、鎮痛する。桂枝は風湿を汗から去る。**○甘草**　甘平　解毒。**○白朮**　苦温　風寒湿痺、皮間風水結腫。**○附子**　辛温　寒湿痿躄、拘攣膝痛不能行歩。**○桂枝**　辛温　利関節／出汗。

第三章　暍病

二六　太陽中暍

發熱悪寒、身重而疼痛
其脉弦細芤遅

太陽の中暍《チュウエツ》は
發熱し悪寒し身重くして疼痛す
其の脉は弦、細、芤《コウ》、遅

小便已洒洒然
毛聳手足逆冷
小有勞身即熱
口前開板齒燥
若發其汗則其悪寒甚
加温鍼則發熱甚
數下之則淋甚

小便し已《おわ》って洒洒《シャシャ》然として
毛聳《そばだ》ち、手足逆冷す
小しく勞すること有れば身即ち熱す
口の前開き板齒燥《かわ》く
若し其の汗を發すれば則ち其の悪寒甚し
温鍼を加えれば則ち發熱甚し
數々《しばしば》之を下せば則ち淋《リン》甚し

訳

太陽膀胱経（脳神経系）が熱邪に侵されると暍を発生する。その暍病で以下のような症状を呈することがある。

発熱して悪寒がする（厥陰中熱）。体がだるくて重い感じ（脾虚、筋肉の血虚）がして、疼痛（血虚）がある。

脈は弦（肝）で細（緊に近い、痛み）芤（心虚）遅（寒、痛み）である。排尿（内熱）が終わると、ザワザワと寒気がして傍毛立つ（内熱流出による悪寒）。手足の末端が冷たくなる（血熱は肝に鬱積し四肢は血虚、寒冷）。ちょっと体を動かして何か仕事をする（筋）と、すぐ熱が出る（肝熱）。口内と前歯が乾燥する（腎熱）。

この状態を太陽の表証と考えて発汗療法を行うと表が虚して寒気が一層ひどくなる。寒気があるので表寒として温鍼で温めると、熱が加わって直ちに発熱が起こる。裏熱として瀉下療法をすると小便が頻繁になり、だらだらと出っ放しになる（内熱の過剰脱出、一種の治愈機転）。

注

○本証の傷害部位は肝であり、本態は肝における血熱の鬱滞であり、白虎湯類の適応と考える。肝は厥陰肝経に属する。

二七　太陽中熱者暍是也　　太陽の中熱は暍是《エツこれ》なり
汗出悪寒身熱而渇　　汗出でて悪寒し身熱して渇《カツ》す
白虎加人參湯主之　　白虎加人參湯之を主る

白虎人參湯方
知母六兩　石膏一斤　砕《くだ》く　甘草二兩　粳米六合　人參三兩
右五味、水一斗を以て米を煮て熟し湯成れば、滓を去り一升を温服す、日に三服す

訳

太陽膀胱経が熱邪に侵されると暍を発生する。汗が出て（治愈機転）、悪寒と身熱（厥陰の発熱と厥冷）があり、咽喉の渇きがある（肝鬱血と血熱による煩渇）。

この病人は白虎加人参湯が治療を主宰する。

注

○白虎加人參湯　本症の本態は熱中症によって生じた肝の血熱と鬱血である。故に知母、石膏で清熱し、人参で心を補い、小腸の血流を改善して煩渇を解消する。**○知母**　苦寒　消渇、熱中、浮腫／久瘧煩熱、脇下邪気（作用点は肝である）。**○石膏**　辛微寒　中風寒熱、口乾舌焦／身熱、三焦大熱、消渇、喘息。**○甘草**　甘平　邪気、解毒／温中、下気。**○粳米**　甘苦平　益気、止煩。**○人参**　甘微寒　驚悸／心腹鼓痛（ガス）、胸脇逆満（ガス）、消渇、通血脈（作用点は心、小腸）。

二八　太陽中暍　　太陽の中暍

身熱疼重而脉微弱　身熱し疼《うず》き重く、而して脉は微弱
此以夏月傷冷水　此は夏月に冷水に傷《やぶ》られ
水行皮中所致也　水皮中を行くを以て致す所なり
一物苽蒂湯主之　一物苽《イチモッコ》蒂湯《テイトウ》之を主る

一物瓜蒂湯方

瓜蒂二十箇

右剉《きざ》み、水一升を以て煮て、五合を取り、滓を去って頓服す

訳

太陽膀胱経が熱邪に侵されると暍を発症する。その症状は身熱（肝、中熱）があり、体は疼いてだる重い（木剋土、脾虚中湿、筋肉の水気）。脈は微弱（心虚）である。

身熱は中熱による。疼重は肌膚の水である。これは夏、冷水を浴びて寒湿に侵され、脾虚を起こし、水気が皮膚中にあるためである。一物瓜蒂湯で治療を主宰し、水気と身熱を除去する。

注

○苽蒂　苽は「菰《まこも》」。蒂は「へた」、果実が枝や茎に附着している所である。『傷寒論』太陽下一六六に瓜蒂散あり。これは「うりのへた」である。「苽」の字は「瓜」の間違いである。**○瓜蒂**　カテイ。苦寒　大水、身面四肢の浮腫、下水、欬逆上気、病在胸腹中皆吐下之。

百合狐惑陰陽毒病證治　第三　論一首　證三條　方十二首

注

○百合（植物）　音ヒャクゴウ。ユリ科の植物の総称。ゆり。鱗茎を薬用にする。**○百合**（薬物）　甘平　邪気腹脹、心痛、利大小便、補中益気／浮腫、臚脹《リョチョウ》（臚は丸く太った腹、脹は膨満）、痞満、通身の疼痛及び乳難（難産）、喉痺腫（扁桃炎）を除くことを主る。涕涙を止める。**○百合病**　一種の精神病。本体未詳。『諸病源候論』巻八、傷寒百合候には「百合病者、謂無経絡、百脈一宗、悉致病也、多因傷寒虚労、大病之後、不平復、変成斯疾也……（百合病は経絡無きを謂う、百脈一宗、悉く病を致すなり、多くは傷寒、虚労、大病の後、平復せず、変じて斯の疾と成るなり……）」とある。**○狐惑**　狐は疑い深い動物と考えられている。惑は「まどう」こと、見当を失って対応の仕方を決めかねること。狐惑で「疑いまどう」ことである。咽喉と陰部に蝕創がある点からベーチェット病が考えられる。**○陰陽毒**　本文によれば猩紅熱様の疾患である。発揚性のものを陽毒の病といい、陰証のものを陰毒の病といっている。

一　百合病の本質

①症状の多様性

論曰、百合病者　　論に曰く、百合病は

百脉一宗、悉致其病也　　百脉一宗、悉く其の病を致すなり

訳

ある論文に次のように述べられている。

百合病というのは、たくさんの経脈が一つの中心に集まってくるように、いろいろな病気が百合病として一括される多様な精神、神経症状を示すものである。

注

○百合病　一つの単位疾患ではない。傷寒、虚労、その他の大病の

後遺症等、様々な疾患が示す精神、神経症状である。**○一宗**　宗は音ソウ。一族団結の中心となる宗廟・御霊屋《みたまや》である。転じて「本家、中心となるもの」を意味する。一宗とは一つの中心である。あるいは中心に集まることである。百脈が一つの中心に集まることは、逆に言えばある中心から百脈が流れ出ることになる。**○悉致其病**　一つの中心に百脈が流れ込んで来るように、いろいろな病気が以下に述べる病状を示すのである。その本態は多くの疾患の示す様々な症状のなかの一つである。

②症状

意欲食復不能食
常黙黙欲臥不能臥
欲行不能行
欲※飲食或有美時
或有不用聞食臭時
如寒無寒、如熱無熱
口苦小便赤
諸薬不能治、得薬則劇吐利
如有神霊者身形如和
其脈微數

意《こころ》に食を欲するも復た食する能わず
常に黙黙として臥せんと欲するも臥する能わず
行かんと欲するも行く能《あた》わず
飲食を欲して或は美（味）なる時有り
或は食臭を聞く（嗅ぐ）を用いざる時有り
寒の如くにして寒無く、熱の如くにして熱無し
口は苦く小便は赤し
諸薬も治する能わず、薬を得れば則ち劇しく吐利す
神霊有る者の如く身形和（正常）するが如し
其の脈は微數《ビサク》

校

※欲　鄧珍本には「欲」の字なし。

訳

食べたいという気持ちはあるのだが、実際には食べることができない。いつも黙りこくって静かにしているが、横になろうとしても

実際には落ち着いて横になっていることができない（いつもごそごそと体を動かさずにはいられない）。

歩こうという気持ちはあるのだが、実際に歩くことはしない。食欲があり、食べて美味しいと思うこともある。しかし、時には食べ物の臭いを嗅ぐのも嫌だということもある。

以上飲食、四肢運動に関する症状で、いずれも脾胃に関係する。脾は思意を主る。自らの思意を実現できないのは、脾胃の虚によると考えられる。脾は思を主る。脾の病では思い煩い、鬱になる。外見は寒そうだが寒の病ではない。また外見では熱がありそうな様子をしているが熱の病ではない。外見と内情が分離している。

口が苦く（胆）、小便が赤い（膀胱の熱あるいは出血）。

いろいろな薬を与えてみるが効果がなく、場合によっては服薬すると激しく吐いたり下したりする（脾胃不応）。

神がかりのような状態になる（分裂病）が、外見的な体や心は正常である。脈状は微（心虚）にして数（熱）である。

注

○口苦　口は脾胃の支配域である。苦は熱を意味するため、胃熱とする。胃の脳症は狂である。また苦は心の味である。舌は心の協同器官であるため、心熱を示す。心は神を藏し、その異常は空笑である。空笑は分裂病によく現れる。**○小便赤**　膀胱の熱あるいは血である。どちらも膀胱炎で生ずるが、膀胱炎で本節のような症状は考えにくい。太陽膀胱経は脳に入る。ここは脳の熱病と考えたほうが妥当性は高い。膀胱経の脳症は癲疾である。**○脈微數**　微は虚を意味し、数は熱状を示す。心、膀胱、胃、胆、いずれもその虚熱によって各種の精神症状を起こし得る。**○神靈**　神も霊も、超自然的存在で霊妙不可思議の現象を起こす。ここは人が神がかりになった状況で、心《シン》の虚熱によるものであろう。精神的には非日常的言動を示すが、肉体的には異常を認めない。**○百合病**　以上の検討により、本症は心、その他の藏府の虚熱によって生じた精神異常である、と考えることができる。

③予後

毎溺時頭痛者
六十日乃愈
若溺時頭不痛
淅然者四十日愈

毎《つね》に溺《ニョウ》する時に頭痛する者は
六十日にして乃《すなわ》ち愈《い》ゆ
若し溺時頭痛せず
淅然《セキゼン》たる者は四十日にして愈ゆ

若溺快然但頭眩者二十日愈　若し溺快然として但だ頭眩する者は二十日に愈ゆ

訳

排尿（膀胱活動）時には、（刺激されて）いつも頭痛（膀胱経の厥逆）がするという者は六十日掛かってようやく治愈する。

排尿時に頭痛はしないが（厥逆なし）、ザワザワと寒気（膀胱経の虚寒）がする者は四十日で治愈する。

排尿は気持ち良くできるが（太陽膀胱経異常なし）、頭がくらくらする（少陽の厥逆）という者は二十日で治愈する。

注

○予後の決定因子　太陽膀胱経上の頭痛が最も遅く、悪寒、頭眩の順に治愈が早くなる。

④治療

其證或未病而預見　其の證或は未だ病まずして預見し
或病四五日而出　或は病四五日にして出で
或病二十日或一月微見者　或は病二十日或は一月にして微見する者は
各隨證治之　各證に隨って之を治せ

訳

本来の病が発病する前に、（その症状の一つである）百合病の症状が先に現れることがある。本病発病後四、五日して百合病の症状が出ることがある。また、発病後二十日あるいは一ヵ月経過してから軽度の百合病が発現することがある。いずれの場合にも、一定の決まった治療法はない。症状の示す病理、病態を考慮して適切に対応する処置、治療法を選んで実施する。

二　百合病發汗後者　百合病、汗を發して後の者は
百合知母湯主之　百合知母湯之を主る

百合知母湯方
百合七枚　擘《さ》く　知母三兩　切る

右先ず水を以て百合を洗い、漬けること一宿（一晩）、當《まさ》に白沫出づべし、其の水を去り、更に泉水二升を以て煎じて一升を取り、滓を去る、別に泉水二升を以て知母を煎じ、一升を取って滓を去る、後、合和して煎じて一升五合を取る、分け温めて再服す

訳
百合病で発汗療法を行った後（表虚、脱水）は百合知母湯（膀胱熱利尿、除胆肝熱）が治療を主宰する。

注
〇百合（ゆりの根）甘平　邪気腹張、心痛、利大小便、補中益気／臚張、痞満、通身疼痛。安心定胆、益志、癲邪、啼泣、狂叫、驚悸、産後血狂暈（『日華子』）。**〇知母**（はなすげの根）苦寒　消渇熱中、補不足、益気／脇下邪気（肝の熱を除く）。**〇百合知母湯**　利尿により膀胱の熱を除き、瀉下によって肝胆の熱を取る。これにより、精神、神経を鎮静させ、胃腸の機能を調整し、腹満を除く。

三　百合病下之後者　百合病之を下して後の者は
滑石代赭湯主之　滑石代赭湯之を主る

滑石代赭湯方

百合七枚　擘く　滑石三両　砕く、綿で裹《つつ》む　代赭石彈丸大の如きもの一枚　砕いて綿にて裹む

右先ず水を以て百合を洗い、漬けること一宿、當に白沫出づべし、其の水を去り、更に泉水二升を以て煎じて一升を取って滓を去る、別に泉水二升を以て滑石、代赭を煎じ、一升を取って滓を去る、後合和して重ねて煎じて一升五合を取り、分けて温服す

訳　百合病で瀉下療法を行った後は（裏虚脱水）、滑石代赭湯が治療を主宰する。

注　**○滑石**　甘寒　身熱洩澼、癃閉、利小便、蕩胃中積聚。**○癃**　音リュウ。尿閉による膀胱腫瘤、逆説性尿失禁を伴う。**○代赭**　苦寒　鬼注蠱毒、腹中毒邪気／帯下、産難、血痺血瘀、驚気、陰痿。**○滑石代赭湯**　膀胱の熱を利尿にて除き、肝の瘀血の熱を下す。精神安定作用がある。

四　百合病吐之後者　百合病之を吐かしめて後の者は
用後方主之　後方を用《も》って之を主る

百合雞子湯方

百合七枚　擘く　雞子黄一枚

右先ず水を以て百合を洗い、漬けること一宿、當に白沫出づべし、其の水を去り、更に泉水二升を以て煎じて一升を取る、滓を去り、雞子黄を内れ、攪《かきま》ぜて匀《ひと》しくし、五分に煎じて温服す

訳

百合病で吐法を行った（胃虚寒）場合はこの後にある処方を用いて治療する。

その処方は百合鶏子湯で胃の虚寒を補うのである。

注

○雞子　熱、火瘡、癇痓を除く。

五　百合病不經吐下發汗　　百合病、吐下發汗を經《へ》ず

病形如初者　　病形初の如き者は

百合地黄湯主之　　百合地黄湯之を主る

百合地黄湯方

百合七枚　擘く　生地黄汁一升

右水を以て百合を洗い、漬けること一宿、當に白沫出づべし、其の水を去り更に泉水二升を以て煎じて一升を取る、滓を去り地黄汁を内れ、煎じて一升五合を取り、分け温めて再服す、病に中《あた》れば更に服すること勿れ、大便當に漆の如し

訳

百合病で発汗、吐法、瀉下の各種の治療法を受けておらず、病症が発病当初と同じようである場合は（百合病本来の治療剤である）百合地黄湯が治療を主宰する。

注

○乾地黄　甘寒　血痺を逐う、骨髄を填《うず》む、肌肉を長ず、湯に作って寒熱積聚を除く／味苦　男子の五労、七傷、女子の胞漏、下血、悪血を破る、利大小便、血脈を通ずる、五藏の内傷、不足を補う。**○生地黄**　大寒　婦人崩中、胎不落、堕胎、下血、瘀血、衄、吐血、皆擣いて之を飲む（『名医別録』）。

六　百合病一月不解　　百合病、一月解《カイ》せず
變成渴者　　變じて渴と成る者は
百合洗方主之　　百合洗方之を主る

百合洗方

右百合一升を以て、水一斗を以て之を漬けること一宿、以て身を洗い、洗い已《おわ》って煮餅を食す、鹽豉を以てすること勿れ

訳

百合病が一ヵ月持続して寛解しない。そのうちに病症が変化して、渇の症状を現してきた。この場合には百合洗方で治療する。

注

○解　分解、解結。ここは病が解除、治愈することである。**○變**　姿形や性質が今までと違った状態になること。ここでは病の（本態は同じであるが）外に現れた症状、現象が本来のものと違って見えることである。病気が変わったと思わせるような変化があったので

ある。**○渇**　脾胃熱、肝鬱血熱、水腫また糖尿病等によって起こる。また発汗、下利、利尿等、各種の脱水症で生ずる。**○百合洗**　尤怡《ユウイ》は『金匱要略心典』において「百合を漬けた水で身を洗うのは、皮膚は肺の合（同器官）で其の気が相通じているからである（肺の熱を去ることになる）。煮た餅を食べるのは、『本草』に硬米、小麦は熱を除き渇を止どむ、とあるのによる。鹽豉を以てする勿れというのは鹽が渇を増すからだ」と解説している。**○煮餅**（精）気を増す。**○硬米**　甘苦　益気、止煩。**○小麦**　甘寒　除熱、止燥煩。**○豉**　苦寒　寒熱、煩躁、満悶、虚労（『名医別録』）。**○鹽**　血を勝たしむ、渇を増す。

七　百合病渇不差者用後方主之

百合病、渇の差《い》えざる者は後方を用いて之を主る

括蔞牡蠣散方

括蔞根　牡蠣　熬《い》る　等分

右細末と為し方寸匕を飲服す、日に三服す

訳

百合病で咽の渇きが治まらない者は後に記す処方、括蔞牡蛎散が治療を主宰する

注

○渇に対する方　五苓散（水）、瀉心湯（胃熱）、白虎加人参湯（肝熱）、小建中湯（脾虚寒）、八味丸（腎）、茵蔯蒿湯（肝）、梔子豉湯（胃熱）、括樓瞿麦丸（括呂根を含む）、小青龍湯、小柴胡湯（この二方には去加方に括呂根がある）。**○差**　音サイ。愈える。病状が変わってきていくらか良くなること。**○括蔞牡蛎散**　対症療法的。**○括樓根**（きからす瓜の根）　苦寒　消渇、身熱、煩満、補虚安中／腸胃中の痼熱を除く。**○牡蠣**（牡蠣《かき》の殻）　鹹平　傷寒寒熱、驚恚怒気、除拘緩／煩満、止渇。

八　百合病變發熱者（一作發寒熱）
百合滑石散主之

百合滑石散方

百合一兩　炙る　滑石三兩

百合病、變じて發熱する者は（一に發寒熱に作る）
百合滑石散之を主る

右散と為し方寸匕を飲服す、日に三服す、當に微利する者は服を止《とど》むべし、熱則ち除く

訳

百合病で症状が変わって発熱を生じてきた場合は、百合滑石散が治療を主宰する。

注

○變發熱　百合病は熱も寒もない（第一条の②）。今発熱するのは病の本質が変化したのである。そこで変じて発熱す、という。表熱なら発汗、裏熱なら瀉下する。本章は裏熱であるので、滑石で下している。**○滑石**　甘寒　身熱泄澼、利小便、胃中の積聚寒熱を蕩《トウ》す（洗い流す）／止渴。**○百合滑石散**　下して解熱を図る方法である。昔小児科医は子供の発熱を見ればヒマシ油で下した。腹部に発熱の原因があるかもしれない、という考え方である。

九　百合病
見於陰者以陽法救之
見於陽者以陰法救之
見陽攻陰復發其汗此為逆

百合病
陰に見《あらわ》れる者は陽法を以て之を救う
陽に見れる者は陰法を以て之を救う
陽を見て陰を攻め、復た其の汗を發するは此を逆と為す

見陰攻陽乃復下之此亦為逆　陰を見て陽を攻め、乃ち復た之を下すは此れ亦た逆と為す

訳

百合病の治療法。

陰（冷）の症状が現れたときは陽法（温める）で治療する。陽（熱）の症状が現れたときは陰法（冷やす）で治療する。熱を見て冷やしたが、治愈しない。そこで発汗法を行うのは正当な治療法ではない。寒を見て温めたが、軽快しない。そこで瀉下法を行うのは正当な治療法ではない。

注

○**見陽攻陰復發汗**　攻陰で陰虚となり、発汗で表虚となる。陰陽表裏皆虚するので逆治。○**見陰攻陽乃復下之**　攻陽で表虚、下之で裏虚。陰陽表裏皆虚するので逆治である。○本章は正直のところ何を言っているのかよくわからない。諸々の注釈も正解とはほど遠いように思う。以上は仮の訳である。

一〇

狐惑之為病、状如傷寒
黙黙欲眠、目不得閉
臥起不安
蝕於喉為惑
蝕於陰為狐
不欲飲食、悪聞食臭
其面目乍赤乍黒乍白
蝕於上部則聲喝（一作嗄）
甘草瀉心湯主之

狐惑の病為《た》る、状は傷寒の如し
黙黙として眠らんと欲するも、目閉じるを得ず
臥起安からず
喉を蝕《むしば》むを惑と為《な》す
陰を蝕むを狐《コ》と為す
飲食を欲せず、食臭を聞くを悪《にく》む
其面目は乍《たち》まち赤く乍まち黒く乍まち白し
上部を蝕むときは則ち聲喝《こえかすれ》る（一に嗄に作る）
甘草瀉心湯之を主る

甘草瀉心湯方

甘草四兩　黄芩三兩　人參三兩　乾薑三兩　黄連一兩　大棗十二枚　半夏半升

右七味、水一斗を以て煮て六升を取り、滓を去り、再煎して一升を温服す、日に三服す

訳

狐惑《コワク》の病の症状は次の通りである。

症状は傷寒に似ている。黙々としてものを言わず、ただ眠そうにしている。しかし目を閉じることができない。横になったり起き上がったりして心身ともに落ち着きがない。食欲はなく、食べ物をほしがらない。むしろ食べ物の臭いを嗅ぐのも嫌がる。顔色も不安定で赤くなったり、黒くなったり、白くなったりする。

このような症状を呈するもののうち、咽喉に糜爛や潰瘍ができるものを「惑」と呼ぶ。陰部（生殖器と肛門）に糜爛や潰瘍ができるものを「狐」という。消化管の上部に糜爛や潰瘍ができる場合は、咽喉が侵されて声が枯れる。

このようなときは甘草瀉心湯が治療を主宰する。

注

○狐惑の病　傷寒に似た熱病、不眠症（脾胃）、食欲不振（脾胃、肝）、口腔（脾胃）及び陰部粘膜（肝）の潰瘍あるいはヘルペス様症状等ベーチェット症候群（痺）に似ている。ベーチェット症候群はアフター性口内炎、陰部潰瘍、目の虹彩毛様体炎で、時に前房蓄膿を伴う。その他、各種の皮膚疾患、脳神経症状、血管炎等を起こす。また各種ヘルペスや肺結核の随伴症として生ずる咽喉結核、腸結核、外陰部結核等も考えられる。**○狐惑**　疑いまどうこと。**○狐**　疑い深い動物と考えられている。**○惑**　まどう。判断に迷う、間違える。**○甘草瀉心湯**　黄連、黄芩は熱を去り、人参とともに精神の安定に働く。芩連夏参は健胃と粘膜病変を治す、甘草は緩和。**○黄連**　苦寒　目痛、眥傷、下利、婦人陰中腫痛／口瘡。**○黄芩**　苦平　諸熱黄疸、下利、悪瘡、疽蝕／胃中熱。**○半夏**　辛平　喉咽腫痛、胸脹欬逆、下気／嘔逆。**○人參**　甘微寒　安精神、定魂魄／心腹鼓痛、霍乱、消渇、通血脈。**○甘草**　甘平　寒熱邪気／下気（甘は緩和する）。**○乾薑**　辛温　欬逆上気、温中、風湿痺／嘔吐。

一一　蝕於下部則咽乾　下部を蝕するときは則ち咽乾く
苦參湯洗之　苦參湯にて之を洗う

苦參湯方

苦參一升

水一斗を以て煎じて七升を取り滓を去って熏洗す、日に三服す

訳

前陰部に糜爛や潰瘍ができた場合は咽喉が乾燥する。そのときは苦参湯で燻《いぶ》したり洗浄したりする。

注

○**下部**　次条に肛門の蝕があるので、この下部は前陰と考える。○**咽乾**　未詳。意味不明である。○**苦参**　苦寒　癥瘕積聚、溺有余瀝／小便黄赤、悪瘡、下部慝（内密の悪事、隠し事）。慝は䘌の誤りと考えられる。䘌は音ジツ。虻また蟲に食われる病気である。

一二　蝕於肛者雄黄熏之　肛を蝕む者は雄黄にて之を熏ず

雄黄熏方

雄黄

右一味末と為す、筒瓦二枚、之を合せて焼き、肛に向けて之を熏ず

（脉經に云う、病人或は呼吸に従って上って其の咽を蝕む、或は下焦従り其の肛陰を蝕む、上を蝕むを惑と為す、下を蝕むを狐と為す、狐惑の病は猪苓散之を主る、と）

訳

肛門を蝕んでヘルペス、糜爛、潰瘍等を生じた場合は、雄黄で燻す方法で治療する。

注

○**雄黄**　苦平　寒熱鼠瘻悪瘡、疽痔／疥癬、䘌瘡。

一三　病者、脉數、無熱、微煩
黙黙但欲臥、汗出
初得之三四日、目赤如鳩眼
七八日、目四眥（一本此有黄字）黒
若能食者膿已成也
赤小豆當歸散主之

病者、脉數、無熱にして微煩す
黙黙として但だ臥せんと欲し、汗出づ
初め之を得て三四日、目赤きこと鳩の眼の如し
七八日、目四眥（一本此に黄の字有り）黒し
若し能く食する者は膿已《すで》に成るなり
赤小豆當歸散之を主る

赤小豆當歸散方

赤小豆三升　浸して芽を出さしめ曝《さら》して乾かす　當歸

右二味　杵《きね》にて（搗いて）散と為す、漿水にて方寸匕を服す、日に三服す

訳

病人の脈は数（熱）であるが、発熱はない、少し熱っぽく煩わしい（微熱）。黙々としてものも言わず、ただ横になりたがり（脾虚、腎虚）、汗がよく出る（陽虚あるいは心虚）。

発病当初の三四日は目が赤くて鳩の眼のようであった（出血、炎症、胃、胆、肝）。七八日経過したとき、目の四つの目尻は（黄）黒くなっていた（皮下出血か）。

この時期に食欲が良好の者は膿瘍が完成した証拠である。　赤小豆當帰散が治療を主宰する。

注

○無熱微煩　煩は熱の一つの形である。ここは肝、あるいは腸管の炎症のためではないかと考えられる。無熱とあるので激しい炎症ではない。**○鳩眼**　眼球あるいは眼瞼を含めた部位の結膜下、あるいは皮下出血、または結膜炎その他の炎症。**○目四眥**　眥また眦は音シあるいはサイ、目尻。目尻あるいは眼瞼部の皮膚が蒼黒化するのは、皮下出血の陳旧化であろう。**○能食者膿已成**　膿瘍が完成すると結合織で包埋され、病変は局在化する。胃腸や全身への影響は減退する。そこで食欲が出てくる。膿瘍は肝膿瘍か。**○赤小豆當帰散**　赤小豆は肝熱を除き、當帰は瘀血を去る。両者膿血を排す。**○赤小豆**　癰腫膿血を排す、下水／熱中、消渇、利小便。**○當帰**　甘温　婦人漏下、悪創瘡／客血を除く、止痛。○本病は狐惑病と陰陽毒の病の間にあるが、いずれに属するとも判断できない。またこれだけの記載では病像を描きにくいが、肝膿瘍か腸管膿瘍が考えられる。肝の熱病が主病変を作っていると思われる。肝の熱病を起こしている原因疾患は様々なものがあり得る。

一四　陽毒之為病

面赤斑斑如錦文

咽喉痛、唾膿血

陽毒の病為《た》る

面赤く斑斑として錦文《キンブン》の如し

咽喉痛み膿血を唾《つば》す

五日可治、七日不可治　　五日は治す可し、七日は治す可からず

升麻鱉甲湯主之　　升麻鱉甲《ベッコウ》湯之を主る

訳

陽毒の病の症状は次の通りである。顔面は赤い斑紋が点々として錦織の文様のようである。咽喉が痛み膿血を吐出する。発病後五日までなら治愈するが、七日になると不治となる。治療は升麻鱉甲湯が主宰する。

注

○病像は現代のA群溶血性レンサ球菌感染症、猩紅熱に酷似する。おそらく同一疾患であろう。**○五日可治七日不可治**　猩紅熱の発疹、発熱は三—五日の間に消失する。それ以上経過が遷延すると腎炎やリウマチ熱等の合併症が生じ、予後不良となる。**○升麻**　甘平　百毒を解す／苦寒　風腫、喉痛口瘡。**○當歸**　甘温　婦人漏下、洗洗在皮膚中、悪創瘡／客血を除く、止痛。**○蜀椒**　辛温　温中、骨節皮膚死肌を逐う、寒湿痺／大熱、下利、水腫、黄疸、魚毒。**○鱉甲**　鹹平　心腹癥瘕、陰蝕痔悪肉／温瘧、血瘕、肉は傷中、益気。**○雄黄**　苦平　悪瘡、疽痔／大温　有毒、䘌瘡《ジッソウ》。䘌は小虫、音ジツ。アブ。

一五　陰毒之為病　　陰毒の病為る

面目青　　面目青く

身痛如被杖　　身は痛み杖を被《こうむ》るが如し

咽喉痛　　咽喉痛む

五日可治、七日不可治　　五日治す可し、七日は治す可からず

升麻鱉甲湯去雄黄蜀椒主之　　升麻鱉甲湯去雄黄蜀椒之を主る

升麻鱉甲湯方

升麻二兩　當歸一兩　蜀椒一兩　炒って汗を去る　甘草二兩　雄黄半兩　研ぐ　鱉甲手指大一片　炙る

右六味水、四升を以て煮て一升を取り、之を頓服す、老小は再服、汗を取る

訳

陰毒の病の症状は次の通りである。顔面が青い。体が杖で打たれたように痛み、咽喉が痛む。発病後五日までなら治愈するが、七日になると難治になる。治療は升麻鱉甲湯去雄黄蜀椒が主宰する。

注

○本症は咽頭炎に続発する、リウマチ熱が考えられる。○**面目青**　顔面のチアノーゼあるいは紫斑病等が考えられる。○**身痛**　筋肉痛である。筋肉の血行障害や筋肉リウマチによる疼痛が考えられる。

瘧病脈證并治　第四　證二條　方六首

○瘧　音ギャク。マラリアである。「瘧は熱寒休作す」（『説文』）。「休」はやすみ、寒熱の休息。「作」は起こる、寒熱の発作。

一

師曰
瘧脈自弦
弦數者多熱
弦遲者多寒
弦小緊者下之差
弦遲者可温之
弦緊者可發汗鍼灸也
浮大者可吐之
弦數者風發也
以飲食消息止之

師曰《いわ》く
瘧の脉は自ら弦《ゲン》
弦數《サク》の者は多熱
弦遲の者は多寒
弦小緊の者は之を下せば差《い》ゆ
弦遲の者は之を温む可し
弦緊の者は發汗、鍼灸す可きなり
浮大の者は之を吐す可し
弦數の者は風の發なり
飲食を以て消息して之を止《とど》む

訳

先生がいう。

瘧は、その主たる病位（肝）から見て、弦脈を現すはずである。弦数の場合は発熱が多い。数は熱を意味し、また病は府にありとする。弦遅の場合は悪寒が多い。遅は寒。また病は藏にあるとする。

弦小緊の場合は、瀉下療法を行うと治愈する。小は沈に近い。病は裏にありとし、緊は実であるため、裏実として下すのである。弦遅の場合は悪寒が多いので温めるべきである。

弦緊の場合は発汗、鍼灸を施すべきである。脈は沈ではない。弦の脈は浮にして緊であり、浮に更に緊が加わったものである。浮では病表にあり、発汗すべきである。緊は痛みであるので、鍼灸で痛みを取るべきである。

脈が浮大の場合は吐法を用いるべきである。大は浮に近い。浮大は陽である。脾の陰に対して胃を意味する。小沈裏実の瀉下に対して吐法を用いるのである。

弦数の発熱は風によって発生したものである。飲食物を加減、調整することによって対処すべきである。風木は脾土を剋する。消化器官を傷害するので、飲食で調整するのである。

注

○瘧 マラリアである。マラリア原虫の感染により生じ、肝脾腫大、黄疸、貧血を起こす。発作時には激しい悪寒と高熱があり、発作後強い発汗がある。三日熱、四日熱、熱帯熱の種類がある。**○弦** 春、肝、少陽の脈である。柴胡剤の適応となる。**○數遲** 脈が数のときは病は府にあり、遅では病は藏にある（『傷寒論』辨脉法一八）。**○緊** 寒、痛、実を意味する。太陽病で脈浮緊の場合は麻黄湯の適応がある。少陽病では発汗は禁忌である（少陽二六五）。脈弦緊でなぜ発汗するのかは未詳。浮緊の気味が加わっていると考えるべきであろう。**○浮大** 脈浮は病、表陽あるいは府にある。ここは胃である。大は実、また浮に近い。浮大は胃実となるので吐方を施す。

二　病瘧

以月一日發
當以十五日愈
設不差、當月盡解
如其不差、當云何
師曰
此結為癥瘕
名曰瘧母

瘧を病んで
月の一日を以て發するときは
當《まさ》に十五日を以て愈《い》ゆべし
設《も》し差えざれば當に月盡きて解《カイ》すべし
如《も》し其れ差えざれば、當に何と云うべきか
師曰く
此れ結して癥瘕《チョウカ》を為《つく》るなり
名づけて瘧母《ギャクボ》と曰《い》う

急治之、宜鱉甲煎丸　　急に之を治せ、鱉甲煎丸に宜《よろ》し

鱉甲煎丸方

鱉甲十二分　炙る　烏扇三分　焼く　黄芩三分　柴胡六分　鼠婦三分　熬る　乾薑三分　大黄三分　芍藥五分
桂枝三分　葶藶一分　熬る　石葦三分　毛を去る　厚朴三分　牡丹五分　去心　瞿麥二分　紫威三分　半夏一
分　人參一分　䗪蟲五分　熬る　阿膠三分　炙る　蜂窠四分　炙る　赤消十二分　蜣蜋六分　熬る　桃仁二分

右二十三味、末と為し、鍛竈下の灰一斗（二リットル）を取る、清酒一斛（十斗）五斗に灰を浸《ひた》し、酒盡きること一半なるを候《うかが》い鱉甲を中に着け、煮て泛爛して膠漆の如くならしめ、絞って汁を取り、諸藥を内《い》れ煎じて丸を為《つく》り梧子大の如くす、空心（空腹）に七丸を服す、日に三服す（千金方は鱉甲十二片を用う、又海藻三分、大戟一分、䗪蟲五分有り、鼠婦、赤消の二味無し、鱉甲煎を以て諸藥を和して丸と為す）

訳

瘧に罹患した場合、月の一日目に発病したときは十五日には治愈するはずである。もし治愈しなかったときは、月の終わりには軽快するはずである。それでも治愈しないときは何と言うべきであろうか。

先生の言葉。

これは病邪が結集して腫瘤（肝脾腫瘤）を作ったのである。瘧母という名前が付いている。早速治療せよ。それには鱉甲煎丸の服用が適当である。

注

○**鱉甲**　鹹平　心腹癥瘕／温瘧、血瘕（脾腫）、小児脇下（肝脾）堅（腫脹）。○**柴胡**　苦平　心腹・腸胃中結氣。○**黄芩**　苦平　諸熱黄疸。○**半夏**　辛平　心下堅。○**人参**　胸脇逆満、破堅積。○**厚朴**　苦温　脹満（ガス）、下氣。○**大黄**　苦寒　瘀血、蕩滌腸胃。○**葶藶**（マメグンバイナズナ）　苦寒　癥瘕積聚結氣。○**烏扇**・

射干（ひあふぎの根） 苦平 欬逆／老血（在心肝脾）。○**鼠婦**（はねむしの乾物） 酸温 血瘕、利水道。○**石葦**（シャクイ、ひとつばの全草） 苦平 労熱、利小便。○**瞿麥**（クバク、かわらなでしこの種子） 苦寒 利小便、下血閉。○**紫威**（シイ、のうぜんかつらの花） 酸寒 癥瘕血閉。○**蜣蜋**（キョウロウ、くそむしの乾物） 鹹寒 驚癇、腹脹寒熱。○**牡丹** 辛寒 癥堅瘀血。○**桃仁** 苦平 血瘕、積聚。○**芍藥** 苦平 血痺／瘀血。○**桂枝** 辛温 補中益気／温筋通脈。○**阿膠** 甘平 下血。○**䗪蟲**（ゴキブリ） 鹹寒 癥瘕。○**露蜂房** 苦平 驚癇。○**赤消・消石** 苦寒 推陳致新。

○本方は小柴胡湯＋桂枝湯＋駆瘀血剤からなる処方のように考えられる。柴胡は肝腫を減退せしめ、桂枝は瘀血剤とともに肝の藏する瘀血を蕩滌する。

三　師曰
陰氣孤絶、陽氣獨發
則熱而少氣煩寃
手足熱而欲嘔
名曰癉瘧
若但熱不寒者
邪氣内藏於心
外舍分肉之間
令人消鑠脱肉

師曰く
陰氣孤絶し、陽氣獨り發するときは
則ち熱して少氣、煩寃し
手足熱して嘔かんと欲す
名づけて癉瘧《タンギャク》と曰《い》う
若し但だ熱して（悪）寒せざる者は
邪氣は内は心に藏《こも》り
外は分肉の間に舎《やど》り
人をして消鑠《ショウシャク》脱肉せしむ

訳

先生がいう。

陰気が陽と断絶して内部（裏）にこもり、陽気が独り旺盛で外部（表）で発揚している状態のときは、陰虚陽盛で発熱し、精気は消耗して息切れがし（肺）、胸苦しくて煩わしい（心）。手足は火照り、吐き気がする（脾胃）。このような瘧を癉瘧（消耗性熱性の瘧）と名づける。

もし発熱するだけで悪寒しない場合、瘧の邪気は内部では心にこもり、外部では筋肉に入り込み、熱のために病人を消耗させて金属が溶けるように痩せ細らせてしまう。

注

○陰陽　陰気盛んのときは寒《ひ》え、陽気実するときは熱す。**○少氣**　精気の消耗、減少することである。精気は肺から全身に供給される。少気で肺の呼吸も傷害されて短気、息切れとなる。**○煩寃**　音ハンエン。いらいらともだえる。煩は火の燃えるように頭がいらいらすること。寃は冤と同じ。うらみ、冤罪。ここは鬱屈した心。煩は心肝あるいは痺(関節炎)の熱。**○癉**　單は両側に耳をもった薄く平らな「うちわ」である。癉はやみつかれて、「うちわ」のように痩せることで、消耗性の熱病をいう。癉瘧については『素問』瘧論篇第三十五に同文がある。**○鑠**　音シャク。溶かす、溶ける。**○脱肉**　筋肉が脱落して痩せ細ること。

四　温瘧者　　温瘧は

其脉如平　　其の脉平の如し

身無寒但熱　　身には寒無く但だ熱す

骨節疼煩　　骨節疼煩し

時嘔　　時に嘔す

白虎加桂枝湯主之　　白虎加桂枝湯之を主《つかさど》る

白虎加桂枝湯方

知母六兩　甘草二兩　炙る　石膏一斤　粳米二合※　桂(枝)　皮を去る　三兩

※右、剉《きざ》んで毎五錢(一銭は一・五グラム位、一両の十分の一)を水一盞《サン》(小さい盃)半にて煎じて八分に至り滓を去り温服す、汗出づれば愈ゆ

校

※二合 『千金要方』は「六合」に作る。

※右剉、毎五錢、水一盞半、煎至八分、去滓、温服、汗出愈 『千金要方』は「右四味㕮咀し水一斗二升を以て米を煮て爛し滓を去り桂心三兩を加えて煎じて三升を取り三服に分かつ、覆いて汗せしむ、寒に先立ち發熱汗出づるものは愈ゆと為す」に作る。

訳

温瘧では、脉は平常のものに似ている。

身体症状としては、悪寒はなく、発熱だけがある。関節には熱感があって煩わしくかつ疼痛がある。時には嘔吐（肝木剋脾土）を催すことがある。

このような症状のあるときは白虎加桂枝湯が治療を主宰する。

注

○温瘧 「温瘧は之を冬に風に中るに得、寒気は骨髄の中に藏《こも》る、春に至って陽気大いに發し、邪氣は自ら出づる能わず、因って大暑に遇い、脳髄爍《シャク》し、肌肉消《や》せ、腠理發泄す、或は力を用いる所有れば、邪氣は皆汗と與《とも》に出づ、此の病は腎に藏し、其の氣は先ず内より出て外に之《ゆ》くなり、是の如きときは、陰虚して陽盛んなり、陽盛んなるときは則ち熱す、衰えるときは則ち復た反って（陰に）入る、入るときは則ち陽虚す、陽虚するときは則ち寒す、故に先ず熱して後に寒す、名づけて温瘧と曰《い》う」（『素問』瘧論篇第三十五）。

○知母（はなすげの根） 味苦 消渇、熱中／傷寒、久瘧煩熱、脇下邪気。**○石膏** 味辛微寒 中風寒熱、心下逆気、驚喘、口乾舌燥／甘大寒 身熱、消渇、喘息。**○甘草** 甘平 五藏六府寒熱邪気／下気、煩満、解百薬毒。**○粳米** 甘苦平 益気、止煩、止洩（『名医別録』）。**○桂枝**（牡桂） 辛温 上気、利関節、補中益気／温筋、通脈、出汗。○白虎湯の作用点は肝である。肝熱を瀉す。桂枝は発汗と関節痛への作用が期待されている。

五 瘧多寒者 瘧にして寒多きものは

名曰牡瘧 名づけて牡瘧《ボギャク》と曰う

蜀漆散主之 蜀漆散之を主る

蜀漆散方

蜀漆　洗って腥《なまぐさみ》を去る　雲母　焼くこと二日夜　龍骨　等分

右三味、杵ついて散と為す、未だ發する前は漿水を以て半錢を服す、温瘧は蜀漆半分を加え、發するときに臨んで一錢匕を服す

訳

瘧で悪寒の多いものを牡瘧と名づける。これは蜀漆散が治療を主宰する。

注

○牡瘧　『素問』と『霊枢』には牡瘧の名はない。『素問』における瘧の種類は三つある。寒瘧（まず寒して後に熱するもの）、温瘧（まず熱して後に寒するもの）、癉瘧（ただ熱して寒のないもの）である。牡瘧は寒瘧に近い。**○蜀漆**（常山の苗及び葉という、現物なし）辛平　瘧、欬逆寒熱、腹中癥堅痞結、積聚《シャクジュ》邪気。**○雲母**　甘平　中風寒熱／五労七傷。**○龍骨**　甘平　心腹鬼注、癥瘕《チョウカ》堅結、小児熱気驚癇。

六　附『外臺秘要』方　『外臺秘要』の方を附す

牡蠣湯　治牡瘧　牡蠣湯　牡瘧を治す

牡蠣湯

牡蠣四兩　熬《い》る　麻黄　節を去る　四兩　甘草二兩　蜀漆三兩

右四味、水八升を以て先ず蜀漆、麻黄を煮る、上沫を去り六升を得、諸藥を内れ煮て二升を取る、一升を温服す、若し吐くときは則ち更に服すること勿れ

訳

牡蠣湯。牡瘧を治療する。

注

○牡蠣　鹹平　傷寒寒熱、温瘧、驚恚怒気、強骨節／止渇。**○麻黄**　苦温　中風傷寒頭痛、温瘧、発表出汗、欬逆上気、癥堅積聚。**○牡瘧**　牡蛎湯は牡瘧を治すというが、牡瘧は寒瘧に近い。ところが本草では牡蛎、麻黄ともに温瘧に効く薬物になっている。

七　柴胡去半夏加括蔞湯
治瘧病發渇者
亦治勞瘧

柴胡去半夏加括蔞湯
瘧病、渇を發する者を治す
亦た勞瘧を治す

柴胡去半夏加括蔞湯方
柴胡八兩　人參三兩　黄芩三兩　甘草三兩　括蔞根四兩　生薑二兩　大棗十二枚
右七味、水一斗二升を以て煮て六升を取り、滓を去り、再煎して三升を取り、一升を温服す、日に二服す

訳

柴胡去半夏加括蔞湯は瘧病で渇、咽の渇きを訴えるものを治療するのに使う。また労瘧を治療するのに使う。

注

○柴胡　苦平　腸胃中結気、積聚、寒熱邪気、推陳致新。**○黄芩**（こがねばなの根）苦平　諸熱黄疸、腸澼。**○人参**　甘微寒　止驚悸、補五藏／胸脇逆満、心腹鼓痛、調中、消渇、通血脈。**○括蔞根**（きからすうりの根）苦寒　消渇、身熱、煩満、補虚安中。

八　柴胡桂薑湯　　　柴胡桂薑湯

治瘧寒多微有熱　　瘧、寒多く微《かす》かに熱有る

或但寒不熱　　或は但だ寒して熱せざるを治す

（服一劑如神）　（一劑を服するに神の如し）

柴胡桂薑湯方

柴胡半斤　桂枝三兩　皮を去る　乾薑二兩　黄芩三兩　括蔞根四兩　牡蠣三兩　熬る　甘草二兩　炙る

右七味、水一斗二升を以て煮て六升を取る、滓を去り再煎して三升を取る、一升を温服す、日に三服、初め服して微煩す、復た服して汗出づれば便ち愈ゆ

訳

柴胡桂姜湯は瘧の病で悪寒が多く、熱はあっても少しの場合、あるいは悪寒があるだけで熱のないときに使う。

注

○柴胡、**黄芩**は瘧の肝腫脹を目標とする。**○桂枝**　辛温、補中益気で、辛温、温中の乾姜とともに、温補の働きがある。おそらく本方

の適応は、慢性の久瘧で、消耗性の癉瘧に近いものであろう。

補説

本篇に掲げる瘧は寒瘧、温瘧、癉瘧、労瘧の四種である。『素問』には瘧論篇第三十五と刺瘧篇第三十六の二篇が用意されている。

瘧論篇第三十五には、瘧の病因、病理とその分類、また治療法が記されている。その種類は寒瘧、温瘧、癉瘧である。労瘧の名はないが、癉瘧と同類と考えてよいであろう。刺瘧篇第三十六には、六経脈の瘧と五藏の瘧が記されている。

瘧に関する漢代医学の全体像を理解するには両篇を参照すべきである。

中風歴節病脈證并治　第五　論一首　脈證三條　方十一首

注

○中　中は物の内部。病気の場合は病原体が身体の内部に入ること。傷はどんと打ち当たって「きず」をつけること。傷の傷害力は強く、内部にまで及ぶ。中はそれより弱い。**○風**　音フウ。「かぜ」である。「かぜ」とは気団（空気の大きな塊）の地上に対する移動である。この「かぜ」が人体に当たると病を起こす。これを「風《フウ》」という。風という名前の病気である。また中風という。病原としての風は寒に比べると傷害力は弱い。風や寒は気象条件であるが、また現代医学に当てはめると、風はウイルス、寒は細菌にほぼ該当する。風という病には二つの種類がある。一つは感染症である。『傷寒論』の中風である。重症の傷寒に対して軽症の感染症をいう。腸チフスに対する普通感冒あるいはインフルエンザである。もう一つは脳血管傷害である。「ちゅうふう」あるいは「ちゅうぶ」という。本篇の中風はこれである。**○歴節**　歴は並んでいる点を次々と通ること。遍歴、遊歴。節は関節。関節が次々と侵されていく病である。リウマチ性関節炎等がこれに当たる。関連する疾患には痺、湿痺、風湿、寒湿等がある。これらは関節炎を含むアレルギー性疾患群である。湿については本書の痓濕暍第二に記載されている。

一　夫風之為病、當半身不遂
或但臂不遂者此為痺
脉微而數
中風使然

夫《それ》風の病為《た》る、當に半身不遂《フスイ》すべし
或は但だ臂《ヒ》（上肢）のみ不遂の者は此を痺《ヒ》と為《な》す
脉は微にして數《サク》
中風、然《しか》らしむ

訳

そもそも風という名称をもった疾病では、当然半身麻痺の症状があるはずである。ただし片側の上肢だけが麻痺している場合（単麻痺）は痺という。風ではない。

風の脈の触れ方は微細（虚）でかつ頻数《ヒンサク》（熱候）である。このような状態は風が原因で起こったものである。

注

〇遂　物事をやり遂げること。ここの不遂は機能不全をいう。不随は意志のままに随わないこと、思うようにならないこと。ここは運動麻痺である。**〇痺**　経脈の狭窄症候群である。喉痺は咽頭炎、あるいは扁桃炎。心痺は狭心症。血痺は血しびれである。また風寒湿によって起こるアレルギー性疾患群を痺という。ここの痺は狭窄症候群であろう。単麻痺である。単一神経の圧迫、外傷、炎症、中毒等で発生する。また上肢のみ麻痺した場合も単麻痺という。これは大脳皮質、あるいは脊椎前角また神経叢の障害で起こる。**〇脈微而数**　微は精気の虚であり、数は熱候である。脳卒中では発熱中枢が刺激されて発熱することがある。

二　寸口脉浮而緊
寸口の脉、浮にして緊

緊則為寒、浮則為虚
緊は則ち寒と為す、浮は則ち虚と為す

寒虚相搏、邪在皮膚
寒と虚と相搏《う》ち、邪は皮膚に在り

浮者血虚、絡脉空虚
浮なるときは血虚にして絡脉空虚なり

賊邪不瀉、或左或右
賊邪瀉せざれば或は左し或は右す

邪氣反緩、正氣即急
邪氣反って緩み、正氣即ち急《ひきつ》る

正氣引邪、喎僻不遂
正氣邪を引き、喎僻《カヘキ》して遂《かな》わず

邪在於絡、肌膚不仁
邪が絡に在れば肌膚《キフ》不仁

邪在於經、即重不勝
邪が經に在れば即ち重きに勝《た》えず

邪入於府、即不識人
邪が府に入れば即ち人を識《し》らず

邪入於藏、舌即難言
邪が藏に入れば舌（心の竅）即ち言い難し

口吐涎
口は涎（脾の液、少陰腎に通ず）を吐く

訳

寸口（橈骨動脈の腕関節における拍動部）の脈が浮で緊である。緊の脈は、邪気によって体に寒（冷え）が生じたことを示す。浮は正気が弱ったことを意味する。寒と虚が合併して皮膚に病変を起こしてきた。

浮脈は血虚を意味する。血液循環が傷害されて体表にある絡脈（静脈）が空っぽになった。即ち機能不全を起こし、このために邪気が皮膚に侵入したのである。

そこで傷害を起こした邪気は排除されず、右を侵したり左に行ったりする。その結果、邪気に侵されたほうは麻痺して弛緩し、筋肉の緊張が弱るので、正気の存在する健全なほうは引きつれる。正常部位が邪気に侵されたほうを引き寄せるのである。そこで顔面や口が引きつれて曲がり、運動障害を生ずる。

邪気（傷害）が絡脈（経脈の支脈、静脈）にあるときは、皮膚の知覚障害を起こす。邪気が経脈（動脈）にあるときは、手足の運動障害があって重く感ずる。邪気が府即ち胃あるいは膀胱に入ると人事不省になる。胃経、膀胱経は脳に連絡している。邪気が藏即ち心等の藏器に入ると、舌（心の協同器官）の動きが悪くなり発言が困難になり、また口から涎が垂れるようになる（顔面筋麻痺による）。

注

○本章は顔面神経麻痺と、脳血管障害の症状と病理を記したものである。寒邪が皮膚に中り、絡脈の虚を起こした。即ち血虚である。血虚は筋急を生ずる（辨脉法四）。ただしこの場合は、罹患側が麻痺を起こし、健側に牽引されて痙攣を生じている。血虚部分が痙攣しているわけではない。脳血管障害のほうは、軽度の障害から重症へと進む状況が記されている。表の絡脈から経脈、府、藏と次第に深部が侵されるにつれて症状も重症化してくる。○**喎僻**　喎は口がゆがむこと。僻は片寄ること。左右いずれかの頬筋が拘引し、口や目が引きつれて歪むことである。今、喎僻を口眼喎斜という。陽明胃経の所生病として生ずる（『霊枢』経脉第十）。○**經脉**　単に経あるいは脈ということもある。経は動脈、絡は静脈、孫絡は毛細血管である。兪穴即ち内藏皮膚反射の反応点は、毛細血管と神経終末から構成される構造物である。故に現代医学から見ると、経絡は血管系だけではなく、神経が伴走しており、血管神経複合体というべき構築物である。

三　侯氏黒散　治大風

侯氏黒散は　大風にて

四肢煩重　　四肢煩重し
心中悪寒不足者　　心中悪寒不足の者を治す

侯氏黒散方
菊花四十分　白朮十分　細辛三分　茯苓三分　牡蠣三分　桔梗八分　防風十分　人參三分　礬石三分　黄芩五分　當歸三分　乾薑三分　芎藭三分　桂枝三分

右十四味、杵《つ》いて散と為す、酒にて方寸匕を服す、日に一服す、初め服してより二十日は温酒にて調え服す、一切の魚肉、大蒜《タイサン》（にんにく）を禁ず、常に宜しく冷食すべし、六十日にて（冷食を）止《や》む、即ち薬積もって腹中に在りて下らざるなり、熱食すれば即ち下る、冷食は自ら能く薬力を助く

訳

侯氏黒散は大風の病に罹患し、手足が火照って重だるく、置き所がないような状態で、胸の中が冷え冷《び》えとしており、何か空っぽで頼りない感じがする者の治療に使用する。

注

○大風　風は中風である。大は重症を意味すると考えられる。ハンセン氏病ではない。**○四肢煩重**　煩は熱感があって苦しく悩ましい状態である。重は軽い麻痺によって筋肉が重く感ずることである。麻痺と血液循環障害によって起こる。心及び脾の障害による。煩躁となると手足をばたつかせるようになるが、この場合は手足の置き所に困るという程度であろう。**○心中悪寒不足**　心中は心である。場所としては胸下部であろう。ここが冷え冷えとした感じがする。何か充実感がなく、がらんどうで頼りない感じがする。心の障害による。本症は脳卒中で手足の軽い麻痺によるだる重い感じ、心臓部の冷感と空洞感のある場合である。心と脾が障害を受けている。以下の薬物で、苦は心、甘は脾に作用する。**○菊花**（鞠華）　苦平　風頭眩、風湿痺、久服利血気／腰痛、胸中煩熱。**○白朮**（おけらの

根） 苦温　風寒湿痺／風眩頭痛、風水結腫、霍乱。○**細辛**（うすばさいしんの根） 辛温　風湿痺、頭痛、欬逆／温中、利水道、風癇、癲疾。○**茯苓**（まつほど） 甘平　胸脇逆気、憂恚驚邪恐悸、口焦舌乾、利小便／風眩。○**牡蠣**　鹹平　驚恚怒気、除拘緩、久服強骨節／煩満。○**桔梗**　辛微温　驚恐悸気／補血気、喉咽痛。○**防風**　甘温　大風、頭眩痛、風行周身骨節疼痺煩満／四肢攣急。○**人参**　甘微寒　驚悸／通経脈、調中、霍乱、消渇。○**礬石**　酸寒　寒熱／骨髄の固熱。○**黄芩**　苦平　諸熱、黄疸、血閉。○**當歸**　甘温　婦人漏下／温中、客血内塞、中風痓。○**乾薑**　辛温　欬逆上気、風湿痺、温中。○**芎藭**　辛温　中風入脳頭痛、寒痺、筋攣緩急、婦人血閉。○**桂枝**　辛温　上気／温筋、通脈。

○本方は頭痛、頭眩、癲疾等に有効な、脳神経系に作用点をもつ薬物を中心にし、これに血行（心及び少陰心経担当）を良好にする薬物が配合されている。

考

多紀元簡の注には「尤怡《ユウイ》（―一七四九）の『金匱要略心典』、『医宗金鑑』（一七四二）は「宋人の附する所」というが……此の方は隋唐の人が仲景の方と為すを以て則ち宋人の附する所に非ざること較然たり」（『金匱要略輯義』）とある。

四

寸口脈遲而緩
寸口の脉遅にして緩

遲則為寒
遅は則ち寒と為《な》す

緩則為虚
緩は則ち虚と為す

榮緩則為亡血
榮（血）緩なるときは則ち亡血と為す

衛緩則為中風
衛（気）緩なるときは則ち中風と為す

邪氣中經
邪氣經に中《あた》るときは

則身痒而癮疹
則ち身痒くして癮疹《インシン》となる

心氣不足、邪氣入中
心氣不足し邪氣中（内藏）に入るときは

則胸滿而短氣
則ち胸滿ちて短氣す

訳

寸口の脈が遅で緩である。遅は寒を意味し、緩は虚を意味する。栄血は経脈の内部を循環し、その栄血の緩と虚は血液の循環障害を意味する。衛気は経脈の外周を循環しており、神経機能をもつ。衛気が緩で虚のときは中風である。ここに中風とは、寒邪に比べると侵襲力の弱い風の邪気が衛気の支配する陽の部位、ここでは皮膚の経脈に中った場合である。経脈に中ると偏枯を起こす。

この場合は、衛気即ち神経支配（知覚ことに痛覚）に障害を生じ、痒みと発疹が起こる。栄血の虚と関連して、心の機能が低下し、それに乗じて邪気が内藏（ここでは心）に深入してくると、胸の詰るような感じがし、息切れを起こす（狭心症、心不全また不整脈等）。

注

○遅則為寒、緩則為虚　「寸口の脈……緩なるときは則ち陽氣長ず……遅なるときは則ち陰氣盛ん」（『傷寒論』平脉法二三）。「寸口の脈……弱なるときは則ち衛氣微、遅なるときは則ち榮中寒す」（平脉法二八）。陰気盛んなときは寒となる。**○榮緩則為亡血**　「陰脈（営血）遅濇《ショク》（渋る）、故に亡血なることを知る」（辨脉法二二）。**○亡血**　貧血あるいは循環障害である。ここは後者。**○中風**　「風は則ち衛を傷る、寒は則ち榮を傷る」（辨脉法二〇）。**○痒**　「遅は無陽と為す、汗を作《な》す能わず、其の身必ず痒し」（辨脉法二八）。「痛みは陰なり……痒みは陽なり」（『霊枢』終始第九）。「足の厥陰の別……虚するときは則ち暴痒す……任脉の別……虚するときは則ち掻痒す」（『霊枢』經脉第十）。これは主として陰部の掻痒である。

五　風引湯、除熱癱癇　　風引湯は熱癱癇《ネツナンカン》を除く

風引湯方

大黄　乾薑　龍骨各四兩　桂枝三兩　甘草　牡蠣各二兩　寒水石　滑石　赤石脂　白石脂　紫石英　石膏各六兩

右十二味、杵つき麤《ソ》（あら）く篩《ふる》い、韋の嚢を以て之を盛る、三指撮《サンシサツ》を取り、井花水三升にて煮て三沸せしむ、一升を温服す（大人の風引、少小の驚癇瘈瘲《ケイショウ》（痙攣）の日に數十發し、醫の療せざる所を治す、除熱の方

巣氏云う、脚氣には風引湯が宜し、と）

訳

風引湯は熱性の四肢の運動障害を治療する。

注

○風引　風は熱性病を起こす病因因子、また風という病。引は掣引で痙攣である。風によって起こった痙攣で風癇と呼ぶ。癇は痙攣。ことに小児の引きつけをいう。**○熱癱癇**　癱は手足の運動障害。癇は痙攣。熱癱癇は高熱を伴う脳卒中、脳血管障害である。脳室内出血時等に見られる症状である。除脳強直（痙攣）や意識障害を伴う。また、流行性脳脊髄膜炎でも高熱とともに各種の脳脊髄障害を起こす。**○風引湯**　桂枝加龍骨牡蛎湯の変方のような処方である。鎮静作用が期待されているのであろう。大塚敬節氏の『金匱要略講話』に癲癇に使って良効を得たことが記されている。**○龍骨**　甘平　驚癇。**○寒水石**（凝水石）　辛寒　身熱、煩満、腹中積聚。**○滑石**　甘寒　身熱、下利、利小便。**○石膏**　辛寒　寒熱、心下逆気、驚喘、口乾舌燥／大熱、消渇、煩満。**○赤石脂**　甘平／甘酸辛大温、腹痛下利、女子漏下。**○白石脂**　甘平／酸平　驚悸不足。**○紫石英**　甘温　心腹欬逆、無子／上気、心腹痛、寒熱、驚悸、消渇。**○井華水**　早朝最初に汲み出した井戸水。治療効果が大きいと言われている。**○大黄**　苦寒　下瘀血血閉、蕩滌腸胃、通利水穀↓下気の作用が期待される。**○韋**　音イ。なめしがわ。

考

『金匱要略輯義』にいう。「案ずるに此の方も亦宋人の附する所に非ず」。

『外臺秘要』の風癇門崔《サイ》氏を引くこと甚だ詳し。「大人の風引、少小の驚癇瘛瘲《セイショウ》、日に数十発し、医師の療する能わざる所、熱を除き心を鎮めるに紫石湯」（方は本方と同じ）。

「右十二味、擣いて篩い、盛るに葦の嚢を以てし、高涼の處に置く。大人服せんと欲するときは乃ち水二升を取り先ず煮て両沸せしめ、便《すなわ》ち薬方寸匕を内れ、又煮て一升二合を取る、濾して滓を去り、之を頓服す、少小（子供）の百日に満たざるものは一合を服す、熱多き者は日に二三服す、毎《つね》に意を以て之を消息す」。

「永嘉二年（西暦三〇八年）大人小児風寒の病頻行す、得て発例するときは言う（物言う）こと能わず、或は発熱し半身掣縮す、或は五六日、或は七八日にして死す、張思惟此の散を合するに療する所皆愈ゆ」。

「此れ仲景傷寒論の方に本づく、『古今録驗』、范汪同じ（千金の瘋癲門の紫石散は即ち本方なり、主療服方並びに同じ）、此に由って之を観るに風引は即ち風癇掣引の謂《いい》（意味）なり、而して仲景の方為《た》ること甚だ明らかなり」と。

六　防已地黄湯
治病如狂状妄行
獨語不休
無寒熱
其脉浮

防已地黄湯
病、狂状の如く妄行し
獨語休《や》まず
寒熱無く
其の脉浮なるものを治す

防已地黄湯方
防已一錢　桂枝三錢　防風三錢　甘草二錢
右四味、酒一盃を以て之を浸すこと一宿（一晩）、絞って汁を取る、生地黄二斤を㕮咀《フソ》し、之を蒸して斗米の飯の久しきが如くす、銅器を以て其の（酒で抽出した四薬の絞り）汁を盛り、更に地黄の汁を絞り、和《くわ》えて分け再（度に）服す

訳
防已地黄湯は次のような症状を呈する病を治療する場合に使用する。
精神病の患者のように行動に異常があり、休みなくブツブツと独り言を言う。悪寒発熱のような熱の症状はない。脈状は浮である。

注
○防已（おおつづらふじの根）辛平　風寒、温瘧、諸癇、利大小

便／苦温　水腫、手足攣急。○**防風**　甘温　風邪、頭眩痛、風行周身、骨節疼痺煩満。○**乾地黄**　甘寒　逐血痺、填骨髄、長肌肉／五労七傷、下血。○**生地黄**　大寒　婦人崩中、産後血上薄心、下血。○**桂枝**　辛温　上気／温筋通脈。○**桂枝甘草湯**　心下悸（『傷寒論』太陽中六四）。○**防已地黄湯**　防已、防風は脳神経系に作用点をもつ。その異常興奮を沈静するのであろう。桂枝甘草湯も上気を下す。地黄は血熱、血の厥逆に使用されるが、百合地黄湯は精神症状を示す百合病に使っているところから見て、精神障害にも適応があるのかもしれない。

七　頭風摩散方

大附子一枚　炮《あぶ》る　鹽　等分

右二味、散と為す、沐し了《おわ》って方寸匕を以て疢《チン》（病）上を摩し、薬力を行《めぐ》らしむ

訳

頭風摩散は大附子一枚（あぶる）と塩を等分に合わせ、散（粉末状）剤とする、頭を洗《あら》った後、一寸四方の匙に盛る分量を取って病状を示す局所を摩擦し、これによって薬の作用が病変部に行き渡るようにする。

注

○**頭風**　風は急性一過性の病状を意味する。頭の病としては、頭痛、頭眩あるいは頭の皮膚疾患等が考えられる。○**沐**　「髪を洗うこと」（『説文』）。水を頭から掛けて髪を洗うこと。

八　寸口脈沈而弱

沈即主骨、弱即主筋

寸口の脈、沈にして弱

沈は即ち骨を主る、弱は即ち筋を主る

沈即為腎、弱即為肝
汗出入水中
如水傷心
歴節黄汗出
故曰歴節

沈は即ち腎と為す、弱は即ち肝と為す
汗出でて水の中に入り
如《も》し水が心を傷れば
歴節し黄汗出づ
故に歴節と曰う

訳

寸口の脈が沈で弱である。腎の脈は沈であり、腎は骨と協同関係にある。そこで沈の脈は骨に病変があることを示している。

脈弱は栄血の虚を意味している。肝は血を蔵しており、筋と協同関係にある。そこで弱の脈は筋に障害のあることを示す。そこで寸口の脈、沈にして弱は骨、関節とその周辺の筋に病変のあることを指し示していることになる。

この病変はいかにして起こったのか。汗をかいた状態で水中に入り、体を冷やしたことが原因となった。

汗は心の液で、心の虚によって出る。汗は腠理《ソウリ》が開くときに出る。そこで水中の寒気が開かれた腠理より体内に入り、心を侵す。ますます汗が出て、湿気が脾を傷《やぶ》る。脾の色は黄である。そこで黄汗が生ずるのである。

汗という「湿気」と水という「寒気」が合併して、この骨関節と筋肉を障害し関節炎を起こしたのである。関節を次々と侵してゆくので歴節という。

注

○歴節の発生に関係する藏器組織は次の通りである。
腎—骨関節—脈沈。肝—筋膜—脈弱—血虚。心—汗—脈弱—血虚。水、湿→脾—黄汗。

○脉弱「陽脉浮、陰脉弱の者は則ち血虚す、血虚すれば則ち筋急す」（『傷寒論』辨脉法四）。「其の脉、微弦濡弱にして長なるは是れ肝の脈なり」（同書、平脉法一四）。

九　趺陽脉浮而滑　　趺陽《フヨウ》の脉浮にして滑
滑則穀氣實　　滑なるときは則ち穀氣實す
浮則汗自出　　浮なるときは則ち汗自ら出づ

訳　足背動脈における脈状が浮で滑である。滑は穀気即ち胃の機能が実していることを示す。浮は陽虚を示すため自汗が出る。

注　**○趺陽脉**　足背動脈である。**○浮而滑**　「趺陽の脈浮、浮は虚と為す」(『傷寒論』辨脉法(二六))。「脉浮にして滑、浮は陽と為す、滑は實と為す」(同書、辨脉法(三三))。**○穀氣**　穀物のもつ栄養素あるいは機能である。穀気は胃で人の精気に変換する。そこで穀気は胃の機能を意味する。○穀気即ち胃気が実するとき汗の出ることがあるのを述べているだけで、歴節との関係はわからない。

一〇　少陰脉浮而弱　　少陰の脉浮にして弱
弱則血不足　　弱なるときは則ち血不足
浮則為風　　浮なるときは則ち風と為す
風血相搏　　風と血と相搏《う》つ
即疼痛如掣　　即ち疼痛して掣《セイ》するが如し

訳　少陰の脈(太谿穴における後脛骨動脈の拍動)が浮で弱である。弱は血虚、血液の循環障害を意味する。浮は風の病であることを意味する。風の病では衛気(神経)が傷られ、疼痛を起こす。血虚は筋の循環障害により急（引きつれ）を起こす。

注

○少陰脉　足の少陰腎経の太谿穴の部位の脈拍である。足の内果の後、後脛骨動脈の拍動部である。少陰腎経は血管系及び骨関節の機能に関係する。**○浮則為風**　浮脈は病が表にあること、またあるいは虚を意味する（『傷寒論』辨脉法、平脉法参照）。風《かぜ》は発揚性で脈を浮にする。風は衛気を侵し、寒は栄血を傷る（同書、辨脉法二〇）。**○脉弱**　ここは血虚である。**○掣**　音セイ。相手の行動を押さえて自由にさせないこと。引きつれが起きると筋肉の運動は自由にできなくなる。掣肘は肘を押さえ自由にさせないことである。

一一

盛人脉濇小
短氣自汗出
歴節疼不可屈伸
此皆飲酒汗出當風所致

盛人、脉濇《ショク》にして小
短氣して自汗出づ
歴節疼《うず》き屈伸す可からず
此れ皆酒を飲んで汗出で風に當って致す所なり

訳

健康な肥満の人で、脈が濇（渋る）で小である。健康で肥満の人の脈は本来緩和で充実しているはずである。今、血流がとろとろと渋りがちで滑らかでなく、かつ小であるのは血液の循環障害である（心虚）。

息切れがして（心虚）自然と汗（心の液）が出る。関節に疼痛があり、自由に屈伸ができない。これは飲酒して汗（湿）をかき、風に当たり、風湿に侵されて生じた病症である。

注

○風濕　「病者、一身盡《ことごと》く疼《いた》み、發熱し、日晡所劇《はげ》しき者は此を風濕と名づく、此の病は汗出でて風に當り、或は久しく冷を取るに傷られて致す所なり」（『傷寒論』痓濕暍一三）。**○汗出當風所致**　汗は湿を生ずる。「風濕相搏ち、一身盡《ことごと》く疼痛す、法として當に汗出て解すべし」（本書、痓濕暍一九）。「風濕相搏ち、骨節疼煩し掣痛して屈伸することを得ず」（本書、痓濕暍二五）。

一二　諸肢節疼痛
身體魁羸
脚腫如脱
頭眩短氣
温温欲吐
桂枝芍藥知母湯主之

桂枝芍藥知母湯方
桂枝四兩　芍藥三兩　甘草二兩　麻黄二兩　生薑五兩　白朮五兩　知母四兩　防風四兩　附子二兩　炮《あぶ》る
右九味、水七升を以て煮て二升を取る、七合を温服す、日に三服す

諸々の肢節が疼痛し
身體は魁羸《カイルイ》し
脚は腫れて脱するが如し
頭眩、短氣し
温温と吐せんと欲す
桂枝芍藥知母湯之を主る

訳

手足の関節に疼痛がある。体がひどく痩せている。膝の周辺が腫れており、抜け落ちそうにだるい感じがする。めまいや息切れがし、むかむかとして吐きそうである。このような症状の場合は桂枝芍薬知母湯が治療を主宰する。

注

○脚　膝から下の下肢の部分である。下肢の上半部を腿という。足が膝で後へ屈曲する点に着目してつけられた名称である。**○魁羸**　魁は大きくて目立つこと。羸は痩せる、疲れること。**○頭眩短氣**　両者ともに貧血によるものと考えられる。慢性リウマチによる腎、骨髄の損傷より生ずる。腎が傷れると貧血が起こる（『素問』脉要精微論篇第十七）。**○桂枝芍薬知母湯**　骨関節は少陰腎経また腎の司る所である。桂枝、麻黄、朮、附子は少陰腎経に作用点をもち、知母、防風とともに疼痛、腫脹を去る。芍薬は膝周辺の筋肉の血液循環を改善して止痛に働く。羸痩、貧血に対しては桂枝、芍薬、甘

草、知母が対応していると考える。知母は肝機能を賦活する。肝は血を藏し、気を増す。造血にも関係すると考えてよい。**○桂枝**　辛温　上気、欬逆、結気、喉痺、利関節、補中益気／心痛、出汗、通脈。**○芍薬**　苦平　止痛、血痺、利小便／通順血脈、瘀血、腹痛。**○麻黄**　苦温　発表出汗、欬逆上気、頭痛、癥堅積聚《チョウケンシャクジュ》。**○麻黄湯**「太陽病、頭痛、發熱、身疼腰痛、骨節疼痛」（『傷寒論』太陽中三五）。**○麻黄加朮湯**「濕家、身煩疼、麻黄加朮湯を與う可し」（本書、痓濕暍二一）。**○朮**　苦温　風寒湿痺／淡水、皮間風水、風眩頭痛、心下急滿、霍乱《カクラン》。**○知母**　苦寒　消渴、熱中、肢体浮腫、下水、益気／久瘧、脇下邪気。**○防風**　甘温　風行周身、頭眩痛、骨節疼痺煩滿。**○附子**　辛温　拘攣膝痛不能行歩、温中、欬逆／脚疼冷弱、腰脊心腹冷痛。

一三　味酸則傷筋
筋傷則緩名曰泄
鹹則傷骨
骨傷則痿名曰枯
枯泄相搏名曰斷泄
榮氣不通衛不獨行
榮衛俱微
三焦無所御
四屬斷絶
身體羸痩
獨足腫大
黄汗出、脛冷
假令發熱便為歴節也

味酸は筋を傷《やぶ》る
筋傷るるときは則ち緩む、名づけて泄《エイ》と曰う
鹹は則ち骨を傷る
骨傷るるときは則ち痿す、名づけて枯と曰う
枯泄相搏つ、名づけて斷泄と曰《い》う
榮氣通ぜず、衛は獨りにては行かず
榮衛俱に微
三焦御《ギョ》する所無し
四屬斷絶す
身體羸痩《ルイソウ》す
獨り足腫れて大《ふと》し
黄汗出《い》でて脛冷ゆ
假令《もし》發熱するときは便ち歴節と為すなり

訳

酸味のものは肝に親和性をもち、肝は筋と協同関係にある。したがって、酸味のものを過食すると筋を傷害する。筋が傷害されると弛緩性麻痺となり、これを泄《エイ》と名づける。たるんで、締りがなく、長く伸びる意味である。

鹹味のものは腎に趨性《スウセイ》をもち、腎は骨と協同関係にある。したがって、鹹味のものを過食すると骨を傷害する。骨が傷害されると四肢の痿弱が起きる。足萎えであり、名づけて枯という。枯とは水分を失い、ひからびて形も力も衰えることである。半身不随を偏枯という。

形容《ケイヨウ》（体の容態）枯槁《ココウ》（ひからびて色艶のあせること）し脱漏泄泄たる状況を断泄と呼ぶ。骨は断絶し筋は弛長した状態である。

このとき、栄気即ち栄血（血液）は不通となって血液の循環障害を生じ、衛気即ち神経は独り無傷とはいかず、栄養障害を起こす。衛気は分肉を温め、皮膚を充たし、腠理を肥《こや》す機能がある（『霊枢』本藏第四十七）。栄気も衛気も機能の低下を来した状態である。栄衛は上焦と中焦で作られる。栄衛ともに衰えるとは、三焦の機能が衰えたことを意味する。その結果、手足の働きは断絶して歩行が困難になる。体は痩せ衰え、足、ここでは膝とその周辺だけが変形して腫大となる。黄汗が出て、下肢は冷える。

この状態で発熱があるときは歴節の病と判断する。

注

○泄　音セツは漏れること。音エイは締まりなく、だらりと伸びること。ここはエイである。**○榮氣**　中焦で産生される乳糜である。経脈に注入して血液となる。**○衛氣**　上焦で作られ、脈の外周を流れる。リンパである。同時に神経としての機能をもつ。**○發熱**　関節傷害で全身的な発熱を伴う場合は急性のリウマチ熱である。ここには「身體羸瘦、獨足腫大」とあるので、慢性の関節炎である。発熱は関節局所のものではないかと考えられる。全身的な発熱ではないであろう。**○黄汗脛冷**　黄汗の本体は未詳。脛冷は下肢の循環障害である。

一四　病歴節　　歴節を病んで
不可屈伸　　屈伸す可からず
疼痛　　疼痛するは
烏頭湯主之　　烏頭湯《ウズトウ》之を主る

烏頭湯方

脚氣《カッケ》疼痛、屈伸す可からざるを治す

麻黄　芍薬　黄耆各三兩　甘草　炙る　川烏五枚　㕮咀、蜜二升を以て煎じて一升を取り、即ち烏頭を出す

右五味、四味を㕮咀《フソ》し、水三升を以て煮て一升を取り、滓を去り、蜜煎に内れ、更に之を煎じ、七合を服す、知らざれば盡《ことごと》く之を服す

訳

歴節の病で膝の屈伸ができない。疼痛がある。このような場合には烏頭湯が治療を主宰する。

注

○脚氣　脚弱ともいう。昔はなかった病である。西晋（二八〇―三一六）の永嘉年間（三〇七―三一三。匈奴の王が洛陽、長安を陥れ西晋が滅んだとき、漢族は江南に逃走、大移動を行った。いわゆる永嘉の大乱の時代）より見られるようになった。風湿の毒気によって起こる。初期は自覚症状に乏しい。急に下肢の萎弱が生じ、運動困難になる。その他、頭痛等精神、神経の障害、衝心等、心、血管障害等、雑多な症状を示すようになる。緩和な風湿痺に似ており混同しているところもあると考えられる。**○黄耆**　甘温　排膿止痛、補虚／瘀血。**○川烏**（烏頭）　辛温　寒湿痺／甘大熱　心腹冷痛、肩胛痛（川は四川の簡称）。**○甘草**　甘平　緩和。**○蜜**（石蜜）　甘平　驚癇痓、補中益気、止痛解毒／養脾気、心煩、口瘡。

一五　礬石湯　治脚氣衝心

礬石《ハンセキ》湯は脚氣衝心を治す

礬石湯方

礬石二兩

右一味、漿水一斗五升を以て煎じること三五沸、脚を浸すを良しとす

訳

礬石湯は脚気衝心を治療する。

注

○礬石　涅石。**○涅石《デッセキ》**（明礬）旧（古）くは礬石に作る。郭璞《カクハク》（西暦三〇〇年前後、晋時代の人）の『山海経《センガイキョウ》注』が引くところによれば涅石に作る。酸寒　寒熱、洩利白沃、陰蝕悪創／固熱の骨髄に在るを除く、鼻中の息肉を去る。

附（録の処）方

一六　『古今録驗』續命湯　『古今録驗』の續命湯

治中風痱　中風、痱《ヒ》にして

身體不能自収　身體自ら収《おさ》めること能《あた》わず

口不能言　口は言う（ハッキリとした物言い）能わず

冒昧不知痛處　冒昧《ボウマイ》として痛む處を知らず

或拘急不得轉側　或は拘急して轉側することを得ざるを治す

（姚《ヨウ》云う、大續命湯と同じ、兼ねて婦人の産後去血の者、及び老人小兒を治す）

續命湯方

麻黄　桂枝　當歸　人參　石膏　乾薑　甘草各三兩　芎藭一兩　杏仁四十枚

右九味、水一斗を以て煮て四升を取り、一升を温服す、當に小汗あるべし、薄く脊を覆い、几《つくえ》に憑《よ》って坐《すわ》らしむ、汗出づれば則ち愈ゆ、汗あらざれば更に服す、禁ずる所無し、風に當ること勿れ、并《あわ》せて但だ伏して臥（横になる）することを得ず、欬逆上氣、面目浮腫を治す

訳

『古今録驗』の続命湯の方。

脳卒中で半身不随を起こし、かつ意識の障害を伴った者を治療する。その症状は次の通りである。

運動障害があり、自由に体を動かすことができない。明確な発言ができない（不明瞭な発音は可能）。意識が朦朧としていて、痛い痒いの自覚がない。あるいは筋肉の引きつれがあって寝返りができないこともある。

注

○**痱**　半身不随で意識障害を伴うもの。○**古今録驗**　唐時代の医者、甄立言《ケンリツゲン》（六〇〇年頃の人）の著書。五十巻。○**續命湯**　麻黄湯、麻杏甘石湯は少陰経の薬である。少陰心経、腎経は血管系で、この両方は脳血管神経系の傷害を改善する。当帰、芎窮は血痺を除く。人参、乾姜は心に働く。

一七　『千金』三黄湯　『千金（方）』の三黄湯

治中風　中風にて

手足拘急　手足拘急し

百節疼痛　　　百節疼痛し
煩熱心亂惡寒　　煩熱し、心亂れて惡寒し
經日不欲飲食　　經日、飲食を欲せざるものを治す

三黄湯方
麻黄五分　獨活四分　細辛二分　黄耆二分　黄芩三分
右五味、水六升を以て煮て二升を取り、分け温めて三服す、一服して小汗、二服して大汗す、心熱には大黄二分を加う、腹滿には枳實一枚を加う、氣逆には人參三分を加う、悸には牡蠣三分を加う、渴には括蔞根三分を加う、先に寒有るときは附子一枚を加う

訳

中風で次のような症状のある場合は『千金要方』の三黄湯が治療に当たる。

手足が引きつれる。体中の関節に疼痛がある。熱っぽい感じで胸苦しくいらいらする。寒気がある。日数を経過するうちに食欲が減退して飲食を欲しがらなくなる。

注

○**千金**　『千金要方』また『備急千金要方』という。六五二年、唐の孫思邈の著した医学全書。三十巻。○**中風**　ここは症状から見て感染症と考えたほうが良いかもしれない。脳卒中ではなさそうである。本症は感染に続発したリウマチ性関節炎の可能性が高い。○**手足拘急**　手足の筋肉が引きつれて自由に屈伸できない状態である。○**煩熱惡寒**　太陽の発熱ではない。少陽の寒熱往来でもない。陽明の潮熱でもない。おそらくリウマチ性関節炎に同伴する少陰心経の熱であろう。○**不欲飲食**　心炎あるいは肝障害によるものと考えられる。○**麻黄**　苦温　中風、傷寒の頭痛、発表出汗（苦は心に入る）。○**獨活**（ししうどの根）苦平　風寒所擊、金創止痛、奔豚、

痓痛、女子疝瘕／百節痛風。〇**細辛**　辛温　百節拘攣、頭痛、欬逆、風湿痺／温中、下気。〇**黄耆**　甘温　癰疽、排膿止痛、補虚／悪血。〇**黄芩**　苦平　諸熱黄疸、悪瘡／痰熱。

一八　『近効方』朮附湯　　『近効方』の朮附湯

治風虚頭重　　風虚にて頭重く

眩苦極　　眩苦《はなは》だ極まる

不知食味　　食味を知らざるを治す

煖肌補中益精氣　　肌（肉）を煖（温）め中を補い精氣を益す

朮附湯方

白朮二兩　甘草一兩　炙る　附子一枚半　炮って皮を去る

右三味、剉《きざ》む、毎五銭匕と（生）薑五片、（大）棗一枚を水盞（盃）の半（分）にて七分に煎じ、滓を去り温服す

訳

『近効方』朮附湯の方。

風（急性一過性の病）によって虚の（精気の減退した）状態に陥ったため、頭が重く、非常に強い眩暈があって苦しい（少陰の水気上逆）。食事の味がわからない（脾胃虚）。朮附湯は脾胃に作用してその働きを良くし、肌肉を温め、精気の産生を増す。

注

〇**風**　急性一過性の病。感染症や脳神経系の疾患等いろいろな場合がありうる。感染症なら熱症状が加わり、脳神経系のものなら神経

血管系の症状が加わるであろう。○**朮**　苦温　風寒湿痺、消食／風眩頭痛、消痰水、風水、暖胃。○**附子**　辛温　温中、風湿／脚疼冷弱、心腹冷痛、強陰。○**乾薑**　辛温　温中、風湿痺／生姜、頭痛、鼻塞、欬逆、嘔吐。○**大棗**　甘平　安中養脾、平胃気／補中益気。
○**朮附湯**　朮附には脾胃を温める作用もあるが、本例の場合の作用点は脾胃ではない。少陰腎経である。本症は眩暈を主症としている。眩暈は少陰腎経あるいは少陽胆経の病で起こる。朮は水の流れを調整する働きがある。附子も少陰腎経に働き、温中の作用と相まって上逆を引き下げる仕事をしている。風湿痺は関節炎である。骨関節は少陰腎経の司る所である。乾姜も温中とともに少陰腎経に作用して眩暈を去ることに協働している。

一九　『崔氏』八味丸　『崔氏《サイシ》』の八味丸

治脚氣上入　脚氣上り入って

少腹不仁　少腹不仁するを治す

八味丸方

乾地黄八兩　山茱萸　薯蕷各四兩　澤瀉　茯苓　牡丹皮各三兩　桂枝　附子　炮《あぶ》る　各一兩

右八味、之を（細）末とし、蜜にて煉《ね》り和して梧子の大きさに丸める、酒にて十五丸を（飲み）下す、日に再《ふた》たびに服す

訳

脚気病に罹患し、脚弱の他に、邪気が上衝して腹部の症状が現れ、下腹部の知覚不全が生じてきた。『崔氏』の八味丸はこの病症を治療する。

注

○**脚氣上入**　脚気は下肢の萎弱を主症とするが、その他雑多な症状を示す。胃腸症状として嘔吐下利、あるいは便秘。心傷害として上衝、動悸。脳神経系では意識障害、あるいは言語錯乱。また頭痛、

発熱。四肢の浮腫、腫脹、痙攣等。本章の少腹不仁もその一つである（『外臺秘要』）。〇**脚氣**　現代医学における脚気はビタミンB1欠乏＋諸欠乏因子と考えられている。症状は唐代の脚気と略重なる。神経障害（乾脚気、下肢のしびれ）、浮腫（湿脚気）、心血管障害（衝心）、また胃腸障害がある。〇**乾地黄**　甘寒　血痺、填骨髄長肌肉／労傷、瘀血、出血、通血脈。〇**生地黄**　下血、瘀血。〇**山茱萸**　酸平　温中、寒湿痺／強陰、益精、耳聾。〇**薯蕷**《ショヨ》（自然薯）甘温　傷中、補中益気、虚羸／虚労、腰痛、強陰、煩熱。〇**澤瀉**《タクシャ》（さじおもだかの根）甘寒　風寒湿痺、消水／消渇、陰気を起こす。〇**茯苓**　甘平　驚邪恐悸、胸脇逆気、心下結痛、口焦舌乾、利小便／長陰　伐腎邪。〇**牡丹皮**　辛寒　驚癇、瘀血。

二〇　『千金方』越婢加朮湯

治肉極
熱則身體津脱
腠理開汗大泄
厲風氣
下焦脚弱

『千金方』の越婢加朮湯
肉極《ニクキョク》（肉疲れる）
熱のときは則ち身體の津（液）脱（出）し
腠理《ソウリ》開いて汗大いに泄（漏）る
厲風氣《レイフウキ》
下焦《ゲショウ》脚弱を治す

越婢加朮湯方
麻黄六兩　石膏半斤　生薑三兩　甘草二兩　白朮四兩　大棗十五枚
右六味、水六升を以て先ず麻黄を煮て上沫を去り、諸藥を内れ、煮て三升を取る、分け温めて三服す、悪風には附子一枚炮り加える

訳

『千金要方』の越婢加朮湯は次のような病症を治療する。

肉極の病で熱があり、発汗機構である皮膚の腠理が開き、激しい発汗が起こり、身体の津液即ち体液の損傷が生じた場合（脱汗、少陰心虚）。次に厲風の気味で下半身、ことに下腿の萎弱のある場合。

ここに厲風とは、身体が重くだるい感じがして、手足が思うように動かない、食欲がない、という症状（いずれも脾虚で手足の羸痩と循環障害による浮腫があると考えられる）を示す病症をいう。

注

○極　張り切り過ぎて疲れること。亟は体の隅々まで緊張させて活動することを現す。極には六つの種類があり、五労六極七傷の一つとして虚労の病に属している。**○虚労**　虚とは周辺を丘で囲まれた盆地をいう。一般には中身が空っぽのことである。医学的には精気の損耗、脱落、血気の消耗を意味する。労とは火を燃やし竭すように激しい労働をして疲れることである。虚労で激しく労働して疲労している状態をいう。これに五労、六極、七傷の各種がある。結核や肝障害、慢性疲労症候群等が、これに当たるかもしれない。**○六極**　五藏それぞれに極がある。肝には筋極、心には脈極、脾には肉極、肺には気極、腎には骨極がある。五藏六府全てが障害されたときは精極を起こす。**○肉極**　これには二種類ある。一つは「熱する場合」。熱するときは実する。身の上に鼠が走るように感じ、唇口が敗《やぶ》れ、皮膚の色が変わり、身体の津液が脱し、腠理が開いて大汗が出る。これを「悪風」と名づける。中世イギリスで流行したイギリス発汗病のような病気であろうか。予後は不良である。『素問』風論の風等はこれに似ている。二つ目は「寒する場合」である。寒するときは虚する。身体は怠惰で、四肢は挙がらず、飲食を欲しない。これを「厲風」という。厲風気とは厲風様の症状があるということであろう。ハンセン氏病の仲間であろうか。**○厲**　音レイ。砥石。また激しい意。音ライ。ハンセン氏病。「癘は榮気、熱して附《フ》（腐敗）すること有り、其の気（榮気）清からず、故に其の鼻柱を壊《こぼ》ち色を敗《うしな》わしめ、皮膚を瘍潰せしむ、風気が脈に客《やど》って去らざればなり、名づけて癘風と曰う、或は名づけて寒熱と曰う」（『素問』風論篇第四十二）。**○下焦脚弱**　下焦は『素問』『霊枢』では、下腹部のリンパ管である。『傷寒論』や本書では下腹部という部位を示している。脚は膝から下の部分をいう。脚弱は下腿の萎弱である。**○越婢湯**　「風水、悪風、一身悉く腫れ……續いて自汗出づるを主る」（水氣二三）。**○越婢加朮湯**　「裏水の者は一身面目黄（洪）腫、其の脉沈、小便不利……越婢加朮湯之を主る」（水氣五）。浮腫、汗等、皮膚の水を腎に誘導し、利尿により利水を図る処方である。**○裏水**　「越婢加朮湯之を主る、甘草麻黄湯亦之を主る」（水氣二五）。**○麻黄附子湯**　「水の病《やまい》為《た》る、其の脉沈小は少陰に屬す、浮なる者は風と為《な》す、水無く虚脹の者は氣と為す、水は其の汗を發すれば即ち已《や》む、脉沈の者は麻黄附子湯に宜し、浮の者は杏子湯（麻杏甘石湯か）に宜し」（水氣二六）。**○麻黄**　苦温　発表出汗。**○石膏**　辛微寒　心下逆気、口乾舌焦／身熱、発汗、消渇。**○朮**　苦温

風寒濕痺、止汗／風水、霍乱。〇**乾薑**　辛温　風湿痺、欬逆上気、出汗／霍乱、嘔気。〇**大棗**　甘平　安中養脾、四肢重。

血痺虚勞病脈證并治　第六　論一首　脈證九條　方九首

注

○血痺　「血」は血液あるいは血液循環を意味する。「痺《ヒ》」は経脈の狭窄によって起こる疾患である。故に「血痺」は血液の循環障害による、身体局所の痺れ、知覚鈍麻である。**○虚勞**　「虚」は中身が空っぽのことである。人体では真気（生命力、病に対する抵抗力）、精気（栄養によって生成、維持される体力）の減弱をいう。過労や疾患によって生ずる。「勞」とは、激しい労働により精気を消耗し、疲れること。「虚労」は病による体力の消耗、疲労、虚弱の状態をいう。肉体的な過労、精神的な心労、また慢性感染症あるいは内分泌疾患等によって生ずる。現代の慢性疲労症候群等もこれに属するものであろう。肺結核症は労咳という。過労によって疲れ果てることを労悴《ロウスイ》という。「疲」は疲れてまっすぐ立っていられない、ぐったりした状態である。

一

問曰
血痺病從何得之
師曰
夫尊榮人骨弱肌膚盛重
※困疲勞汗出
※臥不時動揺
加被微風遂得之
但以脉自微濇在寸口
關上小緊

問《と》うて曰《いわ》く
血痺の病は何に從《よ》って之を得たるか
師曰く
夫れ尊榮の人は骨弱く肌膚盛重《セイチョウ》なり
疲勞して汗出《い》で
(起) 臥時ならず、動揺し
加えるに微風を被《こうむ》るに因って遂に之を得たり
但だ脉自ら微濇《ショク》寸口に在り
關上小緊なるを以て

宜鍼引陽氣令脉和　緊去則愈

宜しく鍼して陽氣を引き脉をして和せしむべし　緊去れば則ち愈《い》ゆ

校

※困　元の鄧陳本《トウチン》は「因」に作る。是。「困」は間違い。

※臥　『脉經』巻八は「臥」の上に「起」の字あり。あったほうが良い。

訳

質問。

　血痺の病は何によって発生したのか。

　先生の答。

　身分の高いお金持ちの人々は、労働をしないので、筋骨は虚弱である。また、おいしい物を食べているので皮膚や筋肉は栄養豊かで肥満している。そこで少しの動作でも汗が出て、皮膚の汗腺が開き、外からの邪気が侵入しやすくなる。生活も不規則で血気の生成、運行も不順となり、病邪に対する内部の抵抗力が減少する。更に、運動して疲労したところに軽微の邪風の侵襲を受ける。以上の条件が競合して血痺の病が発生したのである。

　脈状を診ると、身体の表を伺う脈所の寸口は微で濇である。微は正気の虚弱を示し、濇はとろとろした脈状で、血気の流通が渋り、潤滑でないことを意味する。表裏の間にある筋肉を診る脈所の関上は小で緊である。小は脈の幅が狭いことで、緊に近い。緊は寒を意味する。筋肉における血液の循環障害による冷えである。

　治療法。鍼を皮膚、筋肉に施す。これにより、陽気即ち体表の神経機構、皮肉の血管運動神経を刺激して興奮させ、血液循環と神経機能を正常化する。そうすれば脈が正常に戻り、関上の緊も消えて治愈に趣《おもむ》くのである。

注

○尊　身分や地位の高いこと。政治的社会的地位が高く、世間から尊敬される人。**○榮**　木や草に花が一面に咲いて勢い盛んなこと。富貴を極め、名誉をもつこと。**○尊榮人**　『霊枢』根結第五に「王公、大人、血食の君は身体柔脆《ジュウゼイ》、肌肉軟弱にして、血気は慓悍《ヒョウカン》滑利なり」とある。王公、大人（目上の人、君主、家長等）、血食の君（祖先に動物の生贄を供えることのできる高貴な人）が尊栄人である。**○動揺**　意味の取りにくい言葉である。「動」とは体を上下に動かすこと。「揺」とは前後左右に揺れることである。そこで合わせて運動と解釈した。平衡感覚の失調による「ふらつき」ではないだろう。○**陽氣**　衛気である。経脈の外周を循環している神経に相当する機構である。『霊枢』の本藏第四十七には「衛氣は分肉を温め、皮膚を充たし、腠理《ソウリ》（発汗機構）を肥やし、開闔を司る者なり」とある。昼は体表を巡り交感神経機能を担う。夜は内藏を巡り副交感神経機能をもつ。

二　血痺陰陽倶微
寸口關上微、尺中小緊
外證身體不仁如風痺状
黄耆桂枝五物湯主之

血痺は陰陽倶に微
寸口關上微、尺中小緊
外證は身體不仁にして風痺の状の如し
黄耆桂枝五物湯之を主《つかさど》る

黄耆桂枝五物湯方
黄耆三兩　芍藥三兩　桂枝三兩　生薑六兩　大棗十二枚
右五味、水六升を以て煮て二升を取り、七合を温服す、日に三服す

訳

血痺の病は、陰即ち「営血」も陽即ち「衛気」も微弱となっている。血液循環も神経支配もその機能が低下した状態にある。脈で診ると寸口（表陽）、関上（表裏の間）が微で、尺中（裏陰）は小緊である。陽は微弱で陰は寒である。

前条では関上が小緊であったが、本条では尺中が小緊である。寒気は前より裏陰に入り込んでいる。より重症化していると解釈すべき状況である。

外部に現れた症状としては皮膚の知覚鈍麻があり、風痺に似た症状を呈している。風痺とは、感染症あるいは脳卒中等で、体表部の知覚鈍麻と疼痛を伴う急性の神経性疾患やまた関節炎等である。

黄耆桂枝五物湯が治療を主宰する。

注

○黄耆　甘温　癰疽、久敗瘡、排膿、止痛、大風癩疾、補虚／悪血、五労羸痩、益気（皮膚の膿や悪血を排除するのは体表の血液循環を良くする働きによると思われる。浮腫や水気の治療にも有効である。補虚、益気は脾胃の機能を賦活して栄養物の吸収を良くするのであろう）。**○芍薬**　苦平　血痺、堅積、疝瘕、止痛、利小便／通順血脈、悪血。**○桂枝**　辛温　上気、補中益気／温筋、通脈、出汗。**○生薑**　辛温　温中、風湿痺。**○大棗**　甘平　安中、養脾、補少気少津液、大驚／補中益気。**○黄耆桂枝五物湯**　悪血を散し、中即ち脾胃を補って営気、衛気（精気）を増産し、血液循環、神経機能を賦活して血痺を除く処方である。○前条は鍼によって表の異常を改善した。本条で薬物を使用するのは病が更に深部に及んだためである。『霊枢』邪氣藏府病形第四に「諸々の（脈が）小なる者は、陰陽形氣倶に不足なり、鍼を以て取ること勿れ、甘薬を以て調えるなり」とあるのが参考となる。

三

夫男子平人　　夫れ男子、平人《ヘイジン》
脈大為労　　脈大は労と為《な》す
極虚亦為労　　極虚も亦労と為す

訳

平均的な体力をもつ男性で、脈が大の者は労の病である。高度の虚、体力を消耗した状態の者も労と診断する。

注

○平人　『素問』には「平人は病まず」（平人氣象論篇第十八）とあり、また「(三部) 九候一の如し、命じて平人と曰う」（調經論篇第六十二）とある。正常、不病の人のことである。『霊枢』には陰陽、五行によって分類された各種の人の類型が記されている。根結第五には「布衣匹夫」と「王公大人」の鍼に対する反応性の違いとそれに基づく治療法の違いが記されているが、ここは平均的な正常人と考えてよいであろう。**○脈大**　気が充実して大きく触れるものは実である。内腔が空のものは芤《コウ》といい、虚を意味する。ここは労の脈で、空虚で締まりなく膨らんだ力のない虚の脈状である。**○労**　気力、体力、精力、性力ともに衰弱した状態である。過労による一時的なものから各種疾患による重症なものまで、その程度はいろいろであろう。慢性疲労症候群もこれに属すると考えられる。

四　男子面色薄者　　男子にして面の色薄き者は
主渴及亡血　　渴及び亡血を主る
卒喘悸　　卒《にわか》に喘し悸す
脉浮者裏虛也　　脉浮の者は裏虛なり

訳

男性で顔色が蒼白の者は、出血その他の血液疾患による貧血である。自覚症状としては、貧血による脱水症状としての咽喉の乾燥感を示す。胃熱による渇ではない。他覚症状としては、急に息ぜわしく、呼吸が困難になったり（肺の鬱血）、動悸（貧血による頻脈）がしたりする。脈状は浮である。ここの浮は虚を意味する。

以上の症状は裏虚（血虚、心虚）の病態を意味している。

注

○**脉浮者裏虛也**　浮は病位としては病が表にあることを示す。病因としては風を意味する。症状としては熱を現す。病勢としては虚を意味することが多い。ここの浮は浮にして虚の脈であろう。脈浮だけで裏が病むものは見当たらない。おそらく遅、その他裏を意味する脈状が存在すると思われる。五苓散は発汗と利尿の作用があり、表裏にわたる薬方であるが、煩渇とともに浮脈を呈する。○**裏虛**　裏は皮肉筋骨の表に対して五藏六府の内藏をいう。虚は亡血に関係する心、肺、肝の虚、機能の障害、低下である。○小建中湯類の適応が考えられる。

五　男子脉虛沈弦　　男子、脉虛にして沈弦

無寒熱
短氣、裏急、小便不利
面色白、時目瞑、兼衄※
少腹滿
此為勞使之然

寒熱無し
短氣、裏急にして小便利せず
面の色白く、時に目瞑し、兼ねて衄《ジク》（鼻血）す
少腹滿《み》つ
此れ勞が之をして然《しか》らしむると為す

校

※兼　『脉經』巻八は「此人喜」に作る。「此の人喜《よ》く」、あるいは「喜《しばしば》」と訓（よ）む。

訳

病人は男性。脈状は虚（精気減弱、貧血、心虚、心は血を主る）、沈（裏、内藏）、弦（少陽、肝は血を藏す）である。悪寒発熱の熱症状はなく、感染症は否定される。

息切れ（肺）があり、腹部が引きつれ痛み（腹部内藏の循環障害）、排尿障害（腎）がある。顔色が白く（肺）貧血状態である。時々めまい（肝）がし（貧血）、鼻血の出ることがある（貧血）。下腹に膨満感がある（腸管麻痺によるガス貯留あるいは膀胱の排尿障害による尿貯留）。

これらの症状は労の病によって生じたものである。

注

○**短氣**　貧血による肺の循環障害によって起きる息切れである。○**裏急**　「裏」は腹部藏器である。消化管（大小腸）あるいは膀胱等。「急」は急迫、切迫症状である。痛み、引きつれ、膀胱ならば切迫した排尿感等である。○**小便不利**　貧血による腎の循環血量の減少による尿生成の不足による。○**面色白、目瞑、衄**　いずれも貧血に基づく症状である。○小建中湯類の適応が考えられる。

六　勞※之為病　　勞の病為《た》る

其脉浮大　　其の脉浮大
手足煩　　手足煩《わずら》わし
春夏劇秋冬瘥　　春夏は劇《はげ》しく秋冬は瘥《い》ゆ
陰寒精自出　　陰（生殖器）寒《ひ》え精（液）自ら出づ
酸削不能行　　酸削《サンサク》して行くこと能《あた》わず

校

※労『脉經』巻八は「労」の上に「男子」の二字あり。

訳

（男子の）労の病の病態は以下の通りである。

脈状は浮大である。浮も大も血管の締り、緊張が弱くて膨らんだ感じである。虚の脈であり、手足は熱感、火照りがあって煩わしい（血熱）。この症状は陽気が強くて温かい春夏には熱に熱が加わって激化するが、陰気が強くて涼しい秋冬には軽快する。

陰茎は冷えて（陰痿）精液が自然に漏出する（遺精）。足はだるくて痛み（循環障害）、痩せ細って（栄養不良）歩くことができない（運動障害）。

注

○煩　血熱である。外感による発熱ではない。太陽の発熱、少陽の往来寒熱、陽明の悪熱とは異なる熱感である。心虚による営血の循環障害による熱感である。静脈鬱血の冷感と異なり、血管拡張と動脈血の流入が多い場合と考えられる。肝の血液鬱滞のときにも煩熱を生ずる。心肝の鬱熱は梔子豉湯類あるいは白虎湯類の適応である。**○瘥**　音サイ。病状が軽快に向かうこと。愈える。**○酸**　痠《サン》と同意。だるくてつらいこと。**○削**　漢音はシャク。サクは呉音。けずる。（痩せて）細いこと。

七　男子脉浮弱而濇※　　男子、脉浮弱にして濇《ショク》

為無子　　無子と為す
精氣清冷　　精氣清冷なり

校

※浮　『脉經』巻八は「微」に作る。

訳

男子で脈が浮弱で濇（しぶる）の場合（精気の虚弱）は、男子不妊症で子供ができない。生殖の力が冷え切って微弱になっているからである。

注

○精氣　精気には、胃の上焦で作られる衛気と中焦で作られる営気がある。両者を併せて精気という。液体なので津液《シンエキ》ともいう。栄養素である。経脈（血管）によって全身の藏府に送られ、その藏気（五藏の機能を遂行する物質）となる。肝の精気はグリコーゲンとして貯蔵され、必要に応じて放出されて筋肉に行き、その活動を支える。短期のスタミナの本である。腎の精気は二つの働きをもつ。一つは長期のスタミナの本となって人の活動を支える。副腎皮質の働きである。もう一つが陰精で、精液に相当する。本条の精気はこの精液の意味である。**○清冷**　物事は熱気のある所で活発に動く。今、精気が寒冷化して活動性を消失している状態であるので、無子となる。

八

夫失精家　　夫《そ》れ失精家
少腹弦急、陰頭寒　　少腹弦急にして陰頭寒《ひ》ゆ
目眩、髪落　　目眩《くら》み、髪落つ
脉極虚芤遲　　脉、極虚芤遲《コウチ》なるは
為清穀亡血失精　　清穀《セイコク》（下利）、亡血、失精と為《な》す

訳

精気が消耗し、精力が減退した人（腎虚）は以下のような症状を現す。

下腹の腹筋が緊張して弓の弦のようになる（腎虚）。陰茎が冷えて勃起しない（腎虚）。めまいがする（貧血）。頭の髪の毛が抜けやすくなる（腎虚）。脈が非常に虚しており、葱の茎を押すように中空で充実感がない。遅脈（寒、痛み）である。

このような症状を呈するものは、慢性の下利症、各種の原因による貧血、あるいは精気の減少した場合である。房事過多による陰痿も含む。

注

○失精家　文字通りには精気の消失した人を意味する。ここでは遺精を病む腎虚を指すが、一般的にはいろいろな原因の場合を含んでいる。人生途上で蹉跌し、社会的に地位や財産を失い、生きる気力、体力を消耗した等も失精の大きな原因になる。『素問』の疏五過論篇第七十七と徴四失論篇第七十八には富貴から貧賤へ没落し、精気を消耗して発病する人々のことが記されている。「古《もと》貴くして勢いを脱すれば（外）邪に中《あた》らずと雖も精神は内に傷《やぶ》れ、身は必ず敗亡す、始めに富んで後に貧しきは邪に傷られずと雖も皮は焦《やつ》れ筋は屈《かが》まり、痿躄《いざり》して攣《ひきつ》る」等とある。要参照。**○少腹弦急**　少腹は足の三陰経が流通する。ここは腎虚による下腹筋の緊張亢進である。虚労、裏急は小建中湯の適応がある。八味丸では少腹不仁と少腹拘急（本篇第一七条）の場合がある。**○目眩**　水気上逆によるもの（腎性）、血の循環障害や貧血によるもの（心、肝）がある。ここは心、腎いずれでも起きる。**○髪落**　髪は腎の協同器官である。髪落は腎の機能低下を意味する。**○清穀**　完穀下利である。ここでは慢性の下利症で、腸結核の如きもの。脾胃の虚寒である。

九※

脉得諸芤動微緊
男子失精、女子夢交
※桂枝龍骨牡蠣湯主之

脈、諸《これ》を芤動微緊に得るときは
男子は失精、女子は夢交（となす）
桂枝龍骨牡蠣湯之を主る

桂枝加龍骨牡蠣湯方

桂枝　芍薬　生薑各三兩　甘草二兩　大棗十二枚　龍骨　牡蠣各三兩

右七味、水七升を以て煮て三升を取り、分け温めて三服す

校

※元の鄧陳本は八条と本条を合わせて一条としている。

※桂枝龍骨牡蠣湯主之『脈經』巻八は「桂枝加龍骨牡蠣湯主之」に作る。

訳

脈診をして芤（中空、虚）、動（上下に拍動する脈、痛み）、微（陽気の虚）、緊（寒、痛み）の脈状を呈するものは、男性の場合は腎虚による遺精、女子の場合は夢交である。

桂枝加龍骨牡蛎湯が治療を主宰する。

注

○**遺精、夢交**　精力減退、インポテンツ。性的神経衰弱。いずれも腎虚の症状である。○**桂枝**　辛温　上気、利関節、補中益気／温筋通脈。○**芍薬**　苦平　血痹、利小便、止痛／通順血脈、散悪血、去水気。○**生薑**　辛温　欬逆上気、風湿痹。○**大棗**　甘平　安中養脾、大驚／補中益気。○**龍骨**　甘平　驚癇（肝）／白龍骨　治夢寐漏精。○**牡蠣**　鹹平　驚恚怒気（肝）、強骨節／漏精。○**桂枝加龍骨牡蠣湯**　桂枝、芍薬、生姜が腎、少陰に作用してこれを補う。龍骨と牡蛎は肝腎の興奮を鎮静しかつ遺精に有効である。桂枝、大棗の補中益気は精気を補充する。

一〇　天雄散方

天雄三兩　炮《あぶ》る　白朮八兩　桂枝六兩　龍骨三兩

右四味、杵《きね》ついて散と為し、酒にて半銭匕を服す、日に三服す、知らざれば（効果がなければ）稍《やや》之を増す

注

○何任の『金匱要略校注』（一九九〇年八月、人民衛生出版社刊）、本方の按語にいう。「『外臺秘要』巻十六の虚労失精門に范汪《ハンオウ》、男子虚失精を療す、三物天雄散方を載す、天雄三兩炮、白朮八分、桂心六分、方後の注に云う、張仲景方には龍骨有り、文仲同じ」と。また「『方薬考』に云う、此は陽を補い陰を摂する方なり、男子の失精、腰膝の冷痛を治す」とある。**○范汪**　四世紀、東晋の医師。曾《かつ》て東陽（今の山東省にあり）の太守に任ぜられた。そこで後世、范東陽と呼ばれている。『范東陽雑病方』（略して『范汪方』）を著す。今亡失す。その内容は多く唐宋の医書に引用されている。**○天雄**（とりかぶとの根、大なるものにして子を有せざるもの）辛温大風、寒湿痺、歴節痛、拘攣緩急、積聚、筋骨を強くす／甘大温大毒、頭面風去来疼痛、心腹結積、関節重く行歩不能。

一一

男子平人
脉虚弱細微者
善盗汗也

男子平人
脉が虚、弱、細、微の者は
善く盗汗するなり

訳

形態的にも生理的にも平均的で普通の体力をもった男性で、脈の打ち方が弱い、即ち虚（精力減退）、弱（心虚）でかつ脈の触れる幅が細く小さい、即ち微（沈に近く陽虚）細（緊弦に近く陰実）の場合はしばしば寝汗をかく。

注

○盗汗　睡眠中の発汗である。自律神経の緊張異常によって起こる。過労や衰弱等で現れるが、病気としては肺結核等で起こりやすい。**○汗**　一般に陽虚、陰実の場合に発汗がある。汗は心の液であるため、心虚の場合に出る。老人で夜半、払暁に出る人がある。少陰心、腎の虚によるものか。

一二

人年五六十
其病脉大者
痺俠背行
苦腸鳴
馬刀俠癭者
皆為勞得之

人年五六十
其の病脉大の者
痺が背を俠《はさ》んで行く
苦《しきり》に腸鳴し
馬刀俠癭《バトウキョウエイ》の者は
皆勞にて之を得たりと為す

訳

年齢五六十歳の病人。

脈は大。両側の背部に疼痛としびれがある。腸管のガスの移動が激しく、ひどく腹鳴がする。側頸部にリンパ腺が累累《ルイルイ》と腫れている。このような病症は皆、労から発生したものである。

ここに労とは、全身の疲労倦怠感を主症とする慢性疾患であるが、本症では頸部リンパ腺の腫脹のあるところから肺結核と考えられる。

注

○脉大　芤の脈で、幅も高さも大きいが、中は葱のように中空な脈である。虚を意味する。**○痺俠背行**　痺は経脈が狭窄して生ずる症候群。痛み、しびれを伴う。肺結核のために、背部の肺兪を中心に皮膚、筋肉の形態と機能に変調を来しているものである。結核性肋膜炎や肋膜癒着があると、その表面に当たる筋肉群に攣縮、疼痛が生ずる。また痺は風寒湿によって生ずる疾患群で、現代のアレルギー疾患群に相当する。ただしここは痛み、しびれである。**○苦腸鳴**　本症は腸結核を併発していると考えられる。そのための腸管運動亢進である。苦は程度が激しくひどいこと。「はなはだ」あるいは「しきりに」と訓《よ》む。**○馬刀俠癭**　馬刀は二枚貝の一種で「マテガイ」。形が似ているので腫脹したリンパ節をいう。癭は側頸部のリンパ節腫脹である。冠の纓《エイ》（あご紐）のかかる所にできるので病だれを付けて癭とした。多くは結核性リンパ節炎である。

一三　脉沈小遅名脱氣
其人疾行則喘喝
手足逆寒腹満
甚則溏泄食不消化也

脉沈小遅は脱氣と名づく
其の人疾行するときは則ち喘喝《ゼンカツ》す
手足は逆寒し腹満す
甚だしきときは則ち溏泄す、食消化せざるなり

訳

脈が沈小遅のものは脱気と名づける。精気の脱落である。気力、体力とも衰弱した状態をいう。脉沈は病が裏、内藏にあることを示す。本症では肺、腸管である。脈小は心虚であり、遅は冷えである。

この人は早足や駆け足をするとゼイゼイ、ハアハアと息切れがする（肺結核等、あるいは貧血による肺の循環障害による）。手足は循環障害のために冷え上がり、冷えが腹部に及び、腸管の循環が障害され、ガスの吸収が悪く、腹鳴を起こすようになる。

重症の場合は下利を生ずる。消化不良である。腸結核等が考えられる。

注

○喘喝　「喘」は音セン。ゼンは慣用音。あえぐ。ハアハアと短い息づかいをすること。「喝」は大声で怒鳴る、ハッハッとかすれ声を出すこと。喘喝で短切な呼吸である。**○溏泄**　「溏《トウ》」は泥。「泄《セツ》」は漏れること。溏泄で泥状下利である。

一四　脉弦而大
弦則為減、大則為芤
減則為寒、芤則為虚
虚寒相搏、此名為革
婦人則半産漏下

脉弦にして大
弦は則ち減と為《な》す、大は則ち芤と為す
減は則ち寒と為す、芤は則ち虚と為す
虚と寒と相搏《う》つ、此を名づけて革と為す
婦人なるときは則ち半産漏下《ロウゲ》

男子則亡血失精

男子なるときは則ち亡血失精

訳

病人の脈が弦で大である。脈の弦は精気の減弱、それによる寒を意味する。脈の大は芤で、形は大きいが中身は空、血虚である。精気が減弱して冷え、血虚で貧血あるいは循環障害が併発した状況を革と名づける。身体の緊迫した状況を意味する。

病気としては、女性では流産その他による子宮出血である。男性では出血性貧血や各種の疾患による体力の消耗である。

注

○脉弦　春の脈は弦である。弦は浮にして緊である（『傷寒論』弁脉法第九）。陽気の発揚によって浮となり、冬の寒気の残存によって緊となる。即ち寒の脈である。**○革**　動物の剥いだ皮をピンと張って乾かしたものである。たるんだものをピンシャンと立ち直らせること。ここは、ゆとりなく急に迫ることで、緊迫した事態をいう。**○半産漏下**　半産は流産である。漏下は子宮出血。

一五　虚勞裏急
悸衄腹中痛
夢失精
四肢痠疼
手足煩熱
咽乾口燥
小建中湯主之

虚労（の病）で裏《リ》（腹部）急《ひきつ》る
悸、衄《ジク》（鼻血）腹中痛む
夢に失精す（遺精）
四肢痠疼《サンツウ》す
手足煩熱す
咽《のど》乾き口燥《かわ》く
小建中湯之を主る

小建中湯方

桂枝三兩　皮を去る　甘草三兩　炙る　大棗十二枚　芍藥六兩　生薑二兩　膠飴《コウイ》一升

右六味、水七升を以て煮て三升を取る、滓を去り膠飴を内れ、更に微火に上《のぼ》せて消解《とか》し、一升を温服す、日に三服す（嘔家は建中湯を用う可からず、甜《あま》きを以ての故なり）

千金（では）、男女、積冷に因って氣滯し、或は大病の後に（正）常に（回）復せず、四肢の沈重、骨肉の痠疼、吸吸、少氣、行動すれば喘乏、胸滿ち氣急、腰背强痛、心中虛悸、咽乾唇燥、面體少色（貧血）に苦しむ、或は飲食味無く、脇肋腹脹り、頭重挙らず、多臥少起す、甚だしき者は積年、輕き者は百日、漸やくにして痩弱を至す、五藏の氣竭くるときは則ち常に復す可きこと難し、六脉倶に不足し、虛寒にして氣に乏しく、少腹拘急し、羸瘠せる百病を療す、名づけて黃耆建中湯と曰う、又人參二兩有り

訳

虚労の病で以下の症状のある場合は、小建中湯が治療を主宰する。裏即ち腸管の急迫状況がある（脾虚）。ここは痙攣、腹痛である。動悸がして、鼻血が出る。いずれも貧血が原因である（心虚）。腹部の奥のほうが痛むのは、腸管のガス貯留と運動亢進による引きつれである（脾虚）。

夢精がしばしば起こり、陰痿の状態にある（腎虚）。手足がだる痛み、熱っぽくて煩わしい。循環障害で血液の鬱滞がある（脾虚）。咽喉や口が渇くのは、脱水症状である。（脾胃の虚熱）。

注

○**桂枝**　辛温　補中益気、利関節（補腎）／温筋通脈、心痛（補心）。○**甘草**　甘平　堅筋骨（補肝腎）、長肌肉（補脾）。○**大棗**　甘平　心腹の邪気、安中養脾／補中益気、除煩悶。○**芍薬**　苦平　除血痺、腹痛（心、小腸）／散悪血、通順血脈（心）。○**生薑**　辛温　風湿痺（腎）、腸澼下利／乾姜、腹痛、脹満。○**膠飴**（飴糖）補虚乏。○**小建中湯**　芍薬六両で主薬とする。桂枝、生姜とともに少陰心、腎に作用して、瘀血を散し、四肢、腹部の血流を改善し、腹痛、四肢痠痛を去る。膠飴、桂枝、甘草、大棗は補中益気により精気を増産して栄養を改善し虚労を補う。

一六　虚勞裏急　　虚勞の裏急

諸不足　　諸々の不足は

黄耆建中湯主之　　黄耆建中湯之を主る

（小建中湯の内に於いて黄耆一兩半を加える、餘は上法に依る、氣短胸滿の者は生薑を加える、腹滿の者は棗を去り茯苓一兩半を加える、及び肺の虚損不足を療し、氣を補うには半夏三兩を加える）

訳

虚労の疾で腹部内藏に腸管の痙攣のような急迫症状のあるもの、諸々の疾患や異常で精気の消耗を起こしているものは黄耆建中湯が治療を主宰する。

注

○**黄耆**　甘温　補虚、癰疽久敗瘡（皮膚潰瘍、褥瘡）／補丈夫虚損、五労羸痩、益気。

一七　虚勞腰痛　　虚勞の腰痛にして

少腹拘急　　少腹拘急し

小便不利者　　小便不利の者は

八味腎氣丸主之（方見脚氣中）　　八味腎氣丸之を主る（方は脚氣中に見ゆ）

訳

虚労の病で以下の症状のある場合は八味腎気丸が治療を主宰する。

腰痛で下腹が引きつれ、小便の出が悪い。いずれも少陰腎経の虚による症状である。

一八　虚勞諸不足　虚勞、諸々の不足
風氣百疾　風氣の百疾は
薯蕷丸主之　薯蕷丸《ショヨガン》之を主る

薯蕷丸方
薯蕷三十分　當歸　桂枝　乾地黄　麹《キク》（こうじ）　豆黄巻《ズオウカン》各十分　甘草　二十八分　芎藭　麥門冬　芍藥
白朮　杏仁各六分　人參七分　柴胡　桔梗　茯苓各五分　阿膠七分　乾薑三分　白斂《ビャクレン》二分　防風六分　大棗
百枚　膏と為す
右二十一味、之を末とし、煉り蜜に和して丸めて彈子の如き大きさにし、空腹に酒にて一丸を服す、一百丸を劑と為す

訳
虚労の病、諸々の疾患や異常において生じた精気の不足状態、風邪によって発生した諸々の疾患。これらの病は薯蕷丸が治療を主宰する。

注
○**薯蕷**（やまのいも、ながいも）甘温　傷中、補虚羸、補中益気／虚労羸痩、煩熱、強陰。○**當歸**　甘温　婦人漏下／除客血内塞、補五藏。○**桂枝**　辛温　補中益気。○**乾地黄**　甘寒　血痺、傷中／五労七傷、補五藏内傷不足、破悪血。○**麹**　小麦を以て麹を作る、穀を消し、痢を止む（『名医別録』）。○**豆黄巻**（黒豆のもやし）甘平　筋攣／五藏（不足）、益気。○**芎藭**　辛温　婦人血塞／温中内寒。○**麥門冬**　甘平　傷中、羸痩短気／虚労、益精、口乾。○**芍藥**　苦平　血痺、益気／散悪血。○**白朮**　苦温　消食／利腰臍間血、益津液、暖胃。○**杏仁**　甘温　下気／驚癇、心下煩熱、心下急。○**人參**　甘微寒　補五藏／調中、消渇、通血脈。○**柴胡**　苦平　腸胃中

結気、推陳致新／心下煩熱。○**桔梗**　辛温　腹満腸鳴、驚悸／補血気、喉咽痛。○**茯苓**　甘平　口焦舌乾、利小便／茯神、五労七傷、驚悸。○**阿膠**　甘平　労極、四肢痠痛、女子下血／虚労羸痩。○**乾薑**　辛温　温中。○**白斂**（かがみ草）　苦平　癰疽、小児驚癇、女子陰中腫痛、結気を散す／下赤白。○**防風**　甘温　風邪、骨節疼痺／脇痛。○**大棗**　甘平　安中、養脾、補少気少津液／補中益気。

○**薯蕷丸**　薯蕷、その他の補中益気諸薬によって精気を補充する。当帰、芍薬、芎藭、地黄、阿膠等によって悪血を駆除して心血管系を補強し、血液循環を改善する。桂枝、茯苓、白朮、杏仁、人参（強心補液）等によって少陰心腎を補う。これら諸薬の協力によって虚労（五藏の虚）を解消する処方である。

一九　虚労

虚煩不得眠
酸棗湯主之

虚労
虚煩眠るを得ず
酸棗湯《サンソウトウ》之を主る

酸棗湯方

酸棗仁二升　甘草一両　知母二両　茯苓二両　芎藭二両（深師は生薑二両有り）

右五味、水八升を以て酸棗仁を煮て六升を得、諸薬を内れて三升を取り、分け温めて三服す

訳

虚労の病で、体力が消耗した状態となり、熱感があって胸苦しく、そのために眠れないことがある。この場合は酸棗湯が治療を主宰する。

注

○**虚煩**　煩は、心胸部に熱感があって胸苦しいことである。虚は、心胸部が空っぽで頼りない感じである。心、肝、食道の鬱血等で起こる。○**虚煩不得眠**　心胸部の熱感のために、胸苦しくて眠れない状態である。眠りは陽虚陰実で起こる。陰虚陽実では眠れない。梔

子豉湯の不眠。「発汗吐下の後、虚煩眠ることを得ず、若し劇しきときは必ず反覆顛倒、心中懊憹す、梔子豉湯之を主る」（『傷寒論』太陽中七六）。酸棗湯の不眠。処方内容より見て、肝の鬱熱が主因と考えられる。○**酸棗**　酸平　心腹寒熱、邪結気聚／煩心不得眠、補中、益肝気、煩渇。○**知母**　苦寒　消渇、熱中（肝）、下水／久瘧（肝）、脇下邪気（肝）。○**茯苓**　甘平　心下結気（心）、寒熱煩満（心）、利小便／安魂魄（肝）（腹部の血行動態の改善→心、肝の機能改善）。○**芎藭**　辛温　中風入脳頭痛、婦人血閉／脇風痛。○

酸棗湯　酸棗仁と知母は肝を補い肝の熱を除く。芎藭は婦人血閉を通ずる働きがあり、肝の鬱血を解消する。脇痛にも有効で肝に作用点をもっている。茯苓は心腎に作用するが、腹部血行の改善を通して肝の機能改善に関係する。諸薬は協同して肝熱の除去と魂魄の安定、不眠の治療に参加している。

二〇　五勞虚極
羸痩腹滿不能飲食
食傷憂傷飲傷房室傷
飢傷勞傷經絡榮衛氣傷
内有乾血
肌膚甲錯
兩目黯黑
緩中補虚大黄䗪蟲丸主之

五勞虚極
羸痩し腹滿し飲食する能《あた》わず
食傷、憂傷、飲傷、房室傷
飢傷、勞傷、經絡榮衛氣傷
内に乾血有り
肌膚甲錯《キフコウサク》し
兩目黯黑《アンコク》なり
中を緩《ゆる》め虚を補うには大黄䗪蟲丸之を主る

訳

病人は五つの労の病や重症の虚（体力低下）の状態にある。栄養失調によって痩せ細り、腸管の機能が衰え、ガスの吸収が不良となり、そのために腹部膨満を生じ、飲食もできない有様となる。

また食傷以下七種の労傷の病において、腹部の血管には血栓を生じ、血液粘稠度の変調を来して、皮膚は潤いを欠いて、カサカサにささくれ立ち、両眼の視力低下を起こす。

このような場合には腹部血栓症等の急迫症状を寛解させ、その病原をなしている虚の状態を改善させる治療を行う。処方としては大黄䗪虫丸が治療を主宰する。

注

○五労　五労は五傷を生ずる。『素問』の宣明五氣篇第二十三に「五労傷る所、久視は血を傷る（心）、久臥は氣（肺）を傷る、久坐は肉（脾）を傷る、久立は骨（腎）を傷る、久行は筋（肝）を傷る」とある。**○七傷**　「飲傷、食傷」は飲食による傷害、「飢傷」は飢餓による栄養失調、「憂傷」は鬱や精神、心理的消耗による傷害、「房室傷」は房事過度による傷害、「労傷」は過労による傷害である。「経絡営衛気傷」は血管神経系の障害、「営衛気傷」は脾胃による営衛の生産不足か、流通障害による病変である。**○乾血**　乾燥した血液とは血栓である。粘稠度に変異を生じた血液の病変である。栄養失調その他、慢性疾患によって起こったものと考えられる。**○肌膚甲錯**　「甲」はもと鱗《うろこ》の象形、またカメ類の甲羅、よろい、かぶとをいう。「錯」は重なること。「交錯」とは、カサカサに乾燥して潤いを欠き、うろこ状に重なったように見える皮膚の形容である。「膚」は表皮、「肌」は皮下組織である。合わせて肌膚という。**○両目黯黒**　一過性黒内障が考えられる。内頸動脈に粥状硬化があるとき、硬化巣からの剥離による栓塞が眼動脈や網膜中心動脈に達して視力の低下を起こすことがある。また目系（視神経）に通じている経脈には心経、腎経、肝経等がある。腎経の病変では「目䀮䀮《コウコウ》として見る所無し」（『霊枢』經脈第十）がある。

大黄䗪蟲丸方《ダイオウシャチュウガン》

大黄十分　蒸す　黄芩二兩　甘草三兩　桃仁一升　杏仁一升　芍藥四兩　乾地黄十兩　乾漆一兩　蝱蟲一升

水蛭百枚　蠐螬一升　䗪蟲半升

右十二味、之を末とし、煉り蜜に和して小豆大に丸め、酒にて五丸を飲服す、日に三服す

注

○大黄　苦寒　下瘀血血閉、破癥瘕積聚、蕩滌腸胃。**○黄芩**　苦平　諸熱黄疸、下血閉／女子血閉、下血。**○杏仁**　甘温　欬逆、産乳金創／驚癇、心下煩熱。**○芍薬**　苦平　除血痺、破堅積／散悪血。

○**乾地黄**　甘寒　逐血痺／五労七傷、破悪血。○**乾漆**　辛温　補中／欬嗽、消瘀血、女子疝瘕。○**蝱蟲**　木虻　苦平　瘀血血閉・蜚蟲《ハイチュウ》苦寒　逐瘀血、破下血積。○**水蛭**（しまひるの乾燥品、スイテツ）鹹平　逐悪血、破血瘕積聚。○**蠐螬**（コガネムシの蛹、セイソウ）鹹温　悪血／血結。○**䗪虫**（ゴキブリの一種、シャチュウ）鹹寒　血積癥瘕、下血閉。

附方

二一　『千金翼』

炙甘草湯（一云復脈湯）
治虚勞不足
汗出而悶
脉結悸
行動如常
不出百日
危急者十一日死※

『千金翼（方）』
炙甘草湯（一に云う復脈湯）
虚労不足
汗出でて悶《もだ》え
脈は結（代）し悸するを治す
行動は常の如し
百日を出でず（して予後不良）
危急の者は十一日にして死す

校

※十一日　『千金翼方』巻十五は「二十一日」に作る。

訳

『千金翼方』の炙甘草湯の主治。

虚労の病や各種の疾患で精気が消耗、不足している状態（全身の虚）。

治療によらず、自然に汗があり（心虚）、胸苦しくて不快である（心虚）。動悸がして脈には結滞があり、不整脈である（心虚）。行動には特別な異常は見られない。放置しておくと百日のうちに死ぬ。心気急迫して心不全を起こすときは十一日で死亡する。

このような場合、炙甘草湯によって治療する。

注

○千金翼方　孫思邈の著。『千金要方』の続編。六八二年成書。**○汗**　心の液である。心虚による発汗である。**○悶**　胸苦しく不快なこと。動悸、脈の結滞による。**○結悸**　不整脈である。虚労、不足の元病によって心不全を起こしているものと考えられる。

炙甘草湯方

甘草四兩　炙る　桂枝　生薑各三兩　麥門冬半升　麻仁半升　人參　阿膠各二兩　大棗三十枚　生地黄一斤

右九味、酒七升、水八升を以て先ず八味を煮て三升を取り、滓を去り、膠を内れて消《とか》し盡し、一升を温服す、日に三服す

注

○甘草　甘平　煩満、通経脈、利血気『名医別録』。**○桂枝**　辛温　心痛、通脈『名医別録』。『千金翼方』巻十五は「桂心二兩」に作る。**○生薑**　辛温　胸満、欬逆上気、温中。**○麥門冬**　甘平　心腹結気／心下支満、虚労、強陰、益精。**○麻仁、麻賁**　辛平　五労七傷／**麻子**（あさの実の子仁）破積血、復血脈。**○人參**　甘寒　止驚悸／心腹鼓痛、胸脇逆満、通血脈。**○阿膠**　甘平　心腹内崩、労極／虚労羸痩。**○大棗**　甘平　心腹邪気／除煩悶、治心下懸。**○生地黄**　大寒　婦人崩中、瘀血（『名医別録』）。**○乾地黄**　男子五労七傷、通血脈。**○炙甘草湯**　『千金翼方』巻十五は「復脈湯」に作る。桂枝去芍薬湯に諸薬を加えたような構成の処方である。桂枝は少陰心経、腎経に作用点をもつ。桂枝去芍薬湯は脈促と胸満を、桂枝加桂湯は奔豚の衝心を治す。不整脈に適応のあることは明らかである。麦門冬、人参、大棗は直接心腹に作用し、甘草、麻仁、人参、地黄は血脈を通ずることにより間接に心に作用する。また麦門冬、麻仁、阿膠、地黄は虚労に効果をもつ。協力して虚労とそれに合併する結悸を治する方を構成している。

二二一『肘後』獺肝散

『肘後《チュウゴ》』獺肝散《タッカンサン》

治冷勞※
冷勞を治す

又主鬼疰一門相染
又、鬼疰にて一門相染まるを主る

獺肝散方

獺肝一具、炙※り乾かし之を末とし、水にて方寸匕を服す、日に三服※す

校

※治冷勞　『肘後備急方』巻一にはこの三字なし。

※炙　『肘後備急方』巻一は「陰」に作る。陰乾は「陰干し」である。

※服　『肘後備急方』巻一にはこの字なし。「日三」に作る。その下に「一具未差更作姚云神良（一具にて未だ差えざれば更に作る、姚云う、神のごとく良し、と）」の十字あり。差は「愈（いゆ）」と訓ず。

訳

『肘後（備急方）』の獺肝散。

冷労を治す。また鬼疰にて一門（一族一家）相い染まる（感染）ものを主る。

注

○冷勞　未詳。大塚敬節氏は熱のない労とする。**○鬼疰**　注は「そそぐ」、また「一ヵ所にくっ付く」意。ここは後者である。鬼は死者の霊魂。摩訶不思議な現象の主体となる。鬼疰とは鬼が身にくっ付いて生ずる病である。人から人に伝わる、感染症である。腸チフスや結核症等。また精神疾患を意味することもある。故に蠱毒と連称されることがある。**○尸注**　尸は死体。一過性の意識消失も含む。『史記』扁鵲傳に記された虢の太子の尸厥は一過性意識消失である。ここの尸注は死に至る感染性疾患の意味であろう。**○一門相染**　一門は同姓の一族。相染は次々とうつること。一門相染とは一族全員に感染することで、強い感染力をもった伝染病を意味する。**○獺肝**（かわうその肝）甘　有毒、鬼注、蠱毒、久咳、焼いて之を服す（『名医別録』）。**○獺肉**　疫気、温病、牛馬の時行病。

考

『肘後備急方』巻一該当の文は以下の如し。

「治尸注鬼注方第七　尸注鬼注病者葛云即是五尸之中尸注又挾諸鬼邪為害也其病變動乃有三十六種至九十九種大約使人寒熱淋瀝怳怳默默不的知其所苦而無處不悪累年積月漸就頓滞以至於死死後復傳至旁人乃至滅門覚知此候者使宜急治之方、又方獺肝一具陰乾搗末水服方寸匕日三一具未差異更作姚云神良」。

（尸注鬼注を治する方第七　尸注鬼注病者は葛（葛洪）云う、即ち是れ五尸の中の尸注《シチュウ》なり、又諸々の鬼邪を挾《はさ》んで害を為すものなり、其病の變動は乃ち三十六種より九十九種に至る、大約人をして寒熱淋瀝怳怳《キョウキョウ》默默たらしめ、其の苦む所を的知せず而《か》つ處として悪まざる處無し、年を累《かさ》ね月を積み漸く頓滞に就き以て死に至る、死後復た傳えて旁人に至り乃ち滅門に至る、此の候を覚知せる者は宜しく急に之を治すべきの方、又方、獺肝一具、陰乾《かげぼし》にし搗《つ》いて末とし水にて方寸匕を服す、日に三たび、一具にて未だ差《い》えざれば更に作る、姚云う、神のごとく良し、と）。

肺痿肺癰欬嗽上氣病脈證治　第七　論三首　脈證四條　方十六首

注

〇肺痿「肺熱葉焦則皮毛虚弱急薄、著則生痿躄（肺熱し葉焦げ則ち皮毛虚弱にして急薄し、著するときは則ち痿躄を生ず）」（『素問』痿論篇第四十四）。気管支拡張症。**〇肺癰**「肺之雍喘而兩胠滿（『甲乙経』は「雍」を「癰」に作る）（肺の雍（癰）は喘して兩胠（脇）滿つ）」（『素問』大奇論篇第四十八）。肺化膿症。**〇欬嗽**　欬は咳に同じ。音ガイは咳の擬声音かという。嗽は体を屈めて咳き込むこと。**〇上氣**「欬嗽上気、厥在胸中（咳嗽上気、厥は胸中に在り）」（『素問』五藏生成篇第十）。「肺脉不及則令人喘……上気見血（肺脈不及なるときは則ち人をして喘せしむ……上気して血を見る）」（『素問』玉機眞藏論篇第十九）。**〇肺痺**「肺脈……微大為肺痺、引胸背（肺脈微大は肺痺と為す、（痛みが）胸背に引く）」（『霊枢』邪氣藏府病形第四）。慢性気管支炎等。**〇肺脹**「虚滿而喘欬（虚滿して喘咳す）」（『霊枢』脹論第三十五）。気管支喘息、肺気腫等。〇現在以上の諸疾患をCOPDと呼ぶ。慢性閉塞性肺疾患である。

一　肺痿

①問曰
熱在上焦者因欬為肺痿
肺痿之病何從得之
師曰
或從汗出或從嘔吐
或從消渴小便利數
或從便難
又被快藥下利重亡津液

問うて曰《いわ》く
熱が上焦に在る者は欬に因って肺痿と為《な》る
肺痿の病は何に從《よ》って之を得たるか
師の曰く
或は汗出づるに從《よ》り、或は嘔吐に從る
或は消渇にて小便利すること數《サク》なるに從る
或は便難きに從る
又快藥を被《こうむ》り下利し重ねて津液を亡《うし》なう

故得之

故に之を得《う》

訳

質問。

上焦即ち胸部に熱のある状況で（慢性気管支炎等）、咳嗽を生ずるような病変（喘息、感冒等）が続くと、肺痿となる。肺痿はどんな病症に続発してくるのか。お尋ねする。

先生の答。

大量の発汗、嘔吐、消渇（糖尿病）における頻尿、あるいは便秘に際して下剤を服用して下利する、という脱水を起こすような病変があって、これに引き続いて肺痿が生じてきたのである。

注

○従　漢音はショウ。ジュウは呉音。「よって」と読んで、原因、理由の意となる。また時間、空間の起点を示す。ここは原因。**○上焦**　『霊枢』營衛生會第十八においては胃から出る構造物である。現代医学のリンパ管である。胃から起こり衛気即ちリンパ液を生ずる。衛気は肺に上り、太陰肺経に沿って流れ、全身を循環する。主として胸郭内にあるので、上焦の熱は胸郭内の熱を意味する。**○肺痿**　前駆する病変は全て脱水を起こすものである。脱水によって胸郭内に熱を生じ、そこに咳嗽が加わって肺痿を起こしたと考えたのであろう。

②曰
寸口脉數其人欬
口中反有濁唾涎沫者何
師曰
為肺痿之病
若口中辟辟燥

曰く
寸口の脉數にして其の人欬《ガイ》（咳）す
口中反って濁唾涎沫《センマツ》有るは何ぞや
師の曰く
肺痿の病と為《な》す
若し口中辟辟《ヘキヘキ》として燥《かわ》き

欬即胸中隠隠痛
脉反滑數
此為肺癰欬唾膿血
脉數虚者為肺痿
數實者為肺癰

欬して即ち胸中隠隠として痛み
脉反って滑數《カッサク》なるは
此れ肺癰と為す、欬して膿血を唾す
脉數虚の者は肺痿と為す
數實の者は肺癰と為す

訳

質問。

寸口の脈が数《サク》（気虚）で咳（特に激しくはない）をする。口の中には不透明な喀痰や涎様の唾がある（非化膿性、非血性）。これは何の病か。

先生の答。

それは肺痿（非化膿性）である。

もし口の中がひどく乾燥したり（口内炎あるいは脱水）、激しく咳き込んで胸の中に響くように痛んで（肺内に激しい炎症性病変がある）、脈が滑（急性発揚性病変）数（熱候）である場合、これは肺癰（肺化膿症）である。化膿性で血性の喀痰を出す。

脈が数なのは、熱候というよりは、肺気が衰えて（肺気腫等、呼吸面積の減少により）呼吸が頻作になったために起こったものであろう。脈の虚は肺気の衰えの反映である。このような脈状を呈するものは肺痿（肺気腫、気管支拡張症）である。非炎症性、肺機能の減弱による病態である。

現代医学の肺気腫、気管支拡張症あるいは慢性気管支炎等に当たると考えられる。一部の安定化した肺結核も考えられるが、一般的には肺結核では化膿性の喀痰があり、該当しないと考える。

脈が数実のものは肺癰である。この脈数は肺の化膿性炎症による熱の反映である。脈実は肺病変としてなお強い化膿性炎症が存在しており、病人の体力も保存されていて強く反応しているためである。

注

○濁唾涎沫　濁は混濁、非透明である。ここは膿性ではないことを示す。涎は漢音セン。ゼンは呉音。よだれである。音エンは細い水の流れをいい、末は飛沫である。これも非化膿性のものである。即ち肺痿の非化膿性疾患であることを示している。**○辟**　原義は横に避けること。正常からの偏りが強いこと。辟辟は異常に、激しくの意味であろう。**○隠隠**　内部に響くこと。ここは咳嗽の際に、気管支の運動が肺内に強く響くように波及し痛む状況を表現している。

二　肺癰

①問曰　　問うて曰く
病欬逆　　欬逆を病む
脉之何以知此為肺癰　　之を脉して何を以て此が肺癰為《た》るを知るか
當有膿血　　當に膿血有るべし
吐之則死　　之を吐けば則ち死す
其脉何類　　其の脉は何に類するか

訳

質問。

病気で咳き込みを起こしている。この病人の脈診を行って、この病気が肺癰であることを何によって判断することができるか。どのような種類の脈状を呈するか。

この病人には、咳き込みだけではなく、当然肺内に膿と血が存在する。これを吐法によって排除しようとすると不良の転帰を取る。

②師曰　　師の曰く
寸口脉微而數　　寸口の脉微にして數
微則為風、數則為熱　　微は則ち風と為《な》す、數は則ち熱と為す
微則汗出、數則惡寒　　微なれば則ち汗出で、數なれば則ち惡寒す

訳

先生の答。

寸口の脈は微で数である。風邪の病原性は比較的軽微であるため、まず表陽を侵し衛気を傷る。寸口脈微は陽不足により、陽不足とは衛気の虚を意味する。発汗の機構は衛気が司る。陽虚、衛気の虚によって自汗が出る（『傷寒論』辨脉法三、四）。

脈数によって悪寒と発熱が起こるが、これは同時ではない。風はまず表陽を侵して陽不足を生じ悪寒を起こす。次いで陰に入って陰不足を生じ、発熱を起こすのである。風は熱を為《おこ》す（辨脉法三二）。陽微なるときは則ち悪寒す（辨脉法二二）。陰不足は発熱す（辨脉法三二）。また栄気微は発熱す（辨脉法四）。

注

○脈數　「數則悪寒、數則為熱」。悪寒と発熱の間には時間の推移、ずれがある。風はまず表陽を傷《やぶ》る。表陽が傷れるとまず悪寒、自汗が起きる。続いて衛気が精気の補充を受けて盛んになってくると陽実になり、発熱を生ずるようになる。即ち発病の初期にはショックを受けて虚となるが、次いで邪気に対する抵抗反応が生じ、衛気の実、陽実となるのである。また風の病原性が強く、寒に似た侵襲力をもつと更に裏に入って営血を侵し、血虚を生ずる。血虚は発熱を起こす。

③風中於衛、呼氣不入　　風が衛《エ》に中《あた》れば呼氣して入らず
熱過於榮、吸而不出　　熱が榮《エイ》を過《よぎ》れば吸うて出《い》でず
風傷皮毛、熱傷血脉　　風は皮毛を傷《やぶ》り、熱は血脉を傷る

訳

風が衛気に中って、衛気の虚が起こると息を吐き出すことはできるが、吸気ができない。風が営血を傷って発熱すると、呼吸が促迫して息を吸っても吐き出すことが難しくなる。

風邪は体表の皮毛を傷り、熱邪は内部に侵入して血脈を傷る。

注

○吸氣　鍼を皮膚中に入れるとき吸気をうかがって入れる。刺鍼に際して、衛気が実して皮膚が緊張し、鍼の刺入に対する抵抗を起こさせないためである。吸気のときには衛気の虚が起きる。衛気の虚で吸気が困難になるかは不明。**○呼氣**　瀉法で鍼を抜くとき呼気をうかがって抜く。呼気が尽きるのに合わせてゆっくり抜くのは、実を抜き取るためである。呼気の際には衛気の実が起こり、交感神経が興奮する。栄気の刺激で呼気が困難になるかは不明。〇ここには、風と熱で営衛が傷られると呼吸の障害が生ずるということが述べられている。

④風舎於肺、其人則欬
口乾喘滿、咽燥不渴
時唾濁沫、時時振寒
熱之所過、血為之凝滯
畜結癰膿、吐如米粥
始萌可救、膿成則死

風が肺に舎《やど》れば其の人則ち欬す
口乾き喘満す、咽燥《のどかわ》くも渇せず
時に濁沫を唾《つば》し、時々振寒す
熱の過《よ》ぎる所、血之が為に凝滞す
畜（積）（凝）結して癰膿となり、米粥の如きを吐く
始めに萌せるときは救《すく》う可し、膿成れば則ち死す

訳

風は体表を侵して皮毛を傷る。肺は皮毛の協同器官であり、風邪が皮毛から更に深部に侵入すると肺を侵す。風邪が肺を侵す（肺炎、気管支炎）と咳が出る。ゼイゼイと息ぜわしく（喘）、胸の中に何かがいっぱいに詰まった感じがする（胸満）。時々濁った喀痰を吐出する（肺癰の始まり）。また寒気がしてがたがたと震える（振寒）。風邪によって肺に熱をもつために口や咽喉が乾燥する。脱水ではないので水をほしがることはない（口乾、咽燥、不渇）。

熱邪は皮毛より深部に入り、血脈を侵す。血脈には血液が流れている。血液は熱邪のために循環が傷害され、その経過する局所（肺）に凝滞が起こる。血液が凝滞すると血は正常性を失って化膿してくる。こうして肺の中に膿瘍が形成された結果、米の研ぎ汁のような白濁したもの（膿）を吐く。

風邪が肺に侵入しても、初期の内は救済ができるが、膿瘍が完成してしまうと予後不良となり、死の転帰を取る。

三　上氣面浮腫肩息　　上氣して面に浮腫あり肩で息をする
其脉浮大不治　　其の脉は浮大のものは治せず
又加利尤甚　　又、(下)利を加えるものは尤も甚だし

訳

患者は、咳き込んで顔面が浮腫状になり、息切れして肩で息をする状況である。

その脈は浮で大である。浮は風邪の上逆により、大は洪大で心の脈である。心虚で肺に鬱血を生じ、鬱血性気管支炎を起こしてきたものである。また肺脹、肺気腫でもこの症状を生ずる。

このような場合は、予後不良で処置のしようがない。その上、下利が加わるときは一層重症で予後不良の状況であることを意味する。

注

○上氣面浮腫　咳き込みによって、上空静脈から頸静脈領域の循環障害を生じ、浮腫を起こしてきたものである。**○肩息**　肺の病変のために酸欠し、正常な呼吸ができず、呼吸が促迫している状態。肺部の呼吸筋のみでなく、上半身の筋肉を動員して呼吸している状況である。**○加利**　大腸は肺と表裏の関係にある器官である。下利は協同器官の大腸が侵され、脱水を生じ、全身の衰弱を増強することになる。故に予後不良となる。

四　上氣喘而躁者屬肺脹　　上氣し喘して躁《ソウ》する者は肺脹に屬す
欲作風水　　風水を作《な》さんと欲するものは
發汗則愈　　汗を發すれば則ち愈《い》ゆ

訳

咳き込み、ゼイゼイと喘鳴を起こし、呼吸困難で手足をばたつかせて苦しむものは肺脹の患者である。肺の病変から心の傷害を生じ、手足の循環障害を起こしてきたものと考えられる。

急性の感染症から心や腎の傷害（風水）を起こし、浮腫や肺水腫等が発生したときは発汗療法によって治癒する。一般に浮腫の水を排泄する方法は三つある。汗として出す、排尿する、下利として腸管から出す。本症は脈浮等、発汗の適応条件がある場合である。

注

〇躁　ガヤガヤと騒ぐこと。症状としては、心不全で手足の循環障害があるときや、感染症で意識障害があるとき等で、手足をばたばたと動かして苦しむ様。**〇屬**　漢音はショク。ゾクは慣用音。仲間に入っていること。帰属する。仲間。**〇風水**　水気病の一種。脈浮、外証は骨節疼痛、浮腫である（水氣病脉證并治第十四）。風は感染症である。上気道炎からアレルギー機転により急性リウマチ熱を生ずると急性の心炎、腎炎、関節炎を起こしてくる。風水は感染症に続発する水腫である。**〇肺脹**　気管支喘息である。本条の前文と後の病症は、別個の発生病理をもつもので並列するものではない。

五　肺痿吐涎沫而不欬者　　肺痿にて涎沫を吐くも欬せざる者は

其人不渴　　其の人、渇せず

必遺尿小便數　　必ず遺尿《イニョウ》し小便數《サク》なり

所以然者　　然る所以《ユエン》（理由）は

以上虛不能制下故也　　上虚し下を制する能《あた》わざるを以ての故なり

此為肺中冷　　此は肺中冷と為《な》す

必眩多涎唾　　必ず眩《めくら》み、涎唾《エンダ》多し

甘草乾薑湯以温之　　甘草乾薑湯を以て之を温む

若服湯已渴者屬消渴　　若し湯を服し已《おわ》って渇する者は消渇に屬す

甘草乾薑湯方

甘草四兩　炙る　乾薑二兩　炮《あぶ》る

右㕮咀《フソ》（噛み砕く）、水三升を以て煮て一升五合を取る、滓を去り、分け温めて再服す

訳

肺痿の病で、薄い痰を吐くが咳は出ない。

この病人は咽は渇かないが、尿失禁を起こしたり頻尿になったりする。その理由は肺が虚してその機能が衰えると水分の代謝に異常を起こし、肺の協同器官である皮膚（発汗）や大腸（大便）からの水の排泄がうまくいかなくなり、膀胱（小便）からの排泄が増えるのである。病理的には肺の寒虚である。

そのためにめまいを起こす。肺は営衛の気を循環させる原動力である呼吸を行っている。肺虚寒のためにその機能が侵され、目に十分の精気を送ることができない。そこで上気の虚を生じてめまいが起こる。『霊枢』衛氣第五十二に「上虚則眩（上虚するときは則ち眩す）」とある。また化膿性の痰ではなく、鬱血により肺胞や気管支からの分泌物である薄い痰が大量に出る。

このような場合には甘草乾姜湯で肺を温める。もし、この湯液を服用して咽喉の渇くものは消渇に属する病症である。

注

○肺痿　肺気腫、気管支拡張症等により肺の呼吸機能の減弱した病症である。**○不欬**　肺痿が非炎症性病変で気管の刺激が少ないためである。**○不渇**　内熱がないことを示している。**○遺尿小便數**　肺は水道を通調する機能をもつ。胃の上焦、中焦で作られる精気即ち津液を全身に輸送する働きである。肺痿によってこの機能が衰えている。そこで津液は下焦から尿として排泄されることになる。これが遺尿であり、小便頻作となる理由である。**○肺中冷**　肺痿は肺の機能不全である。肺内の循環が傷害され、血流も減り、熱気がない。そこで肺中冷となる。**○眩**　心、腎、肝の傷害で起こる。目や耳の血や水の流通異常による。ここは衛気（津液）の流通不全による。**○涎唾**　涎は唾液腺からの分泌物である。唾は気道からの排泄物である。いずれも炎症性、化膿性のものではない。肺中冷即ち虚寒により、肺や気道に鬱血を生じたことによる分泌物増加を意味する。**○消渇**　善飢、煩渇と多尿を主症とする病症である。胃熱による。現代の糖尿病がこれに当たる。しかしここの消渇は肺消である。肺病変による多飲と多尿である。『素問』氣厥論篇第三十七に

「心、寒を肺に移せば肺消と為る、肺消は飲一に溲二」また「心、熱を肺に移せば伝えて鬲消と為る」とある。**○甘草乾薑湯**　肺冷を温め、血液循環を改善し、分泌を減らす。**○甘草**　甘平　五藏六府

寒熱邪気／温中、下気、咳嗽、止渇、利血気。**○乾薑**　辛温　胸満、欬逆上気、温中、風湿痺、下利／霍乱（辛味の薬は肺に趨性をもつ）。

六　欬而上氣
喉中水鷄聲
射干麻黄湯主之

欬して上氣し
喉中に水鷄《スイケイ》の聲あるものは
射干《ヤカン》麻黄湯之を主る

射干麻黄湯方
射干十三枚（一法には三兩）　麻黄四兩　生薑四兩　細辛三兩　紫苑三兩　款冬花三兩　五味子半升　大棗七枚　半夏　大なる者八枚洗う（一法には半斤）
右九味、水一斗二升を以て先ず麻黄を煮て兩沸せしめ、上沫を去り、諸薬を内れ、煮て三升を取り、分け温めて三服す

訳

咳き込んで咽喉の所でゴロゴロと水鶏（蛙）の鳴声のような音がする場合は、射干麻黄湯が治療を主宰する。

注

○水鶏聲　水鶏は「蛙」あるいは「くいな」のこと。「くいな」はツル目クイナ科の鳥。水辺に住む渡り鳥。ここは蛙の鳴き声であろう。**○射干**（ひあふぎの根）　苦平　欬逆上気、喉痺咽痛、散結気。**○麻黄**　苦温　欬逆上気、傷寒頭痛、発表出汗。**○生薑**　辛温

欬逆上気／傷寒頭痛、嘔吐。○**細辛**　辛温　欬逆、風湿痺、頭痛脳動／温中、下気、利水道、喉痺（咽頭炎）。○**紫苑**（しおんの根）苦温　欬逆上気、胸中寒熱結気／五体虚労、小児驚癇。○**款冬花**（日本産は、ふきのとう）　辛温　欬逆上気、善喘、喉痺、驚癇寒熱。○**五味子**　酸温　欬逆上気、労傷羸痩、強陰。○**大棗**　甘平　安中養脾／補中益気。○**半夏**　辛平　胸脹欬逆、下気、喉咽腫痛、心下堅、頭眩／嘔逆、消心腹胸中膈痰満結。○**射干麻黄湯**　大棗以外全て欬逆の効果をもつ。そのうち、姜味辛夏と麻黄は小青龍湯に含まれる。少陰腎経に作用点をもち、肺の水を捌く薬物である。射干と紫苑は苦味で心経に働く。これも間接的に水を捌く。款冬花は辛味で肺に作用する。本方は小青龍湯に似た処方で、肺の水を処理する作用をもつと考えられる。

七　欬逆上氣時時吐濁　　欬逆上氣し時々濁を吐く

但坐不得眠　　但だ坐して眠るを得ず

皁莢丸主之　　皁莢丸《ソウキョウガン》之を主る

皁莢丸方

皁莢八兩　皮を刮《けず》って去り、酥《ソ》（クリーム）を用いて炙る

右一味、之を末として蜜にて梧子大の丸とす、棗の膏《あぶら》を和し（加え）た湯を以て三丸を服す、日に三たび、夜に一服す

訳

激しく咳き込み、時々濁った粘稠（喀出が困難で咳き込む、膿性は少ない）な喀痰を吐く（量も多くない）。咳き込むために起座呼吸の状態にあり、眠ることができない。

このような場合には皁莢丸が治療を主宰する。

注

○**但坐**　欬逆による起座呼吸である。横臥すると息苦しくなり起き

上がってしまう。したがって眠ることが困難になる。**○皁莢**（さいかちの実）　辛鹹温　風痺、利九竅／欬嗽、腹脹満、婦人胞下落（子宮脱だろうか）。皁莢はおそらく気道の粘膜を刺激して、痰の粘稠度を減らす作用をもつのではないかと考えられる。

八　欬而脉浮者　　欬して脉浮の者
厚朴麻黄湯主之　　厚朴麻黄湯之を主る

厚朴麻黄湯方
厚朴五両　麻黄四両　石膏如雞子大　杏仁半升　半夏半升　乾薑二両　細辛二両　小麥一升　五味子半升
右九味、水一斗二升を以て先ず小麥を煮て熟せしむ、滓を去り、諸藥を内れ、煮て三升を取る、一升を温服す、日に三服す

訳

咳が出て脈が浮の場合は厚朴麻黄湯が治療を主宰する

注

○欬而脉浮　処方を考える上で証、脈ともに乏し過ぎる。薬方より逆算して証を考えるべき場合である。**○厚朴**　苦温　頭痛、驚悸、気血痺／下気、消痰、胸中嘔逆、腹痛脹満。**○麻黄**　苦温　欬逆上気、発表出汗。**○石膏**　辛微寒　心下逆気、驚喘、口乾舌焦／身熱、消渇、発汗。**○杏仁**　甘温　欬逆上気、喉痺、下気、寒心賁豚／驚癇、心下煩熱、心下急。**○小麦**　甘微寒　燥渇、養肝気。麴に作る　温　消穀、止利（『名医別録』）。**○厚朴麻黄湯**　構成薬物から見て、麻杏甘石湯の喘、半夏厚朴湯の咽中炙肉で気の上衝、小青龍湯の表不解、越婢加半夏湯の欬して上気があり、脈は浮となる。これらの処方の適応症状から、本方の適応を判定すべきであろう。

九　脉沈者　　脉沈の者は

澤漆湯主之　澤漆湯之を主る

澤漆湯方

半夏半升　紫參五兩（一に紫苑に作る）　澤漆三斤　東流の水五斗を以て煮て一斗五升を取る　生薑五兩　白前五兩　甘草　黄芩　人參　桂枝各三兩

右九味、㕮咀し、澤漆の汁の中に内れ、煮て五升を取る、五合を温服す、※夜に至って盡す

校

※至夜盡『千金要方』巻十八は「日三夜一」に作る。

訳

脈が沈の場合は澤漆湯が治療を主宰する。

注

○脉沈者　脈のみで証を欠く。処方から逆算して脈と証を判断すべきである。**○紫參**（中国産良し）苦辛寒　心腹積聚、利大小便／衄血、唾血、止渇、癰腫。**○澤漆**（とうだい草の全草）苦微寒　大腹水気、四肢面目浮腫、陰気不足／利大小腸。**○白前**《ビャクゼン》（市場にて入手困難）甘微温　欬嗽上気、胸脇逆気（『名医別録』）。**○黄芩**　苦平　諸熱黄疸、下利、逐水、下血閉／痰熱、利小腸。**○澤漆湯**　六物黄芩湯（黄芩、人参、乾姜、桂枝、大棗、半夏より成る、乾嘔下利を治す）から大棗を除き、紫参、澤漆、白前、甘草を加えたような薬物構成である。加味のうち咳嗽に関係するのは白前だけである。他は胃腸並びに浮腫、水腫に効用をもっている。これは脈沈にも対応している。本方は胃腸の薬である。咳嗽が胃腸疾患や水腫（肺水腫）に伴う場合であろう。『脉經』巻二の平三関病候并治宜第三に「寸口脈沈胸中引脇痛胸中有水気宜服澤漆湯、鍼巨闕瀉之（寸口の脈沈、胸中より脇に引いて痛み、胸中に水気有るは宜しく澤漆湯を服すべし、巨闕に鍼して之を瀉す）」とある。これは肺水腫の咳嗽に相当する。『千金要方』巻十八の咳嗽第五に「夫上氣其脈沈者澤漆湯方（夫れ上氣して其の脈沈の者は澤漆湯方）」とある。本

書の水氣病脉證并治第十四には各種水病における水腫、咳嗽、腹満等の症状とその治法が記されている。参照すべきである。

一〇　大※逆上氣咽喉不利　大いに逆して上氣す、咽喉利せず
止逆下氣者　逆を止め氣を下すには
麥門冬湯主之　麥門冬湯之を主る

麥門冬湯方
麥門冬七升　半夏一升　人參二兩　甘草二兩　粳米三合　大棗十二枚
右六味、水一斗二升を以て煮て六升を取り、一升を温服す、日に三たび、夜に一服

校

※大　『医宗金鑑』巻十九は「火」に作る。

訳

激しく逆上して咳き込む、喘息を起こす、咽喉がいらいらして異物感や不快感がある。

咳き込みや喘息、咽のいらいらを止め、のぼせを引き下げるのは麦門冬湯で、これが治療を主宰する。

注

○麥門冬湯　麦門冬は咽の乾燥を潤し、半夏とともに肺気の逆上、咳嗽を鎮める。人参は腸管の血行を改善して、大棗、粳米とともに精気、津液の生産を増やし、咽の乾きを止める。合わせて咽喉部の被刺激性を減弱して咳嗽を止める。『肘後備急方』麥門冬湯、肺痿、欬唾、涎沫、喉燥渇を主る。『金匱玉函経』病後労復発熱者、麥門冬湯主之、辨陰陽易差後勞復病脉證并治第十二。**○麥門冬**（やぶらん、りゅうのひげの根瘤）甘平　心腹結気、傷中、羸瘦短気／虚労、口乾、燥渇、定肺気。**○半夏**　辛平　下気、喉咽腫痛、胸脹欬逆、頭眩／咳嗽上気、心下急痛、嘔逆。**○人參**　甘微寒　安精

神、定魂魄、止驚悸／調中、心腹鼓痛、胸脇逆満、消渇、通血脈。　○**粳米**　甘苦平　益気、止煩（『名医別録』）。

一一　肺癰喘不得臥　　肺癰、喘して臥するを得ざるは
葶藶大棗瀉肺湯主之　　葶藶大棗瀉肺湯之を主る

葶藶大棗瀉肺湯方
葶藶　熬《い》って黄色ならしめ搗《つ》いて丸とし彈丸大の如くす　大棗十二枚
右先ず水三升を以て棗を煮て二升を取り、棗を去り、葶藶を内れ、煮て一升を取り頓服す

訳
肺癰、肺の化膿性疾患で、ゼイゼイと息ぜわしくして横臥できないときは葶藶大棗瀉肺湯が治療を主宰する。

注
○**葶藶大棗瀉肺湯**　喘息上気を瀉下によって引き下げる処方である。○**葶藶**（和産なし）　辛苦寒　癥瘕積聚結気、通利水道／下膀胱水。○**大棗**　甘平　心腹邪気、安中養脾、平胃気／補中益気、腸澼。

一二　欬而胸満　　欬して胸満つ
振寒脉數　　振寒して脉數《サク》
咽乾不渇　　咽乾くも渇せず

時出濁唾腥臭　　時に濁唾腥臭を出《い》だす
久久吐膿如米粥者　　久久にして米粥の如き膿を吐く者は
為肺癰　　肺癰と為す
桔梗湯主之　　桔梗湯之を主る

桔梗湯方　亦血痺を治す
桔梗一兩　甘草二兩

右二味、水三升を以て煮て一升を取り、分け温めて再服す、則ち膿血を吐くなり

訳

肺癰の病では以下のような症状を示す。

咳をして胸がいっぱいに詰った感じがする。寒気がしてがたがたと震え、脈は数となる。咽喉は乾いた感じがするが水を飲みたいとは思わない。時々生臭い混濁した喀痰を吐く。慢性へと経過するうちに米粥のような白く濁った膿痰を吐くようになる。このような場合には桔梗湯が治療を主宰する。

注

○**桔梗湯**　「少陰病二三日咽痛者、可與甘草湯、不差與桔梗湯」（『傷寒論』少陰病三一一）。大塚敬節氏は桔梗白散の間違いではないかという（『傷寒論解説』）。○**桔梗**　辛微温　胸脅痛如刀刺、腹満腸鳴／治喉咽痛。○**甘草**　温中　下気、煩満、咳嗽、止渇（『名医別録』）。

一三　欬而上氣此為肺脹　　欬して上氣するは此を肺脹と為す

其人喘目如脱状　其の人は喘して目は脱する状の如し
脉浮大者　脉の浮大の者は
越婢加半夏湯主之　越婢加半夏湯之を主る

越婢加半夏湯方

麻黄六両　石膏半斤　生薑三兩　大棗十五枚　甘草二兩　半夏半升

右六味、水六升を以て先ず麻黄を煮て上沫を去り、諸薬を内れ、煮て三升を取り、分け温めて三服す

訳

咳をしてのぼせを起こす。これは肺脹である。以下のような症状を示す。

ゼイゼイと息ぜわしく、咳き込みのためにのぼせて目が抜け落ちそうに感ずるほどである。脈は浮で大である。浮は気の上衝を表し、大は熱を意味する。熱邪肺を薫じて欬逆上気を生じた例である。

越婢加半夏湯が治療を主宰する。麻黄は肺の邪熱を去り、欬逆上気を止める。

注

○肺脹　肺痿は気管支拡張症あるいは慢性気管支炎である。肺癰は肺化膿症である。肺脹は気管支喘息である。熱症はない。**○上氣**　本篇第三、第四条参照。**○越婢湯**　「風水悪風、一身悉腫、脉浮、不渇、續自汗出、無大熱」（水氣二三）。**○越婢加朮湯**　「裏水」（水氣二五）／「裏水者一身面目洪腫、其脉沈、小便不利」（水氣五）、「肉極……汗大泄、厲風氣、下焦脚弱」（中風歴節二〇）。**○麻黄**　辛微寒苦温　去邪熱気、欬逆上気、発表出汗／風脇痛。**○石膏**　辛微寒　心下逆気驚喘不能息、口乾舌焦／身熱、暴気喘息、消渇。**○半夏**　本篇一〇条を参照。

一四　肺脹

欬而上氣
煩燥而喘
脉浮者
心下有水
小青龍加石膏湯主之

肺脹
欬して上氣
煩燥して喘す
脉浮の者
心下に水有るときは
小青龍加石膏湯之を主る

小青龍加石膏湯方

麻黄　芍藥　桂枝　細辛　甘草　乾薑各三兩　五味子　半夏各半升　石膏二兩

右九味、水一斗を以て先に麻黄を煮る、上沫を去り、諸藥を内れ、煮て三升を取る、強い人は一升を服す、羸《やせ》たる者は之を減ず、日に三服す、小兒は四合を服す

訳

肺脹の病で咳き込んでのぼせを起こし（肺気上衝）、熱っぽくていらいらとして落ち着かない（肺熱）。脈は浮である（肺気上衝）。この状態で心下に水（胃内停水あるいは腹水）のある場合は小青龍加石膏湯が治療を主宰する。

注

○**煩燥**　本篇四条では「喘而躁者」になっている。躁は手足をばたばたさせて身の置き所がないようにすることであり、苦悶の一種である。喘としてはかなり激しい状況である。煩は熱っぽくて胸苦しい感じである。燥は乾燥である。心下に水があり、脱水状態にあると思われる。○**小青龍湯**　少陰の厥逆を抑制する。○**小青龍加石膏湯**　小青龍湯の適応症で、熱感と上衝の激しい者を治療する。○**桂**

枝　辛温　欬逆上気、利関節／温筋通脈。○**芍薬**　苦平　血痺、止痛、堅積、利小便／通順血脈、散悪血。○**乾薑**　辛温　欬逆上気、風湿痺、温中。○**五味子**　酸温　欬逆上気、強陰。○**細辛**　辛温　欬逆、風湿痺。○**石膏**　辛微寒　逆気、驚喘、口乾舌焦／身熱、煩逆、暴気喘息、消渇。

附方

一五　『外臺』炙甘草湯　**『外臺（秘要）』の炙甘草湯**

治肺痿涎唾多　**肺痿で涎唾多く**

心中温温液液者　**心中温温液液たる者を治す**

（方見虚勞）　**（方は虚労に見ゆ）**

訳

『外臺秘要』の炙甘草湯は、肺痿の病で口から喀痰をたくさん吐出して（肺気上逆）、胸の中がむかむかして気持ちが悪い（胃虚、胃気上逆）、という状態を治療する。

注

○**炙甘草湯**　「『千金翼』の炙甘草湯は虚労不足、汗出でて悶す、脈結悸……を治す」（血痺虚労二一）。○**桂枝**　辛温　補中益気、上気、欬逆／温中。○**甘草**　甘平　倍力、解毒／通血脈、利血気。○**生薑**　辛温　欬逆上気、温中。○**大棗**　甘平　平胃気、安中、養脾、大驚／補中益気、煩悶。○**麦門冬**　甘平　心腹結気、傷中、羸瘦／定肺気、虚労、燥渇、強陰、益精。○**人参**　甘寒　補五藏、驚悸／調中、消渇、通血脈。○**乾地黄**　甘寒　傷中、血痺、填骨髄、長肌肉／五労七傷、悪血（生地黄　下血）。○**麻仁**　甘平　補中益気（麻蕡　辛平　五労七傷、下血）。○**阿膠**　甘平　心腹内崩、労極、四肢痠疼、下血。○**炙甘草湯方**　桂枝去芍薬湯は肺気、胃気の上逆を抑制する。麦門冬は肺気を安定にするとともに地黄、麻仁、阿膠、大棗、人参と並んで補中益気により肺痿による虚労を防ぎ、体力の維持増進に働く。

一六　『千金』甘草湯　『千金』の甘草湯

甘草

右一味、水三升を以て煮て半を減じ、分け温めて三服す

訳

略す。

注

○「案ずるに此の方は『肘後方』に出づ、『千金』の主療は『外臺』の炙甘草湯と同じ、但し唾多の下に出血の二字あり、『千金翼』は温液湯と名づく」（多紀元簡『金匱要略輯義』）。

一七　『千金』生薑甘草湯　『千金』の生薑甘草湯は

治肺痿欬唾涎沫不止　肺痿で欬唾し涎沫止《や》まず

咽燥而渇　咽燥《のどかわ》いて渇するを治す

生薑甘草湯方

生薑五兩　人參三兩　甘草四兩　大棗十五枚

右四味、水七升を以て煮て三升を取り、分け温めて三服す

訳

『千金要方』の生姜甘草湯は肺痿で咳、喀痰があり、希薄な痰が絶えず湧き出て止まらない、咽がからからになって水を飲みたがるものを治療する（肺からの水分の脱出による脱水症状）。

注

○**人参**　甘寒　調中、消渇、通血脈（『名医別録』）。○**甘草**　甘平　温中、下気、煩満（『名医別録』）。○**大棗**　甘平　補少気少津液／補中益気。○**生薑甘草湯**　生姜は肺胃を温め、咳を抑え、涎沫の生産を減らす。大棗は脾を養い精気を増産する。人参は腸管の血液循環を良好にして栄養物の消化、吸収を改善し、体液の増量に働き、脱水症状を軽減する。

一八　『千金』桂枝去芍藥加皂莢湯　『千金』の桂枝去芍薬加皂莢湯

治肺痿吐涎沫　肺痿で涎沫を吐くものを治す

桂枝去芍藥加皂莢湯方

桂枝三兩　生薑三兩　甘草二兩　大棗十枚　皂莢一枚　皮子を去り炙り焦がす

右五味、水七升を以て微微火にて煮て三升を取り、分け温めて三服す

訳

『千金要方』の桂枝去芍薬加皂莢湯は肺痿の病で希薄な喀痰を吐くものを治療する。

注

○**皂莢**《ソウキョウ》　辛鹹温　風痺、風頭涙出／欬嗽、明目、腹脹満。○**桂枝去芍薬加皂莢湯**　桂枝、生姜、皂莢は咳嗽を軽減し、胸腹を温め、喀痰の生産を減らす。桂枝、大棗、甘草は補中益気により、慢性の肺病変による体力の消耗を防ぎ、栄養の維持、増進に働く。

一九　『外臺』桔梗白散
治欬而胸滿
振寒脉數
咽乾不渴
時出濁唾腥臭
久久吐膿如米粥者
為肺癰

『外臺』の桔梗白散
欬して胸滿
振寒して脉數《サク》
咽乾くも渴せず
時に濁唾、腥臭のものを出す
久久にして米粥の如き膿を吐くを治す
肺癰と為《な》す

桔梗白散方
桔梗　貝母各三分　巴豆一分　皮を去り熬《い》って研《す》って脂の如くす

右三味、散と為す、強い人は半錢匕を飲服す、羸《やせ》た人は之を減《へ》らす、病が膈の上に在る者は膿血を吐く、膈の下に在る者は瀉出（下利）す、若《も》し下（利）多くして止《や》まざれば、冷水一杯を飲めば則ち定《おちつ》く

訳

『外臺秘要』の桔梗白散は以下の病症のものを治療する。

寒気がして震え（陽虚表寒）、脈は頻作である（熱あるいは心虚）。咳をして胸がいっぱいに詰った感じがする（肺実）。咽がからからになった感じがする（咽熱）が、水を飲みたいとは思わない（胃熱なし）。時々混濁した色調の喀痰を吐く。その喀痰は生臭い臭いがする（肺化膿）。慢性化すると米の粥のような喀痰を吐く（変質性喀痰貯留）。

これは肺癰（肺化膿症）という疾患である。

注

○**桔梗**　辛微温　胸脇痛み刀で刺すが如し／治喉咽痛。○**貝母**《バイモ》（あ

みがさゆりの根）　辛平　喉痺（咽頭炎等による狭窄）、淋瀝邪気、金創風痓／苦寒　欬嗽上気、止煩熱渇。**○巴豆**（和産なし）　辛温　利水穀道、留飲痰癖、大腹小脹／生熱孰寒　大毒。**○桔梗白散**　桔梗、貝母は気道の炎症を静止し、咳嗽を軽減する。巴豆は肺内の貯留喀痰を吐出あるいは瀉下する。

二〇　『千金』葦莖湯　『千金』の葦莖湯《イケイトウ》

治欬有微熱　欬して微熱が有り
煩滿　煩滿し
胸中甲錯　胸中は甲錯《コウサク》するを治す
是為肺癰　是れ肺癰と為す

葦莖湯方
葦莖二升　薏苡仁半升　桃仁五十枚　瓜瓣半升
右四味、水一斗を以て、先ず葦莖を煮て五升を得て、滓を去り、諸藥を内れ、煮て二升を取る、一升を服す、再服す、當に膿の如きを吐くべし

訳
『千金要方』の葦茎湯は以下の病症を治療する。
咳が出て、微熱があり、胸苦しく煩わしい。胸の中がかさかさに乾いた感じがする。これは肺癰の病である。

注
○葦莖　『神農本草經』『名医別録』に見えない。（よしの茎、新品良し、毎年採集すべきもの）。**○薏苡仁**　甘微寒　風湿痺、筋急拘攣、下気。**○桃仁**　苦平　瘀血、血閉、瘕邪気／欬逆上気。**○瓜瓣**《カベン》

本体未詳。**〇白瓜子**　甘平　好顔色、益気／煩満。

参考

〔魏〕肺癰は成らんと欲して未だ成らざるの際に治を図ること当に早かるべき者なり、葦は小、蘆は大、一物なり、葦茎は蘆根と性を同じくす、熱を清《さま》し、水を利し、渇を解き、煩を除く、佐《たす》くるに薏苡を以てし、気を下し、中（胃腸）を寛《ひろ》くす、桃仁は肺を潤し腸を滑らかにす。亦た瓜瓣も潤燥清熱の品なり……。

〔元簡〕案ずるに楼氏綱目に云う、葦茎は汀洲《なぎさす》の間の蘆荻の粗種なり、葦は即ち蘆なり、詳しくは沈括《シンカツ》（一〇二九―一〇九三）の補筆談に見ゆ、魏註是と為す、聖恵方は青葦に作る。瓜瓣は聖恵方は甜瓜子に作る。太平御覧は呉普本草を引く。瓜瓣は瓜子なり、と。張氏の本経逢原に云う、甜瓜子は即ち甜瓜瓣なり、腸胃内癰の要薬と為す。千金には肺癰を治するに葦茎湯有り、腸癰には大黄牡丹湯有り、予嘗《かつ》て之を用う、然り必ず黄熟して味甜《あま》きもの方《まさ》に胃を傷《やぶ》らず（『金匱要略輯義』）。

二一　肺癰胸滿脹　肺癰、胸満ちて脹《は》る

一身面目浮腫　一身面目浮腫《むく》む

鼻塞清涕出　鼻塞《ふさ》がり清涕出づ

不聞香臭酸辛　香臭酸辛を聞かず

欬逆上氣　欬逆し上氣す

喘鳴迫塞　喘鳴迫塞す

葶藶大棗瀉肺湯主之　葶藶大棗瀉肺湯之を主る

葶藶大棗瀉肺湯方

方は上を見よ、三日に一劑、三四劑に至る可し、此れは小青龍湯一劑を服して乃ち進む、小青龍湯方は欬嗽門中に見ゆ

訳

肺癰の病で胸がいっぱいに張って、ものが詰っている感じがする（呼吸する余地がない・呼吸困難）。顔から全身にわたってむくみがある（心腎不全）。鼻がふさがり鼻水が出る。臭覚が侵されてものの臭いも味もわからない（鼻炎）。咳き込んで息が詰り、喘鳴がする（少陰の厥逆）。このような病症は葶藶大棗瀉肺湯が治療を主宰する。

注

○葶藶大棗瀉肺湯方　葶藶熬《い》って黄色ならしめ搗《つ》いて丸とし弾丸大の如くす　大棗十二枚　右先ず水三升を以て棗を煮て二升を取り、棗を去り葶藶を内れ、煮て一升を取り頓服す。**○葶藶**　辛苦寒　通利水道、癥瘕積聚結気／大寒　腹留熱気、面目腫、利小腹。**○大棗**　甘平　補少気少津液、安中養脾／補中益気。○本症の主体は心、腎の障害にある。鼻咽喉の炎症が先行し、気管支、肺に病変が及ぶ。ここまでで鼻閉、清涕、肺癰が成立する。その後、アレルギー機転が加わり、心炎、腎炎を生ずると全身の水腫が生ずる。肺にも肺水腫が発生する。欬逆上気となる。治療目標は水腫の除去である。葶藶の利水道で浮腫の排徐を図るのである。大棗は緩和剤であろう。

参考

『素問』『霊枢』における肺疾患の記述について。

『素問』

・肺の病は、喘咳、逆気、肩背痛む、汗出づ……虚するときは少気して息を報《むく》いる能わず、耳聾し嗌《のど》乾く（藏氣法時論篇第二十二）。

・肺の熱病は、先ず淅然《セキゼン》（ゾクゾク）として厥す、毫毛起つ、悪風寒す、舌上黄ばみ、身熱す、熱争うときは則ち喘咳す、痛みが胸脇背に走る、大息することを得ず（刺熱篇第三十二）。

・労風は法として（病変は）肺下に在り……唾出づること涕（鼻水）のごとし、悪風して振寒す……唾して青黄の涕を出だし、其の状膿の如し、大きさは弾丸の如く、口中若しくは鼻中より出づ、出でざるときは肺を傷る、肺を傷るときは則ち死す（評熱病論篇第三十三）。

『霊枢』

・鼠瘻寒熱（結核性リンパ節炎）

寒熱瘰癧の頸腋に在る者は何の（邪）気が生ぜしむるか……此れ皆鼠瘻寒熱の毒気（病原体）なり、肺に留って去らざる者なり……鼠瘻（リンパ節炎）の本は皆（肺）藏に在り、其の末は頸腋の間に出づ（寒熱第七十）。

奔豚氣病脉證治　第八　論二首　方三首

一

師曰
病有奔豚
有吐膿有驚怖有火邪
此四部病
皆從驚發得之

師曰《いわ》く
病に奔豚《ホントン》有り
吐膿有り、驚怖有り、火邪《カジャ》有り
此の四部の病は
皆驚《キョウ》從《よ》り發して之を得《う》

訳

先生がいう。

病には奔豚があり、吐膿があり、驚怖があり、火邪がある。この四種類の病は皆、「驚」（予期しない異常事態に対する心身の反応、時に痙攣、身震い等を伴う）を契機に発生し罹患したものである。

注

○奔豚　奔は大《ひと》+止（足）三つからなる文字である。急いで走る意味をもつ。奔豚は走る豚である。豚は鈍重そうに見えるが走ると速い。病としての奔豚は腹部血管の部分に現れる、下腹部から心胸部に突き上げるような異常感覚である。豚が遁走するように急速に起こるので奔豚と名づけたのであろう。腹部血管系は衝脈に属する。衝脈は少陰腎経と並行する。奔豚は少陰腎経の厥逆と考えられる。**○吐膿**　一過性の感情の暴発を情動という。主として交感神経や内分泌系統の興奮を伴う。この際、胃の粘膜を傷害して膿血を吐くことがある。一種の驚であり、情動異常である。**○驚怖**　「驚」にある敬は、ハッと緊張して身を引き締めること。馬は敏感な動物で些少の刺激にも反応して体を動かす。驚とは刺激に対して心理的にも肉体的にも過剰に反応することである。生理的には乳幼児が睡眠時等に示す繊維性攣縮、病的には小児の熱性痙攣等をいう。成人の場合は事態の異常性に対する強い違和感であろう。怖は何かに迫られて怯えることである。いずれも予期しない異常事態に対する心身の反応である。驚は肝に属す。恐は腎に属す。奔豚は肝腎の気の上逆である。**○火邪**　お灸や焼き鍼による治療によって加えられた熱刺激に対する異常反応。のぼせ、奔豚、痙攣等、血管運動神経の反応を伴う。『傷寒論』太陽中一一〇条から一一九条までに「火逆」の症状と治法が記されている。

二　師曰
奔豚病從※少腹起
上衝咽喉
發作欲死復還止※
皆從驚恐得之

師曰く
奔豚病（の気）は少腹從り起こる
上《のぼ》って咽喉を衝《つ》く
發作して死せんと欲《ほ》するも復た還《かえ》って止む（生く）
皆驚恐從り之を得たり

校

※從　『外臺秘要』巻十二は「從」の上に「氣」の字あり。是。
※止　『外臺秘要』巻十二は「生」に作る。是。

訳

先生がいう。
奔豚病の場合は（少陰経の厥逆の）気が下腹から立ち上がり、咽喉に向かって突き上げてくる。発作が起こったときは死にそうに感ずるが、発作が収まると元通りの生理的状態に戻る。この発作の症状は皆驚や恐れ（こころに洞穴が空いたような怯えた感情）から生ずるのである。

注

〇**少腹**　下腹部である。ここは腹大動脈より総腸骨動脈を分岐する所に当たる。衝脈である。気少腹より上るのは衝脈即ち少陰腎経の厥逆である。〇**咽喉**　少陰腎経は咽喉を灌漑する。故に気の衝撃を受けるのである。

三　奔豚氣上衝胸　奔豚の氣が上って胸を衝き
腹痛　腹が痛み
往来寒熱　往来寒熱するものは
奔豚湯主之　奔豚湯之を主《つかさど》る

奔豚湯方
甘草（炙）　芎藭　當歸各二兩　半夏四兩（湯洗）　黄芩二（三）兩　生葛五兩
芍藥二（三）兩　生薑四兩　甘李根白皮（切）一升
右九味、水二斗を以て煮て五升を取り、（滓を去り）一升を温服す、日に三、夜に一（二）服す（海藻松菜羊肉等を忌む）

校

『外臺秘要』巻十二では括弧内の字に作る。

訳

奔豚（下腹から衝き上がってくる）の気（異常感覚）が前胸部（胃、心の場所）にまで衝き上がり、更に腹痛と往来寒熱（少陽胆経の症状）を生ずる場合は奔豚湯が治療を主宰する。

注

○**往来寒熱**　悪寒と発熱が交互に現れる熱型である。マラリア等に見られる間欠熱《カンケツネツ》に近い。三十八度以上の発熱で、一度以上の日差があるが、平熱までは下がらない弛張熱《シチョウネツ》とは異なる。少陽胆経の病によく現れる。肝炎、肝膿瘍等の存在を思わせる。○**腹痛**　肝障害に続発した胃や小腸の鬱血等、循環障害によるものと考えられる。○本条の奔豚は肝障害に合併した心動悸に腹部血管が同調したものである。○**芎藭**　辛温　中風入脳頭痛、婦人血閉、金創／卒急腫痛、温中。○**當歸**　甘温　欬逆上気、婦人漏下、諸悪創瘍、金創／除客血内塞。○**半夏**　辛平　下気、心下堅、喉咽腫痛／欬逆上気、心下急痛堅痞、嘔逆。○**黄芩**　苦平　諸熱黄疸、腸澼《ヘキ》（下利）、下血閉、悪瘡／胃中熱、少腹絞痛。○**生葛**（生の葛根である）　甘平　消渇／解肌発表出汗、金瘡。○**芍薬**　苦平　除血痺、止痛／通順血脈、散悪血、去水気。○**生薑**　辛温　欬逆上気、温中、下利、止血／嘔吐。○**甘李根白皮**（李根皮、すももの根皮である）大寒　消渇、心煩逆奔気（『名医別録』）。○**奔豚湯**　黄芩には清熱作用があり往来寒熱を治める。李根は奔豚を沈静する。当帰、芎藭、芍薬は血行を改善し奔豚、腹痛を除く。半夏、生姜は気の上衝を軽減する。葛根は脾胃に作用して腸管の機能を改善して腹痛の治癒に貢献している。

四　發汗後焼鍼令其汗　　發汗後、焼鍼にて其をして汗せしめ
鍼處被寒核起而赤者　　鍼處寒を被《こうむ》り核起こりて赤き者は
必發賁豚　　必ず賁豚を發す
氣從少腹上至心　　氣少腹從《よ》り上って心に至る
灸其核上各一壯　　其の核上に灸すること各一壯
與桂枝加桂湯主之　　桂枝加桂湯を與えて之を主る

桂枝加桂湯方
桂枝五兩　芍藥三兩　甘草二兩　炙る　生薑三兩　大棗十二枚
右五味、水七升を以て微火にて煮て三升を取り、滓を去り、一升を温服す

訳

発汗治療を行った後（表虚）、更に焼き鍼を用いて発汗させる処置を行った場合（火邪）、刺鍼した所に寒邪（細菌）が侵入し、核のような硬い心ができて発赤（化膿性炎症）を生じているときは奔豚を起こしやすい。

症状は異常感覚が下腹から衝き上がって心藏にまで達する。治療は硬い腫れの上に一壮灸を据える。合わせて桂枝加桂湯を投与する。（『傷寒論』太陽中一一七にほぼ同文がある）

注

○焼鍼　これだけで火邪を起こして奔豚を発生させる。『傷寒論』太陽中の火逆の条参照。**○被寒**　寒は細菌の感染を意味する。**○核起而赤**　核は化膿性炎症における細胞浸潤による腫脹、赤は発赤である。**○灸其核上**　腫脹の上に灸を据えて皮膚を焼き切り、内部の膿血を排除するのである。**○桂枝加桂湯**　桂枝は気を下す。血管系（少陰経）に作用して興奮を静め、血行を正常化する。

五　發汗後臍下悸者　　發汗後、臍下の（動）悸する者は
欲作賁豚　　賁豚を作《おこ》さんと欲す
茯苓桂枝甘草大棗湯主之　　茯苓桂枝甘草大棗湯が之を主る

茯苓桂枝甘草大棗湯方
茯苓半升　甘草二兩　炙る　大棗十五枚　桂枝四兩

右四味、甘瀾水一斗を以て先ず茯苓を煮る、二升を減じて諸薬を内《い》れ煮て三升を取る、滓を去り、一升を温服す、日に三服（甘瀾水の法　水二斗を取り、大盆の内に置き、杓《シャク》を以て之を揚げ、水上に珠子五六千顆相逐《お》うもの有るとき、取りて之を用う）

訳

発汗後、臍《へそ》の下の血管が激しく動悸を打つ者は奔豚の発作を起こそうとしているのである（奔豚未発）。この場合は茯苓桂枝甘草大棗湯が治療を主宰する。

注

○臍下悸　腹大動脈領域の拍動亢進である。奔豚との相関関係は未詳。腹大動脈は衝脈である。衝脈は少陰腎経に並んで走っている。臍下の動悸は少陰腎経の厥逆を意味する。**○茯苓**　甘平　胸脇逆気、憂恚驚邪恐悸、心下結、利小便。**○桂枝**　辛温　上気欬逆結気、利関節、補中益気／心痛、温筋通脈。**○大棗**　甘平　心腹邪気、安中、養脾、大驚／除煩悶、治心下懸。**○甘草**　甘平　五藏六府寒熱邪気／温中　下気、煩満、欬嗽、通血脈、利血気。**○苓桂甘棗湯**　少陰腎経の厥逆を鎮静する薬方である。なお補中益気の効用により脾胃の病にも適応がある。

参考

奔豚は血管の運動異常である。『素問』『霊枢』の厥や厥逆が相当する。

・『素問』厥論篇第四十五

熱厥は手足の火照り。寒厥は手足の冷え。一過性脳虚血発作（『史記』扁鵲伝の尸厥）。

太陽膀胱経　頸腫れ（頸動脈硬化）、頭重、歩行不能、意識消失。

少陽胆経　急性難聴、耳下腺炎、脇胸部神経痛（腰の回転不能）。

陽明胃経　妄見、妄語（分裂病）。

太陰脾経　腹満（ガス貯留）、便秘、嘔吐。

少陰腎経　腹満、心痛、膀胱炎。

厥陰肝経　下腹部腫れ痛む、陰嚢。

伏梁、血積は血栓症である。

脈無し病、左右不同脈。上空静脈症候群。

・『霊枢』厥病第二十四

厥頭痛　六経脈上の頭痛である。

真頭痛　頭痛甚だしく、脳尽《ことごと》く痛む、死して治せず。蜘蛛膜下出血等。

厥心痛　五藏の心痛がある。狭心症である。

真心痛　心痛甚だしく、旦《あした》に発すれば夕に死す、夕に発すれば旦に死す。心筋梗塞である。

胸痺心痛短氣病脉證治　第九　論一首　證一首　方十首

注

○胸痺　胸は前胸下部の陥凹部である。心、胃、脾、肝の反応が現れる。痺は閉なり（『白虎通』）。痺は経脈、血管の狭窄によって生ずる疾患群である。痺れあるいは痛みを起こす。胸痺は狭心症あるいは肋間神経痛の仲間である。胃腸疾患による心下の痛痞も加えてよい。喉痺は扁桃炎、血痺は血管圧迫による痺れ。なお『素問』痺論に記された「痺」は広くアレルギー性疾患群を意味する。**○心痛**　心は心藏であるが、広く心下部をも含む。心痛は心藏部並びに心下部の痛みである。狭心症、心筋梗塞、肋間神経痛、胃腸疾患等で生ずる。**○短氣**　呼吸促迫。十分に呼気吸気のできない状態。息切れである。心、肺の異常で起こる。

一　師曰
夫脉當取太過※不及
陽微陰弦即胸痺而痛
所以然者責其極虚也
今陽虚知在上焦
所以胸痺心痛者
以其※陰弦故也

師曰く
夫《そ》れ脉は當《まさ》に太過と不及を取るべし
陽微陰弦は即ち胸痺《キョウヒ》にして痛むなり
然《しか》る所以の者は其の極虚を責《せ》むるなり
今（脉の）陽虚（なる）は（病の）上焦に在るを知る
胸痺、心痛する所以《ゆえん》の者は
其の（脉）陰弦なるを以ての故なり

校

※太過　この下に『脉經』巻八には「與」の字あり。
※其　この下に『脉經』巻八には「脉」の字あり。

訳

先生がいう。
一般に脈診に当たっては、その太過即ち「実」と不及即ち「虚」

の区別を判定するのが原則である。今病人の脈が陽微陰弦を呈している。陽は寸口の脈で、心・小腸の病情を示す。陰は尺中の脈で、腎・膀胱の状況を示す。この場合、陽微は不及、虚であり、陰弦が太過、実である。そこでこの脈状は胸痺で心が痛んでいることを意味する。

なぜそのように判断できるのかというと、脈の陽微は寸口の虚即ち心がひどく虚していることを意味しており、心虚が本症の原因になっているからである。陽虚即ち寸口の虚によって、病が上焦、胸部即ち心にあることがわかる。

更に、この病が胸痺で心痛を起こしていることは、陰弦の脈によって判断することができる。陰、尺中は少陰腎の脈である。弦は浮にして緊（『傷寒論』辨脉法九）である。緊は、寒あるいは痛みを意味する。少陰心の虚に当たり、少陰腎がその（心の）虚に向かって上逆を起こし、心の寒と痛みをもたらす。故に心痛、胸痺を生ずるのである。胸痺は胸（前下部）の痺れ、痛みを起こす病症である。現代の狭心症や肋間神経痛等がこれに当たる。

注

○太過　標準または正常から過剰なこと。脈なら実脈。**○不及**　標準または正常より不足のこと。脈なら虚脈。**○陽虚**　尺寸診では寸口が陽、尺中が陰の部位を担当する。陽虚は寸口の脈状が虚である。**○陰弦**　陰は尺中を指す。尺中は六部定位の脈診では腎、膀胱を担当する。弦は春の脈で春の陽気の発生によって浮、冬の陰気の残存によって緊、この浮にして緊からなる脈状である。緊は寒である（『傷寒論』辨脉法二〇）。また痛みである（『傷寒論』平脉法三一）。即ち陰弦は寒と痛みを意味する。

二

平人
無寒熱
短氣不足以息者實也

平人にして
寒熱無く
短氣して以て息するに足らざる者は實なり

訳

普段病気がなく、また悪寒発熱を示す感染症にも罹っていない人が（急に）息切れがして十分に呼吸ができなくなるのは、肺の中に何かが充満したためである。喘息、急性肺気腫、急性気胸、肺梗塞等で起こる。

注

○實 家の中に宝ものが充満している様子を示す字である。**○短氣** 気の出入が短切な状態である。息切れ。呼吸促拍である。

三

胸痺之病
喘息欬唾
胸背痛短氣
寸口脉沈而遲
關上小緊數
括蔞薤白白酒湯主之

胸痺の病にして
喘息し欬《ガイ》（せき）し唾（痰）し
胸と背と痛み短氣す
寸口の脉は沈にして遲
關上（の脈）は小緊數
括《カ》蔞《ロウ》薤《カイ》白《ハク》白《ハク》酒《シュ》湯之を主る

訳

胸痺の病で、ゼイゼイと息ぜわしく、咳が出て、痰を吐く。胸や背中が痛み、息切れがする。寸口の脈は沈で遅である。関上の脈は小緊数である。

以上の脈状と症状を呈する場合は、括蔞薤白白酒湯が治療を主宰する。

注

○喘 ハアハアあるいはゼイゼイと息ぜわしいこと。ゼイゼイなら気管支、肺に水の滲出のあることを示す。**○唾** 垂は禾《カ》（稲の仲間）の穂がたれた姿＋土からなる文字。唾は口からだらだら垂れる「つば」あるいは「痰」である。ここは痰。気管支、肺に鬱血、水腫のあることを示す。**○胸背痛** 胸は膻中穴附近、背は心兪付近の痛み。心痛背に徹するほどではない。**○寸口脉沈而遲** 左寸口は心、小腸を主る。沈は裏即ち心藏、遲は寒、痛みを示す。**○關上小緊數** 右関上は肝胆を主る。左は脾胃を主る。小は緊に近い。緊は寒、痛みを現す。心から心下にかけて寒による痛みがあることを示している。寸口遅と関上数が現実に同時に現れることがあるか未詳。これは脈状で病理を示しているものと考える。

括蔞薤白白酒湯方

括蔞實一枚　搗く　薤白半斤　白酒七升

右三味、同じく（一緒に）煮て二升を取り、分け温めて再服す

注

○括蔞實（きからす瓜の実）胸痺を治す（『名医別録』）。**○薤**（おおにらの鱗茎、ラッキョウ）辛温　金瘡／去水気、温中、散結。

○酒　苦甘辛　大熱、薬勢を行《や》ることを主る、邪悪の気を殺《そ》ぐ（『名医別録』）。**○白酒**　にごり酒。また『外臺秘要』は『仲景傷寒論』を引き本条を載せていう。括蔞薤白白酒湯主之、而して方中則ち白酨酒を用う、と。白酨酒は『説文』に「酢漿《サクショウ》」とある。即ち米酢である。『説文』には酨は「音、徒奈《タ》の反」とある（『金匱要略輯義』）。

四　胸痺

胸痺にして

不得臥

臥《ガ》するを得《え》ず

心痛徹背者

心痛背に徹《テツ》（貫き通る）する者は

括蔞薤白半夏湯主之

括蔞薤白半夏湯之を主る

括蔞薤白半夏湯方

括蔞實一枚　薤白三兩　半夏半斤　白酒一斗

右四味、同じく煮て四升を取り、一升を温服す、日に三服す

訳

胸痺の病で横になって寝ることができない、心藏部の痛みが背中に突き通り、背中も痛む場合は括蔞薤白半夏湯が治療を主宰する。

注

○不得臥　心不全により心性喘息を起こし、肺鬱血のため、起座呼吸の状態にあり、横になれないのである。横になると呼吸困難を生ずる。**○心痛徹背**　心藏の冠動脈狭窄による疼痛が前胸部の膻中穴と背部の心兪穴の両方に生じた状況である。胸から背中に突き抜くような感じがする。狭心症、心筋梗塞で起こる。**○半夏**　辛平　心下堅、下気、胸脹欬逆／心腹胸中膈痰熱満結、心下急痛堅痞。半夏は胸中の水気の鬱滞を除去するために加えられたものである。

五　**胸痺**

心中痞

留氣結在胸胸滿

脇下逆※搶心

枳實薤白桂枝湯主之

人參湯亦主之

胸痺にて

心中痞《つか》え

留氣結《むす》ぼれて胸に在り、胸滿

脇の下より心を逆に搶《つ》く

枳實薤白桂枝湯之を主る

人參湯も亦之を主る

校

※逆　『外臺秘要』巻十二には、この下に「氣」の字あり。ある方がわかりやすい。

訳

胸痺の病で、心藏の中が痞えてふさがった感じがする。前胸部にものが留まって、胸がいっぱいに詰ったようである。その上、右脇

から心藏を貫いて左肩に向かって突き刺さるような感じ、あるいは痛みがある。

このような場合は枳実薤白桂枝湯が治療を主宰する。人参湯が適応することもある。

注

○心中痞　胸や腹にしこり、塊りのようなものがあってふさがった感じのすること。腫瘤が実際にある場合もないときもある。心（胸心痛）、胃、腸管（関連痛）の障害で生ずる。**○留氣結在胸胸満**　結は袋に物を詰めて口を紐で締めること。結が胸にあるとは胸の中に何かが詰った感じのすることである。胸満も同じ意味。別の言葉で表現したものである。**○脇下逆搶心**　胃痛または狭心痛である。狭心症の発作に際して、心下、左肩が痛むことがある。心は胸郭中で左寄りにあるのが関係していると思われる。

枳實薤白桂枝湯方

枳實四枚　厚朴四兩　薤白半斤　桂枝一兩　括蔞一枚搗く

右五味、水五升を以て先に枳實、厚朴を煮て、二升を取り、滓を去り、諸薬を内れ、煮て數沸せしむ、分け温めて三服す

人參湯方

人參　甘草　乾薑　白朮各三兩

右四味、水八升を以て煮て三升を取り、一升を温服す、日に三服す

注

○枳實（からたちの実、橙の幼果、蜜柑の幼果） 苦寒 除寒熱結／胸脇の淡癖を除く、逐停水、破結実、心下急、痞痛（苦味のものは心に作用する）。**○厚朴** 苦温 寒熱驚悸／下気、腹痛、脹満。

○桂枝 辛温 上気、結気、利関節、補中益気／心痛、温筋通脈。

○枳實薤白桂枝湯 括蔞実、薤白、桂枝は心の血管を拡張する。枳実、厚朴は心下の急痛を寛解する。**○人参** 甘微寒 補五藏、驚悸／温中 下気、通経脈、利血気。**○乾薑** 辛温 胸満、欬逆、上気、風湿痺／下気、嘔吐。**○白朮** 苦温 風寒湿痺／消痰水、除風水結腫、心下急満、霍乱。**○人参湯** 乾姜、甘草は胸中、心下を温め、心、心下の急痛を寛解する。白朮は心下の急満を寛解する。人参は心の血管を拡張する。故に心痛、胃腸障害による心下の急痛に適応する。

六 胸痺
胸中氣塞
短氣
茯苓杏仁甘草湯主之
橘枳薑湯亦主之

胸痺にて
胸中に氣塞《ふさ》がり
短氣するものは
茯苓杏仁甘草湯之を主る
橘枳薑湯《キッキョウトウ》も亦之を主る

茯苓杏仁甘草湯方

茯苓三兩　杏仁五十箇　甘草一兩

右三味、水一斗を以て煮て五升を取り、一升を温服す、日に三服す

橘枳薑湯方

橘皮一斤　枳實三兩　生薑半斤

右三味、水五升を以て煮て二升を取り、分け温めて再服す

訳　胸痺の病で、胸の中に何かが詰ってふさがった感じがし、息切れがする場合は、茯苓杏仁甘草湯が治療を主宰する。橘枳姜湯も治療を主宰する。

注　**○茯苓**　甘平　胸脇の逆気、驚邪、恐悸、利小便／膈中の痰水、腎邪を伐る。**○杏仁**　甘温　欬逆上気、寒心、奔豚／苦冷、驚癇、心下煩満、心下急。**○茯苓杏仁甘草湯**　前胸の閉塞感、心悸（不整脈）、胃腸障害による心下痞に適応がある。茯苓、杏仁は心の刺激伝導系の異常に作用する。甘草は緩和に働く。**○橘柚**（橘《キツ》、たちばな。柚《ユウ》、ゆず）　辛温　胸中瘕熱《カネツ》逆気／下気、気衝胸中、嘔欬。**○生薑**　辛温　下気、嘔吐（『名医別録』）。**○橘枳薑湯**　胃腸障害による心下痞に適応がある。心悸に対する作用は茯苓杏仁甘草湯より弱いと思われる。橘皮、生姜ともに胃に鎮静的に働く。胃粘膜を刺激すると反射的に心藏に反応が起きる。その結果、心悸を生ずることもある。本方はこれを抑制する働きがある。「『肘後』、『千金』に云う、胸痺、胸中愊愊として滿るが如く、噎塞、習習として癢のごとく、喉中澁り燥沫を唾するを治す」と。愊《フク》は「ふさがる」意。噎《エツ》は「むせぶ、咽がふさがる、つまる」意。

七

胸痺緩急者　　胸痺にして緩急ある者は

薏苡附子散主之　　薏苡附子散《ヨクイブシサン》之を主る

薏苡附子散方

薏苡仁十五兩　大附子十枚　炮る

右二味、杵《きね》ついて散と為《な》し方寸匕《ホウスンヒ》を服す、日に三服す

訳　胸痺の病で、疼痛の寛解している場合と、激痛の襲うときがある。この場合は薏苡附子散が治療を主宰する。

注　**○胸痺緩急**　狭心症は心藏に起こる発作性疼痛である。身体的労作、精神的興奮、過食、寒気等を誘因として生ずる。これに二種類ある。労作性狭心症と安静時狭心症である。前者には寛解と発作の時期がある。後者は心筋梗塞に移行し予後不良となるものが多いといわれる。本条は労作性狭心症に近い病情と考えられる。**○薏苡仁**　甘微寒　筋急拘攣不可屈伸、風湿痺、下気／利腸胃、消水腫。**○附子**　辛温　温中、寒湿踒躄、拘攣膝痛／心腹冷痛。**○薏苡附子散**　薏苡仁は心筋の拘攣を寛解する。附子は冠動脈を拡張する働きがあると考えられる。合わせて胸心痛を緩和する。前方より鎮痛作用が強く、より激しい胸心痛に適応がある。

八　心中痞

諸逆心懸痛

桂枝生薑枳實湯主之

心中痞《つか》え

諸々《もろもろ》の逆にて心が懸痛するものは

桂枝生薑枳實湯が之を主る

桂枝生薑枳實湯方

桂枝　生薑各三兩　枳實五枚

右三味、水六升を以て煮て三升を取り、分け温めて三服す

訳

心藏部の中が痞えふさがった感じがしている。

各種の逆症で、心藏が宙にぶら下っているような頼りない感じがして痛む場合は、桂枝生姜枳実湯が治療を主宰する。

注

○諸逆 厥逆、上逆。腹部から心胸部に発作性に突き上げる感じである。**○心懸痛** 心藏が宙ぶらりんのような不安感がすることである。心藏に異常のある証拠であるが、病変の種類は決まっていない。**○桂枝生薑枳實湯** 桂枝、生姜は冠動脈を拡張する。枳実は筋肉の拘攣を緩和する。合わせて心藏の冠動脈の循環を正常化して不安感を解消する。胃腸の障害による心異常にも適応する。

九　心痛徹背　　心痛背に徹し

背痛徹心　　背痛心に徹するときは

烏頭赤石脂丸主之　　烏頭赤石脂丸之を主る

烏頭赤石脂丸方

蜀椒一兩　一法に二分　烏頭一分　炮《あぶ》る　附子半兩　炮る　一法に一分　乾薑一兩　一法に一分　赤石脂一兩

一法に二分

右五味、之を末とし、蜜にて丸とすること梧子の大《おお》きさの如くす、食に先立って一丸を服す、日に三服す

訳

心藏部の痛みが背中に突き抜け、背中の痛みが前胸部に突き抜ける。このような場合には、烏頭赤石脂丸が治療を主宰する。

注

○心痛徹背　狭心症では疼痛が心部あるいは膻中、巨闕という前胸部で感じられる。また背部では心兪（第五胸椎棘突起の左右三寸）付近に疼痛が現れる。両者が同時に現れるとき心痛背に突き通ると感じる。病変が広範にわたって生じており、重症であることを示している。**○背痛徹心**　心痛徹背と同意である。痛みの方向を逆に表現したものである。**○蜀椒**（さんしょうの実）辛温　温中、下気、寒湿痺痛／大熱有毒、五藏六府の寒冷を除く、通血脈。**○烏頭**（とりかぶとの親根）辛温　寒湿痺／胸上淡冷を消す、心腹冷疾。春に採るもの。**○附子**（とりかぶとの稚根）辛温　温中　寒湿痿躄／心腹冷痛。八月に採るもの。**○乾薑**　辛温　温中、風湿痺。**○赤石脂**　甘平　腸澼膿血、陰蝕下血／大熱、心気を養う、血液、血管に働く。**○烏頭赤石脂丸**　温中、大熱の薬物を揃えており、冠動脈を強力に拡張する作用があると考えられる。重症の狭心症、心筋梗塞の発作時に適応がある。

一〇　九痛丸　治九種心痛　　九痛丸は九種の心痛を治す

九痛丸方

附子三兩　炮る　生狼牙一兩　炙る香　巴豆一兩　皮心を去り熬《い》る研如脂　人參　乾薑　呉茱萸各一兩

右六味、之を末とし、蜜にて煉って丸《まる》め、梧子大の如くし、酒にて下す、強い人は初に三丸を服す、日に三服、弱い者は二丸とす、兼ねて卒中悪、腹脹痛、口不能言を治す、又、連年の積冷、流注心胸痛、并びに冷衝、上氣、落馬墜車血疾等を治す、皆之を主る、口を忌むこと常法の如くす

訳

九痛丸は九種類の心藏部の疼痛を治療する。

注

○**九痛**　『千金要方』巻十三にいう、「壹《イツ》蟲心痛、貳注心痛、参風心痛、肆《シ》悸心痛、伍食心痛、陸《リク》飲心痛、柒《シツ》冷心痛、捌《ハツ》熱心痛、玖《ク》去来心痛」と。詳細は不明。○**附子**　辛温　温中／心腹冷痛、霍、転筋。○**生狼牙**（牙子）苦寒　邪気熱気、疥瘙悪瘍瘡痔、一名狼《ロウ》牙《ガ》。みつもと草あるいは龍牙草（きんみずひき）で代用。○**巴豆**　辛温　利水穀道、大腹水脹。○**人参**　甘微寒／胸脇逆満、心腹鼓痛、調中、止消渇、通血脈。○**乾薑**　辛温　胸満欬逆上気、温中／寒冷腹痛。○**呉茱萸**　辛温　温中、下気、止痛、除濕血痺／去痰冷、中悪、逆気。○**中悪**　『諸病源候論』巻二十三にいう、「中悪とは、是れ人、精神衰弱し、鬼神の気、卒《にわか》に之に中《あた》ると為《な》すなり……其の状、卒然として心腹刺痛し、悶乱して死せんと欲す」と。

腹満寒疝宿食病脉證治　第十　論一首　脉證十六條　方十四首

注

〇**腹満**　腹部の膨満を起こす疾患群である。膨満の原因としてはガスの貯留、腹水、腸管の重積（イレウス）、腸管の腫瘤（良性あるいは悪性の腫瘍）、血管の硬化、血栓形成等がある。〇**寒疝**　下腹部の寒冷による疼痛性の疾患。尿路結石、膀胱結石、一過性腸閉塞、ヘルニア等。〇**宿食**　食べた物が消化されずに胃腸管にあること。

一　趺陽脉微弦法當腹満
不満者
※必便難兩胠疼痛
此虚寒従下上也
以温藥服之

趺陽《フヨウ》の脉微弦は法として當に腹満すべし
満《み》たざるものは
必ず便難《かた》く、兩胠《キョ》（わき腹）疼痛す
此れ虚寒下従《よ》り上《のぼ》るなり
温藥を以て之を服す

校

※必　『脉經』巻八、『千金要方』巻十八にはこの下に「下有閉塞大（下に閉塞有って大）」の五字あり。

訳

趺陽の脈とは足背動脈の拍動部である。足の陽明胃経の衝陽穴に当たり、脾胃の機能状況が伺われる兪穴である。

ここの脈状が微で弦である。微は胃気の虚を意味する。弦は肝の脈で、浮にして緊の脈状を示し、緊は寒と痛みを意味する。即ち脾胃の気の虚寒である。脾胃の虚寒は腸管の血行を傷害し、その運動を障害してガスの貯留を起こす。その結果、腹部が脹満する。

ガスの貯留がない場合は、腸管の運動障害によって排便困難となる。そこで宿便を排除しようとして腸管の運動亢進が起こり、側腹部の疼痛を生ずる。冷えが足から上行して衰弱している胃腸管に及んだのである。

治療法として胃腸を温める薬を服用する。

注

○趺陽脉　足背動脈である。陽明胃経上の衝陽穴の所である。**○脉微弦**　『傷寒論』辨脉法九に「脉浮而緊者名曰弦也（脉浮にして緊は名づけて弦と曰うなり）」とある。弦は春の脈である。浮は表陽、緊は裏寒を意味する。春は冬の陰寒が去って春の陽温が萌す季節である。微弦は浮の要素が少なく寒が勝っている状況を示す。本症は腹部の虚寒によって生じた病変である。**○兩胠**　胠は音キョ。わき腹の骨のない所である。

二　病者腹滿

按之不痛為虚

痛者為實可下之

舌黄未下者

下之黄自去※

病者腹滿す

之を按じて痛まざる者は虚と為《な》す

痛む者は實と為す、之を下す可し

舌黄《き》にして未だ下さざる者は

之を下せば黄は自ら去る

校

※去　『玉函』は「去」の下に「宜大承気湯（大承気湯に宜し）」の五字あり。

訳

病人に腹満を認める場合。

腹部を圧《お》して痛みを訴えないときは脾胃の虚と判断する。圧して痛む場合は実であり、承気湯類で下すべきである。

舌に黄苔があるのは脾胃の熱実である。大黄剤で下してその熱実を除けば黄苔は自然に消退する。

注

○腹滿　腸管の虚寒によるものと熱実によるものと二つの場合がある。虚寒によるものは腸管の緊張弛緩または心、腎、肝の障害による。熱実によるものは腸管の緊張亢進による便秘で起こる。**○按之不痛為虚**　腸管の虚寒においては腹壁は軟弱で抵抗がなく、圧痛はない。**○痛者為實**　熱実は胃腸管の炎症による。それによる便秘の場合は圧痛がある。**○舌黄未下者下之黄自去**　舌黄は脾胃の熱実を意味する。大黄剤で下すと脾胃の熱が去って舌黄が消失する。

三　**腹滿時減※復如故**
此為寒
當與温藥

腹滿時に減ずるも復故《もと》の如し
此れ寒と為す
當に温藥を與《あた》うべし

校
※減　『脈經』巻八は「減」の下に更に「減」の字あり。

訳
瀉下剤によって腹満が一時減退しても再び元の通りに膨満してくることがある。これは熱実として下すべき場合ではなく、もともと脾胃の虚寒による腹満だったのである。このときは当然温薬（附子、乾姜の類）で脾胃を温めて虚寒を除くべきである。

注
○腹満　虚寒の腹満を下した場合の反応と救済法を述べたものである。

四　**病者痿黄**
躁而不渴
胸※中寒實
而利※不止者死

病者痿黄《イオウ》
躁《ソウ》なるも渇せざる者は
胸中寒實なり
而《しこう》して（下）利止まざる者は死す

校

※胸　『脉經』巻八は「胃」に作る。『脉經』巻八は本条を「平嘔吐噦下利脉証并治第十四」に載せている。

※利　『脉經』巻八は「利」の上に「下」の字あり。

訳

病人が痩せ衰え、貧血状で薄黒い黄色を呈している。手足がだるく、ばたつかせている。咽の渇きはない。以上、いずれも脾胃が冷えているためである。ただ胃の機能は侵されていないので、排便に異常はない。

もし痿黄、躁、不渇があって下利が止まらないときは胃の寒実ではなく、脾胃の虚である。寒に虚が加わり、下利が止まらなければ、体力はますます消耗する。転帰は死である。

注

○痿黄　痿は音ズイ。イは慣用音。萎える。体の力が弱くなること。病態としては、病み衰えて手足の知覚並びに運動障害を起こす。音イの場合は痺れの意。萎は音イ。草木がしおれること。萎黄は草木がしおれ黄ばむこと。黄は皮膚の黄色をいう。貧血あるいは黄疸により生ずる。黄は脾の色である。肉痿は脾の病である。痿黄は脾虚を意味し、痿については『素問』痿論篇第四十四に詳しい。**○躁**　手足をばたつかせることである。手足の筋肉の循環障害即ち陽気の虚で起こる。筋肉は脾の協同器官である。脾虚あるいは心腎の虚を示す。ここは脾虚である。**○不渇**　渇は胃熱あるいは脱水で生ずる。ここは胃の無熱を示す。**○胸中寒實**　胸は前胸下部の陥凹部あるいは心下をいう。胸中寒は胃寒、胃の冷えである。食欲不振を起こす。胃実は便秘を来す。**○利不止者死**　下利止まざるは脾胃の虚寒である。

五

寸口脉弦者
即脇下拘急而痛
其人嗇嗇悪寒也

寸口の脉弦の者は
即ち脇の下拘急して痛む
其の人は嗇嗇《ショクショク》として悪寒するなり

訳

寸口（橈骨動脈の手首における拍動部）の脈が弦であり、弦は浮にして緊である。浮は病が表陽にあることを示し、緊は寒あるいは痛みである。また弦は肝の脈である。症状は側胸部が引きつれて痛む。

側胸は少陽胆経の通路である。寸口の脈弦は少陽胆経の冷えであるため、ザワザワと寒気がするのである。

注 **○寸口脉弦者**　弦は浮にして緊である。浮は表、緊は寒、あるいは痛を意味する。即ち寸口の脈弦は表寒と痛みを示す。**○脇下拘急而痛**　脇の下は少陽胆経の通路である。拘は拘束で、捕われて身の自由を失うこと。急は引きつれである。少陽胆経の皮肉が緊張して引きつれているのである。**○嗇嗇惡寒**　嗇は音ソク。ショクは慣用音である。関係する言葉に吝嗇《リンショク》（けち）、または稼穡（作物の植え付けと取り入れ）等がある。ここは濇の意味である。濇は音ショク、渋る意で、ここはザワザワと寒気がしていることである。瘧の悪寒のようにがたがたと戦慄を起こすような激しいものではない。

六　夫中寒家喜欠　　夫《そ》れ中寒の家（人）は喜《よ》く欠《あくび》す

其人清涕出　　其の人は清涕《セイテイ》（鼻水）出《い》づ

發熱色和者善嚔　　發熱して（顔）色の和《なご》む者は善く嚔《くしゃみ》す

訳　胃腸に冷えのある人はしばしば欠伸《あくび》をする。陽明胃経は鼻に通じているので胃に冷えのある人は水っぽい鼻汁を垂らす。もし発熱して顔色が青ざめておらず、色艶が良い場合は冷えではなく、胃の熱である。このときはよく鼻が乾き、くしゃみが出やすくなる。

注 **○欠**　肺経は胃の中焦から出発する。胃に冷えがあると冷えは肺に及ぶ。胃と肺の冷えによって横隔膜が刺激されて欠伸《あくび》が出る。**○清涕**　薄い水っぽい鼻汁。鼻は肺の竅である。また鼻は胃経上にある。胃の冷えが肺を通過し、鼻に及んで薄い水っぽい鼻汁が出る。**○色**　顔色。顔面は胃経の領域である。色和するのは胃に熱のある証拠である。**○嚔**　音テイ。くしゃみ。胃に熱があると鼻は乾く。刺激されやすくなり、くしゃみが出る。

七

中寒

其人下利以裏虚也

欲嚔不能

此人肚中寒（一云痛）

中寒（寒に中り）

其の人下利するは裏虚を以てなり

嚔せんと欲して能《あた》わざるは

此の人の肚の中が寒《ひ》えればなり（一に痛と云う）

訳 寒という邪気（細菌性病原因子）に傷害された人が下利をするのは、もともとその人の胃腸の機能が弱っているところに、冷えが加わって更に機能が低下したからである。

くしゃみが出そうになって、できないことがある。それは腹部の藏府に冷えがあって機能が低下しており、痛みや下利等を起こしていて、くしゃみをすると腹に響いて苦しい。そのために、くしゃみを抑える働きが起こるからである。

八

夫瘦人

繞臍痛必有風冷

穀氣不行

而反下之其氣必衝

不衝者心下則痞也

夫《そ》れ瘦せた人

臍を繞《めぐ》って必ず痛むは風冷有ればなり

穀氣行かず

而《しか》るに反って之を下せば其の氣必ず衝く

衝かざる者は心下則ち痞《つか》えるなり

訳 瘦せて胃腸の弱い人は、臍の周りが痛むことがある。これは冷たい風によって腹が冷え、胃腸管の血行障害が起こり、疼痛を生じたのである。この状態で便通がないとき、胃実として瀉下療法を行うと、裏虚を起こし、これに向かって陽明胃経あるいは少陰の厥逆が生ずる。

厥逆が生じないときは心窩部が痞えた状態になる。腸管障害による反射性の上腹筋の緊張である。

注

○痩人　胃腸が虚弱で栄養状態の悪い人である。外邪に対する抵抗力も弱い。**○繞臍痛**　寒冷により胃腸の循環が障害され、腸管の運動障害やガス貯留が起こる。そのために腸管に痛みが生ずる。これを臍の部分に感ずるのである。**○風冷**　冷たい風により手足が冷え、これが腹部に及んで生ずる障害、あるいは病原体の感染を受けて虚寒に陥った状態。いずれもあり得る。**○穀氣不行**　穀氣とは穀物のもつ精気、栄養である。また胃腸の消化力をいう。不行とは精気の巡りが悪くて栄養が行き渡らないこと。または食物が胃腸に停滞して便秘すること。ここは便秘である。**○反下之**　腹痛、便秘を胃実と考えて下したが、実情は風冷による胃腸の虚寒である。そこで反ってという。**○其氣必衝**　衝は上衝、厥逆である。風冷がある所を更に瀉下したことにより胃腸は虚寒となる。この虚寒によって陽明胃経あるいは少陰腎経の厥逆が起こる。厥逆は心下痞、または腹部の奔豚から心下悸、咽喉の衝撃にまで及ぶ。**○心下痞**　痞はふさがる、つかえること。心下痞は陽明胃経の厥逆で起こる。また胃腸炎等、腹部の病変からの衝撃が心下の星状神経節に及んで心下痞を生ずることもある。

九

病腹滿	**腹滿を病む**
發熱十日	**發熱すること十日**
脉浮而數	**脉は浮にして數**
飲食如故	**飲食故《もと》の如し**
厚朴七物湯主之	**厚朴七物湯之を主る**

訳

病人の腹部が膨満し、発熱が十日続いている。脈は浮で、邪気がまだ表にあることを示している。数は熱を意味する。陽明胃経の熱実である。食欲は平常で胃の虚寒はなく、障害は腸管にある。秘結ではなく、気満であるので気結をほぐす厚朴、枳実が多く用いられている。この場合は厚朴七物湯が治療を主宰する。

注

○腹満 篇題の注で解説した腹部の膨満である。ここは腸管のガス貯留か便秘である。発熱、脈状から見て胃実熱による腹満である。瀉下の適応となる。**○發熱十日** 六経脈を一周して再経に入っているか、病勢が弱く経過が緩慢で邪気がまだ陽の部に止まっているかである。ここは太陽と陽明の熱である。**○脉浮而數** 浮は邪が表にあるしるしである。数は熱である。太陽と陽明の熱実である。

厚朴七物湯方

厚朴半斤　甘草三兩　大黄三兩　大棗十枚　枳實五枚　桂枝二兩　生薑五兩

右七味、水一斗を以て煮て四升を取り八合を温服す、日に三服す、嘔する者は半夏五合を加う、下利は大黄を去る、寒多き者は生薑を加えて半斤（八兩）に至る

注

○厚朴 苦温　頭痛、驚悸、気血痺／温中、益気、下気、腹痛、脹満。**○枳實** 苦寒　寒熱結を除く、止利、長肌肉／破結実、消脹満、心下急。**○大黄** 苦寒　破癥瘕積聚、蕩滌腸胃、下瘀血。**○桂枝** 辛温　補中益気、上気／温筋通脈。**○大棗** 甘平　心腹邪気、安中養脾、大驚／補中益氣。**○生薑** 辛温　温中、寒冷腹痛、脹満。**○厚朴七物湯** 腸間膜の血行障害により腸管の運動が停滞して便秘となり、ガスの吸収が悪くなり貯留する。ガスと宿食により腹部膨満を起こす。厚朴と枳実は腸間膜の血行を改善して運動とガスの吸収を正常化する。大黄は宿食を蕩滌して同じく脹満を解消する。この三薬の気味は苦である。苦味の薬は心に走る。心は小腸と表裏をなしている。即ちこの三薬は小腸、腸間膜の血管に作用点がある。桂枝去芍薬湯は下後の脈促胸満に適用する。本証にこの症状の記載はないが、脈数は脈促と似ている。腸間膜の血行障害と関連して心の不整脈も存在している可能性はある。脈の「浮にして数」から表熱が考えられ、解表剤として桂枝が使用されているのであろう。

一〇 腹中寒氣
雷鳴切痛
胸脇逆滿
嘔吐
附子粳米湯主之

腹中に寒氣あり
雷のごとく鳴り切るがごとく痛む
胸と脇に逆滿し
嘔吐するものは
附子粳米湯之を主る

附子粳米湯方
附子一枚 炮《あぶ》る 半夏半升 甘草一兩 大棗十枚 粳米半升
右五味、水八升を以て煮て米熟し湯成れば、滓を去り、一升を温服す、日に三服す

訳

腹部に寒気がある。そのために腸管の運動が障害されて腸閉塞様になる。そこで閉塞上部の腸管が流通を打開しようとして運動亢進を起こすが成功せず、腸管運動は痙攣様になり、腸内のガスがゴロゴロと鳴り、切られるように激痛を生ずる。腸管の動きが胸と脇に突き上げてきていっぱいになる感じがする。胃気が逆行して嘔吐を起こす。

このときは附子粳米湯が治療を主宰する。

注

○附子粳米湯 大建中湯と鑑別が必要である。つまり、蜀椒・乾姜対附子、人参対半夏の薬効上の差異の問題である。本方は附子の温中の程度が強い、半夏は下気で胸脇逆満に効き、人参は腸管の循環障害を除き、その運動を鎮静化する働きがある。**○腹中寒氣** 冷えは腸間膜血管の閉塞を含む血行障害で起こる。その結果、腸閉塞様の変化を生ずる。以下の症状はその結果である。**○附子** 辛温 温中／心腹冷痛。**○半夏** 辛平 心下堅、下気、腸鳴／心下急痛堅痞、時気嘔逆。**○大棗** 甘平 心腹邪気、平胃気／補中益気。**○甘**

草　甘平　温中、下気、煩満（『名医別録』）。**○粳米**　甘苦平　益気、止煩、止洩（『名医別録』）。

一一　**痛而閉者**　痛んで閉じる者は

厚朴三物湯主之　厚朴三物湯之を主る

厚朴三物湯方

厚朴八兩　大黄四兩　枳實五枚

右三味、水一斗二升を以て先ず二味を煮て五升を取り、大黄を内《い》れて煮て三升を取り一升を温服す、利を以て度と為す

訳

腸管の流通が閉塞して腹部の疼痛のある場合は厚朴三物湯が治療を主宰する。

注

○痛而閉　閉は腸管の閉塞である。腸管の運動低下による便秘、ガス貯留、腹満等の症状とともに痛みが生ずる。痛みは通過障害を開通しようとする腸管の痙攣性の蠕動亢進による。**○厚朴**　苦温　驚悸、気血痺／温中、下気、腹痛、脹満。**○枳實**　苦寒　寒熱結／破結実、脹満、逆気。**○大黄**　苦寒　蕩滌腸胃／平胃、下気、心腹脹満。**○厚朴三物湯**　腸管の蠕動不安を鎮静し、合わせて瀉下を目指す処方である。小承気湯と構成薬物は同じであるが用量がだいぶ違う。本方は厚朴、枳実の量が多い。即ち下気、逆気の働きが強い。

一二　按之心下満痛者　之を按じて心下満痛（満ちて痛む）する者は
此為實也　此れ實と為すなり
當下之　當に之を下すべし
宜大柴胡湯　大柴胡湯に宜《よろ》し

大柴胡湯方
柴胡半斤　黄芩三兩　芍薬三兩　半夏半升　洗う　枳實四枚　炙る　大黄二兩　大棗十二枚　生薑五兩
右八味、水一斗二升を以て煮て六升を取り、滓を去り、再煎して一升を温服す、日に三服す

訳

医師が心下部を押さえると物がいっぱいに詰ったような感じで、病人が痛みを訴えるものは、肝臓の障害か胃腸管に病変があり、その反応で腹壁が硬くなっているからである。処置としては当然瀉下すべきである。大柴胡湯を適用するのが宜しい。この場合、胸脇苦満もあると思われる。

注

○**心下満痛**　肝臓の腫脹、胃の病変あるいは腸管病変による反射性の腹筋緊張で起こる。ここはおそらく肝障害による腫脹とそれに伴う胃腸障害によるものである。承気湯類ではなく、大柴胡湯が選ばれた理由である。承気湯は腸管に主なる障害がある場合である。○**柴胡**　苦平　心腹、腸胃中の結気を去る／胸中邪逆。○**黄芩**　苦平　諸熱、黄疸、下利／胃中熱、利小腸。○**半夏**　辛平　心下堅、下気／心下急痛堅痞。○**枳實**　苦寒　結／心下急、結実、脹満。○**大黄**　苦寒　通利水穀／心腹脹満、平胃下気。○**芍薬**　苦平　腹痛、堅積、血痺／通順血脈、緩中。

一三　腹満不減
減不足言當須下之
宜大承氣湯

腹満減《ゲン》ぜず
減ずるも言うに足らざるは當に之を下すべし
大承氣湯に宜し

大承氣湯方
大黄四兩　酒にて洗う　厚朴半斤　皮を去って炙る　枳實五枚　炙る　芒硝三合
右四味、水一斗を以て先ず二物を煮て五升を取り、滓を去り、大黄を内れ煮て二升を取り、芒硝を内れ、更に火に上《のぼ》せて微《かす》かに一二沸せしむ、分け温めて再服す、下を得れば餘は服すること勿れ

訳

腹部の膨満感があり、瀉下等の処置を行ったが、減弱しない。減弱しても、その程度が十分でない。こういう場合は当然更に瀉下療法を施すべきである。それには大承気湯が適当である。

注

○芒硝　辛苦　大寒、利大小便、破留血（朴硝より生ずる）（『名医別録』）。**○朴硝**　苦寒　六府の積聚、結固、留癖を逐う／推陳致新、破留血。**○大承氣湯**　小承気湯に比べて厚朴、枳実の用量が倍増されている。結気を解消する働きが強い。厚朴三物湯に芒硝が加わった処方で瀉下作用が増強されている。

一四　心胸中大寒痛
嘔不能飲食

心胸中大いに寒《ひ》えて痛む
嘔して飲食する能《あた》わず

腹中寒
上衝皮起
出見有頭足
上下痛而不可觸近
大建中湯主之

腹中寒え
上を衝いて皮起こり
出で見《あらわ》れて頭と足と有り
上も下も痛んで觸れ近づく可からず
大建中湯之を主る

大建中湯方
蜀椒二合　汗を去る　乾薑四兩　人參二兩
右三味、水四升を以て煮て二升を取り、滓を去り、膠飴《コウイ》一升を内れ、微火にて煎じて一升半を取り、分け温めて再服す、一炊頃《イッスイケイ》の如きに粥二升を飲む可し、後更に服す、當に一日糜《ビ》（かゆ）を食し之を温覆すべし

訳

胸の前下部から心下にかけて大いに冷えて痛む。吐き気がして物が食べられない。腹の中が冷えて、腸管の運動亢進があり、腹壁に突き上げ、皮膚が盛り上がる。腸管の蠕動亢進は皮膚上から見えて頭や足があるようにもくもくと動く。痛みがあちらこちらに移動し、激痛で腹壁に触れることもできない。

この症状は大建中湯が治療を主宰する。

注

○**大寒痛**　本証は単なる物理的な腹の冷えで起こるものではない。腸閉塞や腸間膜血管閉塞等の循環障害による腸管の運動異常である。腸管の虚寒である。○**上衝皮起**　腸管の蠕動亢進である。○**蜀椒**　辛温　温中、下気／大熱、藏府の寒冷、心腹留飲宿食、腸澼下利、通血脈。○**乾薑**　辛温　温中、上気／寒冷腹痛、脹満、霍乱。○**人参**　甘微寒　補五藏／腸胃中冷、心腹鼓痛、胸脇逆満、通血脈。○**膠飴**　甘温　補虚乏、止渇。

○大塚敬節著『金匱要略講話』に治験例が出ている。参考になる所見を挙げておく。

症例　虫垂炎、腎臓結石、尿路結石、耳鳴に有効。

腹部　軟弱無力の場合とパンパンに張る場合がある（八味丸の下腹部も同じ）。

蜀椒　腸管の運動を鎮静する場合と亢進させる場合がある。尿路結石で当帰芍薬散に蜀椒を加えて鎮痛と排石があった。用量は一グラム。多量だと膀胱炎を起こしたり、から咳を起こしたりする。

一五　脇下偏痛　　脇の下の偏《かた》わら痛む

發熱　　發熱す

其脉緊弦此寒也　　其の脉緊弦、此れ寒なり

以温薬下之　　温薬を以て之を下す

宜大黄附子湯　　大黄附子湯に宜し

大黄附子湯方

大黄三兩　附子三枚　炮る　細辛二兩

右三味、水五升を以て煮て二升を取り、分け温めて三服す、若し強い人は煮て二升半を取り分け温めて三服す、服後人の四五里を行く如くして一服を進む

訳

片側の脇の下が痛み、発熱がある。脈状は緊弦であり、これは腹部の冷えを意味する。緊は冷えあるいは痛みを示し、弦は肝の脈である。脇の下の痛みは、胆石や胆嚢炎、肝の障害で生ずる。緊は肝

障害によって生じた胃腸管の冷えと停滞を示す。温薬で胃腸管を温め、瀉下療法を施すべきである。それには大黄附子湯が適当である。

注

○大黄　苦寒　蕩滌腸胃／平胃、下気。**○附子**　辛温　温中／心腹冷痛。**○細辛**　辛温　欬逆、風湿痺／温中、下気。**○大黄附子湯**　本方の目標は温中にある。附子の量が多い。大黄は量が少なく、瀉下より下気が狙いであると思われる。

一六　寒氣厥逆　赤丸主之　寒氣厥逆は赤丸之を主る

赤丸方

茯苓四兩　烏頭二兩　炮る　半夏四兩　洗う（一方は桂を用う）　細辛一兩（千金は人參に作る）

右四味、之を末とし、真朱を内《い》れて色を為《つけ》る、蜜にて煉って丸とし麻の子《み》大の如くす、食に先だって酒にて三丸を飲み下す、日に再《ふたたび》、夜に一《ひとたび》服す、知らざれば稍之を増す、知るを以て度と為《な》す

訳

体が冷えたために、手足の先から冷えが膝上へと上がってくるときは、赤丸が治療を主宰する。

注

○茯苓　甘平　胸脇逆気、利小便／消渇、益気力（強心利尿）。**○烏頭**　辛温　寒湿痺／大熱、心腹冷痛。**○細辛**　辛温　温中（『名医別録』）。**○半夏**　辛平　下気／心下急痛堅痞（腹部血行促進）。**○人参**　甘微寒　補五藏／調中、通血脈。

一七　腹痛

脉弦而緊　　脉は弦にして緊
弦則衛氣不行即悪寒　　弦なれば則ち衛氣行かず、即ち悪寒す
緊則不欲食　　緊なれば則ち食を欲せず
邪正相搏即為寒疝　　邪正相搏ち即ち寒疝と為《な》る
寒疝遶臍痛　　寒疝は臍を遶《めぐ》って痛む
若發則白汗出　　若し發するときは則ち白汗出で
手足厥冷　　手足厥冷す
其脉沈弦者　　其の脉沈弦の者は
大烏頭煎主之　　大烏頭煎之を主る

大烏頭煎方
烏頭大なる者五枚　熬る　皮を去り、㕮咀《フソ》せず
右水三升を以て煮て一升を取り、滓を去り、蜜二升を内れ、煎じて水氣を盡くさしむ、二升を取る、強い人は七合を服す、弱い人は五合を服す、差《いえ》ざれば明日更に服す、日に再服す可からず

訳

腹痛がある。以下の症状から見て、肝胆の炎症性傷害とそれに伴う胃腸障害が考えられる。

脈状は弦で緊。弦の脈は浮にして緊で、陰から陽に変わる際の脈である。陰気が残り陽気はいまだ盛んにならない。即ち陽虚である。表陽には衛気が流通し、そこで脈弦は衛気行《めぐ》らず、寒気となる。

る。緊は腹部の冷えと痛みを現す。胃寒により食欲が出ない。

腹痛の病でも邪気と正気がぶつかり合って寒疝を起こしてくると状況が変わる。寒疝は腹部の冷えによる疼痛性の病である。胆石、腎石、輸尿管結石、膀胱結石、腸閉塞等がこれに当たる。ことに腸管の傷害では臍の周辺が痛む。

疼痛発作があると冷汗が出て、手足は厥冷する。寒疝は前段の（少陽胆経の）弦脈を示すものより深部の病であるため、脈は緊弦から沈弦に変化する。

この場合には大烏頭煎が治療を主宰する。

注

○烏頭　辛温　中風、悪風、寒湿痺、欬逆上気、積聚寒熱を破る、其の汁煎の射罔《シャモウ》と名づけるは禽獣を殺す／甘大熱　有毒、心腹冷痛、肩胛痛、不可俯仰。**○附子**　温中　血瘕／心腹冷痛、八月に採るを附子と為す、春に採るを烏頭と為す。**○寒疝**　寒冷による腹部の疼痛性疾患である。胆石、腎石、輸尿管結石、腸閉塞、腸間膜の血行障害、子宮卵巣の疾患等で生ずる。炎症性疾患で腹中に熱のある場合は適応にならないであろう。

一八　寒疝

腹中痛及脇痛裏急者　　寒疝　腹中痛み及び脇痛み裏《り》急《ひきつ》る者は

當歸生薑羊肉湯主之　　當歸生薑羊肉湯之を主る

當歸生薑羊肉湯方

當歸三兩　生薑五兩　羊肉一斤

右三味、水八升を以て煮て三升を取り、七合を温服す、日に三服す、若し寒多き者は生薑を加えて一斤と成す、痛み多くして嘔く者は橘皮二兩、白朮一兩を加える、生薑を加える者は亦水五升を加え、煮て三升二合を取り之を服す

訳

寒疝の病で、腹中が痛み、脇腹が痛み（胆石等）、腹の内部が引きつれるように痛む場合は、当帰生姜羊肉湯が治療を主宰する。

注

○**當歸**　甘温　欬逆上気、婦人漏下、創瘍金創／辛大温　温中、止痛、客血内塞。○**生薑**　辛温　温中、腸澼／微温、欬逆上気、嘔吐。○**橘皮**（橘柚）　辛温、胸中瘕熱逆気、利水穀／下気、嘔咳、霍乱。○**白朮**　苦温　消食／霍乱、吐下。○**羊肉**　補虚。

一九　寒疝腹中痛　　寒疝にて腹中痛み
逆冷手足不仁　　逆冷して手足不仁す
若身疼痛　　若し身疼痛するものは
灸刺諸藥不能治　　灸刺諸藥にては治すること能わず
抵當烏頭桂枝湯主之　　抵當烏頭桂枝湯之を主る

烏頭桂枝湯方

烏頭

右一味、蜜二斤にて煎じて半を減じ滓を去り、桂枝湯五合を以て之を解《と》き、一升を得しめた後、初めに二合を服す、知らざれば即ち三合を服す、又知らざれば復た加えて五合に至る、其の知れる者は醉状の如し、吐を得る者は病に中ると為す

桂枝湯方

桂枝三両　皮を去る　芍藥三両　甘草二両　炙る　生薑三両　大棗十二枚

右五味、剉《きざ》む、水七升を以て微火にて煮て三升を取り、滓を去る

訳

寒疝の病で、腹の深部が痛み（腹部の血行障害があり、そのために）、手足（の血行が障害され）が冷え上がって知覚が障害されている。もしこのとき、手足や体表に疼痛がある場合（全身の血行障害）は、お灸も鍼も普通の薬も効かない。

このときは抵当烏頭桂枝湯が治療を主宰する。

注

○抵當　衍文である。去る。**○抵當湯**（水蛭、蝱蟲、桃仁、大黄）発狂—悪熱在裏。**○烏頭**　容量を欠く。『金匱要略輯義』にいう。「案ずるに千金に云う、秋乾烏頭、実中の者五枚、除去角、外台は実中大の者十枚（皮を去る、生用、一方は五枚）に作る、本文は枚数を脱するを知る」と。括弧内の文は『金匱要略述義』により補った。**○烏頭桂枝湯**　本症は腹部、次いで手足の循環障害である。身疼痛は体表部にも循環障害が及んだものである。血管は少陰心経（手と腹部）、腎経（腹と足）に属する。烏頭、桂枝は少陰経と太陰脾経に作用点をもっている。芍薬とともに血行を改善する薬物である。

二〇　其脉數而緊乃弦　其の脉數にして緊、乃《すなわ》ち弦

狀如弓弦按之不移　狀は弓弦の如く之を按ずるも移らず

脉數弦者當下其寒　脉數弦の者は當に其の寒を下すべし

脉緊大而遲者必心下堅　脉緊大にして遲の者は心下必ず堅し

脉大而緊者　脉大にして緊の者は

陽中有陰可下之

陽中に陰有り、之を下す可し

訳

脈が数で緊である。緊というがむしろ弦といったほうがよく、弦は浮にして緊である。ここの緊は浮が加味した緊であり、「乃ち弦」といっている。その弦脈の状態は弓の弦を張ったようで、押さえても動かない。実である。脈が数で緊即ち弦の場合は、当然その脈状が示している裏の寒（緊）を瀉下すべきである。

遅は寒であり、緊は寒と痛みを意味する。弦は肝の脈なので、肝の存在する胸脇部に寒（鬱血）があり緊張がある。心下痞あるいは胸脇苦満である。そこで脈が緊大（浮の要素があり、緊大で弦になる）で遅の場合、心下が硬く凝るのである。

脈が大で緊の場合は、大の意味する陽即ち「発熱」と緊の意味する陰即ち「寒」が同居している。治療法としては、この裏寒を温下すべきである。即ち方は大黄附子湯を用いる。

大黄附子湯の適応は「脇の下、偏痛し、發熱、其の脉緊弦、此れ寒なり、……大黄附子湯に宜し」（本篇第一五条）である。脈の数は発熱に当たり、緊と弦は偏痛と寒に当たる。偏痛は脇の下で肝の部位である。

注

○**大黄**　苦寒　瘀血を下す、蕩滌腸胃、推陳致新／心腹脹満、女子寒血。○**附子**　辛温　温中、血瘕／心腹冷痛、脚疼冷弱。○**細辛**　辛温　欬逆／温中、血不行。

附方

二一　『外臺』烏頭湯　　『外臺』の烏頭湯

治寒疝腹中絞痛　　寒疝にて腹中絞（絞るが如く）痛む

賊風入攻五臟　　賊風入りて五臟を攻む

拘急不得轉側　　拘急して轉側することを得ず

發作有時
使人陰縮手足厥逆
方見上

發作に時有り
人をして陰縮み手足厥逆せしむるを治す
方は上を見よ

訳

『外臺秘要』の烏頭湯。

寒疝の病で、腹の中のほうが絞られるように痛むものの治療を主宰する。

これは人に傷害をもたらす風邪が体内に侵入して、藏府を攻撃したために起こったのである。腹の中の腸管が引きつれて痛み、寝返りが打てない状態である。疼痛は発作的に起こり、間欠期がある。陰嚢が縮み上がり、手足が冷え上がることがある。腹部に血液の鬱滞が生じて手足の循環障害が起こったのである。

処方は上に見える。烏頭で腹部を温めて血行障害の寛解を図るのである。

注

○外臺烏頭湯　「案ずるに此は本、千金の賊風門に出づ、転側の下に叫呼の二字有り、外台は千金を引く、即ち烏頭桂枝湯なり」（『金匱要略輯義』）。「案ずるに此の方は千金、外台の載せる所なり、竝びに前方（十九章）の文と異るもの有り、蓋し本是れ別の方なり、林億等は前に五味の方有るを以て之を省いて録せざるなり、今外台に従って之を左に拈出す、曰く、烏頭十五枚炮《あぶ》る、芍藥四兩、甘草二兩炙る、大棗十二枚擘《さ》く、生薑一斤、桂心六兩、右六味切る、水七升を以て五味を煮て三升を取り滓を去る、別に烏頭を取り皮を去り四つに破《やぶ》る、蜜二升にて微火にて煎じ五六合に減じ、（先の）湯中に内れ兩三沸せしむ、滓を去り一合を服す、日に三たび、食を間《はさ》む、酔状の如きを以て知ると為す、知らざれば漸増す」（『金匱要略述義』）。

二二一　『外臺』柴胡桂枝湯　『外臺』の柴胡桂枝湯

治心腹卒中痛者　心腹卒中痛を治す

柴胡桂枝湯方

柴胡四兩　黄芩　人參　芍藥　桂枝　生薑各一兩半　甘草一兩　半夏二合半　大棗六枚

右九味、水六升を以て煮て三升を取り、一升を温服す、日に三服す

訳

『外臺秘要』の柴胡桂枝湯は胸腹部（心、肝、胃腸）の急性の激痛の治療を主宰する。

注

○**柴胡**　苦平　心腹、腸胃中の結気を去る、寒熱の邪気、推陳致新／心下煩熱。○**黄芩**　苦平　諸熱黄疸、血閉を下す、下利／腹痛、胃中熱。○**人參**　甘微寒　止驚悸／腸胃中冷、心腹鼓痛、胸脇逆満、調中、止消渇、通血脈。○**芍藥**　苦平　腹痛、血痺を除く／通順血脈、瘀血を散す、止痛。○**桂枝**　辛温　補中益気、利関節／心痛、温筋、通脈。○**生薑**　辛温　温、下利／寒冷腹痛、嘔吐。○**半夏**　辛平　下気、心下堅／心下急痛堅痞。○**大棗**　甘平　心腹邪気、安中、養脾、大驚／補中益気。○**甘草**　甘平　五藏六府寒熱邪気／温中下気、煩満、咳嗽、通血脈。

二二三　『外臺』走馬湯　『外臺』の走馬湯

治中悪心痛腹脹　中悪、心痛、腹脹

大便不通　大便不通を治す

走馬湯方

杏仁二枚　巴豆二枚　皮心を去り熬《い》る

右二味、綿を以て纏《まと》い搥《たた》いて碎《くだ》かしめ、熱湯二合にて捻《ひね》って白汁を取り之を飲む、當に下るべし、老小は之を量《はか》る、飛尸鬼撃病を通治す

訳

『外臺秘要』の走馬湯は中悪、心痛、腹脹、大便不通の治療を主宰する。

注

〇中惡　「扁鵲云う、中悪と卒死、鬼撃は亦相類す。また客忤は中悪の類なり、人の心腹をして絞痛、脹満せしめ、氣は心胸を衝く、即治せざれば人を殺す」（『肘後備急方』巻一）。「人事不省に陥ることもある」（『中医大辞典』）。**〇心痛**　心から心下部にかけての痛み。狭心症、心筋梗塞、胃痛、肋間神経痛等。**〇腹脹**　腹部の膨満である。腹水あるいは腸管のガスによって起こる。**〇杏仁**　甘温　欬逆上気、喉痺、下気、寒心奔豚／苦有毒　驚癇、心下煩熱、心下急。**〇巴豆**　辛温　癥瘕、堅積、大腹水脹、利水穀道／大毒　女子月閉、爛胎、膿血。

二四　問曰

人病有宿食

何以別之

師曰

寸口脉浮而大

問うて曰く

人、宿食有るを病む

何を以て之を別《わか》つか

師曰く

寸口の脉浮にして大

按之反濇　　之を按ずるに反って濇《ショク》
尺中亦微而濇　　尺中亦微にして濇
故知有宿食　　故に宿食有るを知る
大承氣湯主之　　大承氣湯之を主る

訳

質問。

宿食を病む人がある。どう鑑別するのか。

先生の答。

寸口の脈は浮で大である。浮は病が陽即ち胃にある。大は実であり、胃実を意味する。

押してみると反って濇である。押して診る脈は裏即ち脾の脈であり、濇は裏虚寒である。即ち脾虚寒である。胃の熱実、脾虚寒で腸管の運動障害、便秘を意味する。尺中の脈も微で濇である。尺中は裏即ち脾の状況を示し、微で濇は脾虚である。

以上の脈状により腸管の通過障害、食物の停滞のあることがわかる。本証は大承気湯が治療を主宰し、宿食を掃蕩除去するのである。

注

〇**宿食**　宿は泊まること。屋内あるいは野外で身を休めて寝ることである。宿食は腸管の中で停止して動かない食物のこと。便秘することも下利することもある。〇**大黄**　苦寒　下瘀血、通利水穀、調中。〇**厚朴**　苦温　頭痛、寒熱驚悸／温中　下気、腹痛、脹満。〇**枳實**　苦寒　寒熱結／結実、脹満。〇**芒硝**　苦寒　利大小便（『名医別録』）。

二五　脉數而滑者實也　　脉數《サク》にして滑なる者は實なり
此有宿食下之愈　　此れ宿食有り、之を下せば愈《い》ゆ
宜大承氣湯　　大承氣湯に宜し

訳

脈が頻数で滑なのは実であり、数は熱である。滑は風であり、これも熱である。寒は陰を侵し、風は陽を侵す。ここの陽は脾の陰に対して胃を意味する。即ち胃の熱実である。これは胃に宿食のある証拠であり、瀉下すれば治愈する。

本証は大承気湯が治療を主宰する。

注

○脉數而滑者實也、此有宿食　『傷寒論』陽明二五六に「脉滑而數者有宿食也」とあり。

二六　下利不欲食者
有宿食也當下之
宜大承氣湯

下利して食を欲せざる者は
宿食有り、當に之を下すべし
大承氣湯に宜し

訳

下利して食欲がないのは宿食があるからなので、当然下すべきである。大承気湯で下してみるのが宜しい。

注

○下利不欲食者　胃に邪気があると下利し、それとともに胃内の邪気も下る。下利は一種の治愈機転である。治愈機転が奏功すれば食欲が出る。食欲がないのはまだ邪気が残っているからである。ここに宿食といっているのは食物の停滞ではなく、下利の原因である邪気である。現代医学的にいえば細菌、ウイルスの類であるので、大承気湯で下利を補強して邪気を排除するのである。

二七　宿食在上脘
當吐之

宿食が上脘に在り
當に之を吐すべし

宜瓜蒂散　瓜蒂散に宜し

訳

宿食が上脘にあるときは当然吐かせるべきである。瓜蒂散を用いてみるのが宜しい。

注

○上脘　「脘」は丸い袋。胃袋を胃脘という。上中下の三部に分ける。胃の上部、中部、下部を意味する。**○宿食**　『傷寒論』辯陽明病脈證并治第八には燥屎があっていろいろな病変を起こしている。燥屎は乾燥した大便であり、宿食は大便ではない。胃腸障害を起こす原因になっている邪気であり、病原として想定された要素である。それが胃にあるという判断により嘔吐によって排除しようというのである。ここは胃自体の病で、胃炎その他の疾患であろう。

瓜蒂散方

瓜蒂一分　熬《い》って黄ならしむ　赤小豆一分　煮る

右二味、杵《きね》ついて散と為す、香豉七合を煮て取れる汁を以て散一錢匕に和《くわ》え、之を温服す、吐かざる者は少しく之を加え、快吐を以て度と為して止む（亡血及び虚なる者には之を與ふ可からず）

注

○瓜蒂　苦寒　身面四肢浮、下水、欬逆上気、病が胸腹中に在るときは皆之を吐下す／有毒　鼻中息肉、黄疸。**○赤小豆**　下水、癰腫膿血を排す／甘酸平温　消渇、利小便、止洩、吐逆。**○豉**　苦寒　頭痛、寒熱、煩躁、満悶、喘吸（『名医別録』）。

二八　脉緊如轉索無常者　有宿食也

脉緊にして轉索の常無きが如き者は　宿食有るなり

訳　脈が緊で、ころころと転がる紐を触るような感じのする場合は宿食がある。

注　**○轉索**　転は、「ころがる、ころがす、回る、回す」意味。索は、「縄（名詞）、引っ張る、ばらばらにする（動詞）」の意味。転がるとは左右に回転すること。索が縄なら不安定な状態である。紐を引っ張れば緊張が強くなる。縄がばらばらになれば細小になる。いずれにしても不安定な脈状である。**○宿食の脈**　濇（裏寒）、数にして滑（陽実）、緊（痛み、寒）と様々で一定しない。脾胃の虚実によって変化するのではないかと考える。

二九　脉緊頭痛風寒　腹中有宿食不化也　（一云寸口脉緊）

脉緊にして頭痛むものは風寒なり　腹中に宿食有り、食化せざるなり　（一に云う、寸口の脉緊、と）

訳　脈緊で頭痛がするのは風寒の病である。食物が不消化で胃腸管に停滞しているのである。

注　**○風寒**　病原因子であり、また風寒によって起きた病である。感染症の場合と、物理的な冷え（お腹を冷やす）の場合がある。脈緊、頭痛、宿食はその症状である。

仲景全書二十五

漢　長沙守　張　機仲景述

晋　太醫令　王叔和　集

宋　尚書司封郎中充秘閣校理臣　林　億　詮次

明　虞山人　趙開美　校刻

金匱要略方論　巻中

五臓風寒積聚病脈證并治　第十一　論二首　脈證十七條　方二首

注

〇五臓　肝心脾肺腎の五つの内藏である。**〇風寒**　風寒は一つには気象条件である。二つには病原微生物である。いずれも病原となって風寒という病を起こす。中風、傷寒等その例である。**〇積聚**　腹部の腫瘤である。「積」はものが無造作に積み重なることである。血栓症を意味することがある。「聚」は漢音はシュ。ジュ、シュウは慣用音。人が一所に集ること。積聚は一般にシャクジュ、あるいはセキシュウと読んでいるが、セキシュが正しい音である。

一　肺中風者　　肺の中風は
口燥而喘　　口燥《はしゃ》ぎ而《しこう》して喘す
身運而重　　身運《めぐ》り而して重し
冒而腫脹　　冒（あたま覆わ）れて而して腫脹す

訳

風の邪気が肺に入ってくると次のような症状を起こす。口が乾燥してゼイゼイと息ぜわしい呼吸になる。目が回って体が重い感じがする。頭に何か被ったような感じがして体が腫れる。

注

〇中風　中とは物が内部に入り込むことであり、外にぶつかることではない。「あたる」と訓ずる。風には、病因としての風と疾病としての風がある。ここは風という原因によって発生した中風という病気である。病因としての風には二つある。一つは気象条件としての「かぜ」であり、四季の風は季節病をもたらす。もう一つは病原微生物で、寒は細菌を意味することが多く、風はウイルスを意味することが多い。ここはウイルスである。**〇口燥**　燥という文字の旁《つくり》は鳥が木の上に集って騒いでいる様子を示している。燥は熱が上に立ち上って乾くことである。口燥は乾いて口内がパサパサしてははしゃぐこと。口は脾胃の協同器官であるから、一般には胃熱の症状であるが、ここは肺の中風によるものである。肺は脾胃で作られた津液を全身に配給する機能をもっているが、中風で機能障害を起こしているので、津液の配給が口内に十分配給されない。そのために乾燥するということも考えられる。津液は血気とほぼ同意。以下の症状は全て肺の津液、血気を循環させる機能の障害によるものである。**○喘**　肺の中風で機能が傷害されるために津液が気管、気管支、肺胞に貯留し、短切な息切れ、呼吸困難が生じ、ゼイゼイという喘鳴も起こる。**○身運**　運は眩暈である。身運はめまいで、体がふらふらすることである。**○重**　手足がだるくて重い感じである。四肢筋肉の津液、血気の巡りが悪いためである。**○冒**　冒とは上にものを被せて覆い隠すことである。ここは頭冒感で頭に何か被さったような感じのすることである。頭部の循環障害である。**○腫脹**　水分（リンパ）の貯留である。場所の指定がないが顔面、四肢いずれもありうる。

二　肺中寒　　肺の中寒は
　　吐濁涕　　濁涕を吐く

訳

寒の邪気が肺の中に入り込むと、混濁した唾液を吐く（肺炎、肺化膿症等）。

注

○中寒　寒の傷害性、侵襲力は風より強い。物理的な力としての寒気は凍傷や凍死を起こすが、ここは感染症である。寒は化膿菌で中寒は肺の化膿性疾患である。故に膿痰を吐く。

三　肺死藏　　肺の死藏は
　　浮之虚　　之を浮かべれば虚
　　按之弱如葱葉　　之を按ずれば弱にして葱の葉の如し

下無根者死　　下に根無き者は死す

訳

肺の正常の脈は、浮あるいは毛である。秋の脈と同じ。夏の陽気が残っているので浮く。冬の陰気の兆しが見え始めるので毛のように細く引き締まる。

肺の真藏の脈は次の通り。真藏の脈が現れると死ぬ。軽く指を皮膚上に浮かせるように当てて診るときは、虚の脈である。押し付けて診ると弱の脈で葱の葉のような感じがする。葱は中空で押すと中身が空で根なしのように感ずる。このような脈状を呈するものは予後不良で死の転帰を取る。

注

○死藏　『素問』『霊枢』でいう真藏の脈である。脈は一般に胃気即ち生気を基にしている。これに季節や五藏に特有の性情が加わる。春、肝の脈は「胃気＋弦」、夏の脈は「胃気＋洪」等、これが正常の脈である。病気になると胃気が減少して五藏特有の成分が増える。ついには胃気がなくなって、五藏に特有の性情だけが現れる。春に弦だけで胃気のない脈が現れる等、これを真藏の脈という。真藏の脈が現れるときは、胃気即ち生気がないので予後不良となる。

四　肝中風者　　肝の中風は

頭目瞤　　頭と目と瞤《ふる》え

兩脇痛　　兩脇が痛む

行常傴　　行くときは常に傴《かが》む

令人嗜甘　　人をして甘みを嗜ましむ

訳

風の邪気が肝にするりと入り込むと次のような症状が出る。頭や目がピクピクと動く（肝は筋を主る）。両脇が痛む（肝腫脹）。歩くときはいつも背を丸める（背筋の拘攣）。甘い物が好きになる。

注

○瞤　音ジュン。まぶたや体がピクピク動くこと。音シュン。まばたき。**○傴**　音ウ。背が丸くかがまること。瞤も傴も筋肉の傷害による。肝は筋を主る。**○嗜甘**　肝木は脾土（消化器）を剋する。脾の味は甘である。

五　肝中寒者
兩臂不擧
舌本燥
喜太息
胸中痛
不得轉側
食則吐而汗出也
（脉經千金云
時盗汗欬食已吐其汁）

肝の中寒は
兩臂《ひ》（上肢）擧らず
舌本燥ぐ
喜《よ》く太息《ためいき》す
胸中痛み
轉側することを得ず
食すれば則ち吐いて汗出づるなり
（脉經、千金に云う
時に盗汗、欬あり、食し已《おわ》って其の汁を吐く）

訳

寒の邪気が肝に入り込むと、以下の症状を起こす。両方の腕が上がらない（筋の傷害）。舌の根本（厥陰肝経が連絡している）が乾く。よく溜息をつく（肝経は肺に注ぎ、胆経の病で太息する）。胸の中（心下部、肝の部位）が痛む。体の回転ができない（肝と表裏の関係にある胆経は体の側面を走る）。物を食べるとすぐ吐く（木剋土）。そして汗が出る（汗腺は皮膚にあり、皮膚は肺の協同器官）。

（『脉經』と『千金要方』には次の文章がある。場合によっては寝汗があり、咳が出、食べ終わるとその汁を吐く、と）。

注

○食則吐　「主肝生ずる所（肝経）の病は……胸満、嘔逆……」（『霊枢』經脉第十）。**○太息、不得轉側、汗**　「是（胆経）動ずるときは口苦、善く太息し……轉側すること能わず。是れ主骨（胆経）生ずる所の病は汗出でて振寒す……」（『霊枢』經脉第十）。

六　肝死藏

浮之弱

按之如索不來

或曲如蛇行者死

肝の死藏は

之を浮かべれば弱

之を按ずれば索《なわ》の如くにして來らず

或は曲がって蛇行の如き者は死す

訳

肝の真藏の脈は次の通り。浮かべて診ると弱、押して診ると縄のように硬く触れて動かない。あるいは蛇の動きのようにうねくねと触れる。この場合は死徴である。

注

○肝死藏　肝の正常の脈状は弦。肝は春に旺するので、春の脈と同じ。冬の寒気が残っている（春寒）ので緊、夏の陽気の兆しが見え始めるので浮。緊と浮が合わさって弦となる（『傷寒論』辨脉法九）。真藏の脈は弦が強くなり、緊の強い脈状になる。

七　肝着

其人常欲蹈其胸上

先未苦時

但欲飲熱

肝着は

其の人常に其の胸の上を蹈むことを欲す

未だ苦しまざる時に先だって

但、熱きものを飲まんと欲す

旋復花湯主之
（臣億等校諸本
旋復花湯方皆闕）

旋復花湯之を主る
（臣億等諸本を校するに
旋復花湯方皆闕《か》く）

訳

邪気が肝藏に定着して慢性化し、著明に腫大する病では、病人はいつでも胸の上を踏んでもらいたがる。あまり苦痛のないときは熱いものを飲みたがる。

このときは旋復花湯が治療を主宰する。林億たちは様々な本を調べてみたが旋復花湯の処方は見当たらなかった。

注

〇着　音チャク。著の俗字。著は、音チョ。あらわれる。著明、著大。音チャク。くっ付く。定着、癒着。中風や中寒は急性に発病した初期の疾病である。著は邪気が定着して慢性に経過する疾病である。**〇肝着**　カンチョと読むならば、肝藏の腫大である。諸注、気の定著とするが、その場合はカンチャクと読むべきであろう。臨床的にはいずれもありうる。なお、ここの気は邪気である。慢性肝炎、肝硬変等の病であろう。**〇欲蹈其胸上**　理由未詳。肝鬱血により胸から心下にかけて冷感その他の不快感があるのではないかと考えられる。**〇欲飲熱**　胃に冷えがあるためである。肝障害時には胃腸の鬱血が起こり、鬱血は冷えを生ずる。**〇旋復花**　鹹温　結気、脇下満、驚悸、除水、下気、補中／胸上の痰結、膠漆の如き唾を消す。**〇旋復代赭湯**　心下痞硬、噫気除かれざるもの（『傷寒論』太陽下一六一）。

八　心中風者
翕翕發熱
不能起

心の中風は
翕翕《キュウキュウ》として發熱す
起つ能わず

心中飢
食即嘔吐

心中飢え
食するときは即ち嘔吐す

訳

風邪が心藏に入り込んだ場合、ポッポと発熱して、起立することができない。お腹が空いたときのように、心藏の部分が頼りない感じがする。物を食べるとすぐ吐き気がして吐く。

注

○**心中風**　原発性の心炎とすれば、敗血症か急性リウマチ熱である。本症は、その他の感染症に併発した心傷害であろう。○**翕翕發熱**　翕は集まって勢いが盛んな様。翕翕で勢い盛んに発熱することである。ここではポッポと訳した。○**嘔吐**　心藏の傷害により胃の鬱血性胃炎を生じたのである。

九　心中寒者
其人苦病心如噉蒜狀
劇者心痛徹背背痛徹心
譬如蠱注
其脉浮者自吐乃愈

心の中寒の者は
其の人、心を病むを苦しみ蒜を噉らう狀の如し
劇しき者は心痛背に徹し背痛心に徹す
譬《たと》えば蠱注の如し
其の脉浮の者は自ら吐けば乃ち愈ゆ

訳

寒の邪気が心に入り込んできた場合。病人は心藏が苦しい。その様子は「にんにく」を食べたときのようである。重症化すると心痛は背中に突き通り、背部（心兪附近）の痛みは前胸部に突き抜ける。虫がたくさん集まってかみつくようである。脈が浮（病は表陽にある）で、自然に嘔吐がある場合は次

第に軽快する。

注

○蒜　音サン。大蒜は「にんにく」。辛くて強い臭いがある。小蒜は「のびる」。強い臭いがある。ここは大蒜である。**○心痛徹背背痛徹心**　劇症の狭心症か心筋梗塞である。**○脉浮者**　浮は病が表にあることを示す。陽の病である。心の病は裏にあり、陰の病である。陰病に陽脈を現す場合、病は裏（重い）から表（軽い）に移るので予後は良くなる。**○蠱注**　蠱は虫である。注は集まることであろう。また蠱は人を呪うときに使う巫術である。

一〇

心傷者　心の傷《やぶ》れる者は
其人勞倦　其の人勞倦す
即頭面赤而下重　即ち頭面赤くして下重し
心中痛而自煩發熱　心中痛んで自ら煩し發熱す
當臍跳其脉弦　臍に當って跳ね、其の脉は弦
此為心藏傷所致也　此れ心の藏の傷れの致す所と為すなり

訳

心の傷害で、心不全を起こすと、手足の血液循環が障害されてだるくなる。

頭や顔面が赤くなり足が重く感じ、心藏の中が痛み、自然に熱っぽく苦しい。全身的にも発熱がある（心炎）。臍の所がドキンドキンと脈動が見られ、脈状は弦である。

以上の症状は心藏が傷害されたために生じたものである。

注

○勞倦　「労」は働き過ぎて疲れること。「倦」は疲れてぐったりすること。**○頭面赤**　少陰心経の一つの枝は頭に行く。赤は心の色である。心の傷害で顔面の循環障害を起こしたものであろう。**○下重**　下肢の循環障害である。下は腹部を意味することもあるが、ここは下肢である。**○心中痛自煩**　狭心痛である。煩は煩わしい感じであるが、ここは苦悶に近い。自は「自然に」の意味であるが、ここは「当然煩を伴う」の意味であろう。**○發熱**　心傷害には発熱がある

とは限らない。発熱があるのは、本症が敗血症か、急性リウマチ熱による心炎のいずれかであることを示す。**○當臍跳**　腹部大動脈の拍動が強いことである。心の運動が亢進している証拠である。**○脉弦**　心の脈は洪または鈎。弦は浮にして緊の脈で、肝の脈である。おそらく心の傷害が肝に及び鬱血を起こしたので、肝の脈が現れたのである。

一一　**心死藏**　　**心の死藏は**
浮之實如麻豆　　**之を浮かせれば實、麻豆の如し**
按之益躁疾者死　　**之を按じて益々躁疾の者は死す**

訳
心の真藏の脈は、指を浮かべて診ると実していて、麻の実のような硬さである。指で押さえて診ると、数急で、ざわついた感じがし、数で早い打ち方をする。この脈状を示す者は死の転帰を取る。

注
○麻豆　麻の実。扁平な卵円形で長径は四―五ミリ。硬い。脈状としては硬くて、麻の実の側面の稜線を触れるときの細く硬い感じである。**○躁**　落ち着きがない、せかせかざわざわしていること。脈状としては、数急な不整脈である。

一二　**邪哭使魂魄不安者**　　**邪哭にて魂魄をして不安ならしむる者は**
血氣少也　　**血氣少なきなり**
血氣少者屬於心　　**血氣少なき者は心に屬す**
心氣虛者其人則畏　　**心氣虛する者は其の人畏る**
合目欲眠　　**目を合わせて眠らんと欲すれば**

夢遠行而
精神離散魂魄妄行
陰氣衰者為癲
陽氣衰者為狂

遠行を夢みて
精神は離散し魂魄は妄行す
陰氣衰えるときは則ち癲と為《な》る
陽氣衰えるときは則ち狂と為る

訳

精神病者の病的な哭泣（大声で泣くこと）で、情動不安を起こした者は血気、ここでは神気即ち正常な精神が衰弱したのである。神気の衰弱は心の機能に関係する。心の機能が衰弱すると異常な恐怖感を生ずる。

目をつぶって眠ろうとすると、ふらふらと遠くの知らない土地へ行く夢を見る。精（腎に客る）も神（心にこもる）も、本来の居場所から離れて散り散りになり、魂（肝にこもる）も魄（肺にこもる）も本来の居場所から動き出してでたらめに動き回る。精神も感情も病的となり、正常状態ではなくなる。

人体は陰陽の二重支配を受けているが、そのバランスを失うと異常が発生する。陰気が衰えて、相対的に陽気が盛んになると癲疾、頭の病気になる。頭痛、眩暈、痙攣のような症状である。陽気が衰えて、相対的に陰気が盛んになると狂となる。精神に異常を来して、ぐるぐると歩き回るという症状を示す。

注

○**邪哭**　邪は「ひずみを起こすもの」である。歪むことで、正常からずれること、異常である。哭は大声で泣くことである。感情と連り合っていない、調子外れの泣き方である。○**精神魂魄**　心は神を藏す。肝は魂を藏す。肺は魄を藏す。精は腎が藏す。神魂は精神作用であるが、精魄は肉体機能に関係する要因である。精はスタミナ、魄は呼吸や気の循環に関係する。神は精神、魂は情動に相当する。○**血氣**　血は血液循環、気は神経機能である。ここでは神気、精神と同じ。○**心氣**　ここの気は機能であり、心気は心の機能である。○**畏**　怯えること。威圧を感じて心がすくむこと。○**陰**　場所としては内藏である。機能としてはエネルギー生産を行う。熱吸収的に働くので寒を生ずる。神経としては副交感神経に相当する。○**陽**　場所としては頭と四肢と体表である。機能としてはエネルギーを消費して筋肉運動を行い、熱を発生する。神経としては交感神経に相当する。『素問』『霊枢』では癲も狂も陽気盛んなときに起こる。○**癲**　頭の病気である。頭痛、眩暈、痙攣等を起こす。太陽膀胱経の病状である。陽気の逆上によって起こる。**○狂**　陽明胃経の病状で、胃気の厥逆で起こる。これも陽気有余による。

一三

脾中風者
翕翕發熱
形如醉人
腹中煩重
皮目瞤瞤而短氣

脾の中風は
翕翕《キュウキュウ》として發熱す
形は醉える人の如し
腹中煩して重し
皮目瞤瞤《ジュンジュン》として短氣す

訳

風の邪気が脾に入り込むと、次のような症状が生ずる。ポッポと発熱し、体が酔っ払いのようにふらふらしている。腹の中が熱っぽく、重苦しい感じがする。皮膚やまぶたがピクピク痙攣し、息切れがある。

注

○脾　膵藏である。肉を司る。消化管即ち胃腸の機能を主宰する。

○翕翕　翕は集まること。物事が一斉に起こること。ここは急速に熱が上がってくることである。膵藏の発熱とすると急性膵炎である。腹部の激痛で予後不良である。ここは胃腸炎による熱である。**○形如醉人**　脾は四肢を主る。脾を病むと解堕、倦怠のため、歩行が酔っ払いのようにふらふらと動揺する。**○瞤**　瞤は眼瞼痙攣である。皮膚やまぶたがピクピク痙攣する様である。痙攣は肝に関係する症状であり、ここは筋肉の痙攣で、肉は脾の所管である。**○腹中煩重**　胃腸炎の熱感と圧重感である。

一四

脾死藏
浮之大堅

脾の死藏は
之を浮かせれば大堅

按之如覆杯　　之を按ずれば覆杯の如し
潔潔状如揺者死　　潔潔として揺れる如き状の者は死す
（臣億等詳五藏各有中風中寒　　（臣億等詳するに五藏各々中風中寒有り
今脾只載中風　　今、脾は只中風を載せるのみにして（且つ）
腎中風中寒倶不載者　　腎の中風中寒を倶に載せざるは
以古文簡亂極多　　古文簡亂れること極めて多きを以てなり
去古既遠無文可以補綴也）　　古を去ること既に遠く文の以て補綴す可きもの無きなり）

訳

脾の真藏の脈は次のような脈状を呈する。浮かべるように軽く触れるときは、大きくて硬い感じがする。押し下げるようにすると、伏せた盃のような状態になる。浮いてくるが中は空っぽな感じである。緊張が強く、引き締まった感じがし、かつ不整脈ぎみのものは死徴である。

注

○**脾脉**　趺陽の脈（脾胃の状況を示す）。「遅にして緩、胃氣經の如し」（『傷寒論』辨脉法二一）。脾の脈も同じ。○**大堅**　大も堅も正常の脾脈からは離れて実に偏っている。○**覆杯**　杯を伏せた状態である。盛り上がっていて、中は空である。これは虚に傾いている。○**潔**　清いこと。引き締まっていること。緊に近い脈状である。緩和の脈からは大分離れている。以上いずれも正常からは偏向した脈状である。死徴となる。

一五　趺陽脉浮而濇　　趺陽の脉浮にして濇（辨脉法一九、二六）
浮則胃氣强　　浮なれば則ち胃氣强し

濇則小便數
浮濇相搏
大便則堅
其脾為約
麻子仁丸主之

濇《シヨク》（渋）なれば則ち小便數（辨脉法二三）
浮濇相搏《う》てば
大便則ち堅し
其の脾約と為《な》す
麻子仁丸之を主る

麻子仁丸方
麻子仁二升　芍藥半斤　枳實一斤　大黄一斤　厚朴一尺　杏仁一升
右六味、之を末とし、蜜にて煉り和して梧子大の丸とし、十丸を飲服す、日に三度、知る（効果が現れる）を以て度と為す

訳

陽明胃経の太衝穴に当たる足背動脈の脈状が浮で濇である。浮は胃の働きが強いことを示している。濇は小便が頻数である。

浮と濇の脈が同時に打っているときは大便が硬いことを示す。これは脾の働きが制約され、腸管が結ぼれていて大便の通過が障害され、水分が吸収されて硬くなっている状況である。

この状況は麻子仁丸が治療を主宰する。

注

○趺陽脉　足背動脈である。陽明胃経の太衝穴の部位の脈。**○趺陽脉浮而濇**「脾氣不足、胃氣虚なるを知る」（辨脉法一九）。**○趺陽脉浮而數**「浮は則ち胃を傷る。數は則ち脾を動ず……脾氣治せず、大便鞕《かた》し」（辨脉法二一）。**○胃氣强**　胃気は胃の機能である。胃の機能が亢進すると、営（血）衛（気）、津液の生産が多くなる。**○小便數**　数は頻数。趺陽脉濇は脾気の虚を意味する。脾気虚するときは胃のために胃の作った営衛、津液を肺に送ることができ

ない。上に行かない分は下焦に下り小便となるので、小便数となる。**○大便則堅**　小便頻数のため、大便の水分が減り、硬くなる。**○約**　制約、結紮、結ぶ。**○麻子仁**　甘平　補中益気／利小便、破積血、復血脈。**○大黄**　苦寒　通利水穀。**○枳實**　苦寒　除寒熱結、止利／破結実、消脹満。**○厚朴**　苦温　気血痺、驚悸、頭痛／温中　下気、腹痛、脹満。**○芍藥**　苦平　除血痺、止痛、腹痛／通順血脈、散悪血。**○杏仁**（杏核人）　甘温　下気、寒心、奔豚、欬逆／心下急。**○麻子仁丸**　大黄、厚朴、枳実は腸管が麻痺して脹満し、鞕となっている大便を軟化、排泄する効果をもつ。麻子、芍薬、杏仁は腸管、腸間膜の血行を改善して脹満、便秘を解消する。両者合わさって、腸管の麻痺性便秘を解除する働きを示す。

一六　腎著之病其人身體重
腰中冷如坐水中
形如水状
反不渇小便自利
飲食如故病屬下焦
身勞汗出衣（一作表）裏冷濕
久久得之
腰以下冷痛
※腹重如帶五千錢
甘薑苓朮湯主之

腎著の病は其の人身體重し
腰中冷えて水中に坐するが如し
形（症状）は水状の如し
反って渇せず、小便自利す
飲食故《もと》の如し、病は下焦に屬す
身勞すれば汗出で衣（一作表）裏冷濕す
久久にして之を得たり
腰以下冷痛す
腰重きこと五千錢を帶るが如し
甘薑苓朮湯之を主る

甘草乾薑茯苓白朮湯方
甘草二兩　白朮二兩　乾薑四兩　茯苓四兩

右四味、水五升を以て煮て三升を取り、分け温めて三服す、腰中即ち温まる

校

※腹　『千金要方』巻十九は「腰」に作る。訓訳はこれによる。

訳

慢性の腎疾患では、体がだるく重い感じがする（浮腫）。腰の深部が冷たい感じがし、水の中に坐っているようである（腰は腎の府）。腹水や腹壁の浮腫等で、水腫のような症状がある。水腫様の症状から推測されるのとは反対に咽喉は渇かない。小便は正常に出て（腎、膀胱異常なし）、飲食は普段と変わらない（脾胃異常なし）。病変は下焦にある。

激しい労働をすると汗が大量に出て、衣服はびしょびしょに濡れて冷たく感じる。この病状は急に発生したものではなく、だんだんと進行してきたものである。腰は冷えて痛み、腰は五千銭をぶら下げているように重く感ずる。甘姜苓朮湯が治療を主宰する。

注

○本証の正体は、脊椎変形のために下腹部の循環障害が起こり、それによって腹水、腹壁の軽度の浮腫、腰以下の冷痛を生じたものである。故に茯苓、朮で利尿を図り、乾姜で腹部を温め、循環障害の除去に務めている。清の尤怡（在涇）が「其の病は腎の中藏に在らず、腎の外府に在り」（『金匱要略心典』）といっているのは正解である。外府とは少陰腎経あるいは骨の意味である。**○腎著**　慢性の腎疾患である。ただし本証は不渇、小便自利で腎の機能異常は認められない。**○腰冷痛**　腰部の循環障害（動脈硬化、鬱血等）、筋肉の攣縮による症状である。**○形如水状**　形は症状である。水状は軽度の浮腫があることを意味する。腰部の静脈系の循環障害、鬱血等による。**○下焦**　下腹部である。大腸、膀胱である。腎が支配する部位である。ここは下焦ではなく、腰椎の変形、腹部の循環障害等によるものと考えられる。**○汗**　汗は心の液である。心は血と脈（血管）を主る。ここは少陰心経、腎経の傷害（腹部の動脈硬化、鬱血）に同伴した発汗異常である。**○甘薑苓朮湯**　乾姜は腹部を温めて血行を改善する。茯苓、朮は腹部血管系に作用して水腫を吸収して腎から排泄し、併せて血行を順調にする。

一七　腎死藏

浮之堅
按之亂如轉丸
益下入尺中者死

腎の死藏は
之を浮かべれば堅
之を按ずれば亂れて丸を轉ずるが如し
益々下って尺中に入る者は死す

訳

腎の死脈である真藏の脈は、浮かべると堅、押してみると拍動の大小強弱が不安定で弾丸を転がすように感じる。寸口は陽、尺中は陰であるが、寸口で触れる脈がだんだん尺中のほうにまで触れるようになるのは死徴である。病が陽から陰に移ってくるからである。陰に移行するのは陽気即ち生気の減少を意味する。

注

○腎死藏　腎の正常の脈は石、または沈である。真藏はそれが純粋に現れるので、硬さを増して弾丸の如くになるのである。**○益下入尺中**　寸口は陽、尺中は陰を示す。脈動が寸口から尺中にまで及ぶのは病が陽から陰に及ぶことで、生気の減退を意味している。故に死という。

一八　問曰

三焦竭部
上焦竭善噫
何謂也
師曰
上焦受中焦

問うて曰く
三焦の竭《ケツ》部
上焦竭《つき》るときは善く噫《アイ》（おくび）すと
何の謂《いい》ぞや
師曰く
上焦は中焦を受けて

氣未和不能消穀
故能噫耳
下焦竭即遺溺失便
其氣不和不能自禁制
不須治久則愈

氣未だ和せざるときは穀を消す能《あた》わず
故に能く噫するのみ
下焦竭くるときは即ち遺溺《イニョウ》失便す
其氣和せざれば自らは禁制する能わず
治するを須《もち》いず、久しくして則ち愈ゆ

訳

質問。

三焦の各々が機能障害を起こしたときの病情を聞きたい。上焦の機能が減退したときにおくびが頻発するのは、どういう意味か。

先生がいう。

上焦は中焦と調子を合わせて機能している。両者の機能が不調和のときは食物の消化が正常に行われない。食物が不消化のために、胃気が上逆して、しばしばおくびが出るのである。下焦の機能が減退すると尿失禁や大便の失禁が起こる。下焦は大小便の生成を管理している。機能減退のために大小便の排泄を正常に制御できなくなっているのである。

事態は一時的なもので、しばらくすると自然に復調して治愈する。治療の必要はない（理由不明）。

注

○竭部　竭はつきること。ここでは機能の減退をいう。部は区分けすること。また区分けした中の一つをいう。ここは三焦の中の一つずつをいう。三焦の各々一つが機能障害を起こしたときの状況を問うのである。**○噫**　音アイ。おくび。「太陰の終るときは……善く噫す」（『素問』診要經終論篇第十六）。「五気病む所、心は噫と為す」（同、宣明五氣篇第二十三）。「陽明の絡は心に属す、故に上に走って噫と為る」（同、脉解篇第四十九）。「刺して心に中るときは一日にして死す、其の動は噫と為す（同、刺禁論篇第五十二）」。「噫する者は足の太陰、陽明を補う」（『霊枢』口問第二十八）。噫気は心、あるいは太陰脾経、陽明胃経の傷害で起こる。上、中焦の傷害で起こるわけではない。**○三焦**　胸腹部のリンパ管である。上焦は胃の上口に起こり、衛気を作って、これを肺に送り、太陰肺経に沿って全身を回らす。昼は頭と手足を回り、夜は内藏を回る。中焦は上焦の後から出て、営気を作り、上って肺経に入り、変化して血となり、経脈の中を通って全身に循環している。上、中は別々の形態と機能をもっており、本文にいうように上焦が中焦を受けることはない。下焦は食物残滓から屎尿を分別する仕事をしている。故に機能が傷害されると遺尿、大便失禁が起こる。

一九　師曰

熱在上焦者因欬為肺痿
熱在中焦者則為堅
熱在下焦者則尿血
亦令淋秘不通
大腸有寒者多鶩溏
有熱者便腸垢
小腸有寒者其人下重便血
有熱者必痔

師曰く

熱、上焦に在る者は因って欬して肺痿と為る
熱、中焦に在る者は則ち堅と為る
熱、下焦に在る者は則ち尿血す
亦淋秘して通ぜざらしむ
大腸に寒有る者は鶩溏《ボクトウ》多し
熱有る者は腸垢を便す
小腸に寒有る者は其の人下重く便血す
有熱の者は必ず痔す

訳

先生がいう。

熱が上焦にあるときは咳嗽を起こす。その結果肺痿（慢性気管支炎、肺気腫等）となる。熱が中焦にあるときは大便が（熱のために乾燥して）硬くなる（あるいは中焦は胃、心下に当たり、心下痞硬を起こす）。熱が下焦（ここは膀胱）にあるときは血尿を出す。また小便が淋瀝したり尿閉を起こしたりする。大腸に冷えがあるときはしばしば水様下利を生ずる。大腸に熱があるときは腸の垢（宿便あるいは有形で硬めの便）を排泄する。

小腸に冷えがあるときは下腹部が重苦しく、（小腸は心と表裏をなす、心は血を主る、故に）血便を出す。熱があるときは痔となる（病理は不明）。

注

○堅　諸注は大便の硬結としている。しかし中焦は営気を出す所で大便を作る所ではない。大便は下焦で作られる。中焦の所在は心下

部である。故にここの堅は心下痞鞕のほうが妥当であるように考えられる。

二〇①問曰

病有積有聚有槃氣
何謂也
師曰
積者藏病也終不移
聚者府病也發作有時
展轉痛移為可治
槃氣者脇下痛
按之則愈復發為槃氣

問うて曰く
病に積有り聚有り槃氣有り
何の謂いぞや
師の曰く
積は藏病なり、終に移らず
聚は府病なり、發作時有り
展轉として痛の移るものは治す可しと為す
槃氣は脇の下痛む
之を按ずれば則ち愈ゆ、復た發するは槃氣と為す

訳

質問。

積《セキ》、聚《シュ》、槃《コク》という病気がある。それぞれどういう違いがあるか。

先生の答。

積は藏から発生した腫瘤であり、押しても移動しない。聚は府から発生した腫瘤である。腫瘤による症状が出たり隠れたりと出没不定である。

出没不定であったり、押して転々と移動するものは、そうでないものに比べて治療の可能性がある（五藏の病は難治、六府の病は易治）。槃気の場合は脇の下が痛む。槃は穀で、槃気とは穀物の消化の過程中に出てくるガスあるいは糞塊である。停滞するときは、上流の腸管が蠕動亢進を起こすので痛みが生ずる。しかしガスや糞塊なので容易に移動して症状は寛解しやすい。但し一旦軽快しても再発が起こる。

注

○積　腹部の比較的大きい静脈にできた血栓なので、移動しない。
○聚　腸間膜血管に生じた血栓、あるいは胃腸の腫瘤、また子宮筋

腫や癌、卵巣嚢腫等が相当する。単一の疾患ではない。○**檠**　腸管のガスあるいは糞塊である。移動しやすく、また再発しやすい。

---

②諸積大法
脉来細而附骨者乃積也
寸口積在胸中
微出寸口積在喉中
關上積在臍傍
上關上積在心下
微下關積在少腹
尺中積在氣衝
脉出左積在左
脉出右積在右
脉兩出積在中央
各以其部處之

諸々の積の大法
脉来ること細くして骨に附く者は乃ち積なり
（脉）寸口にあるときは積は胸中に在り
微かに寸口に出るときは積は喉中に在り
關上のときは積は臍の傍らに在り
上關上のときは積は心下に在り
微かに關を下るときは積は少腹に在り
尺中のときは積は氣衝に在り
脉が左に出るときは積は左に在り
脉が右に出るときは積は右に在り
脉が兩方に出るときは積は中央に在り
各々其の部を以て之に處《お》る

訳

諸々の積（腫瘤あるいは血栓）と脉に関する法則。

脈拍の打ち方が細にして沈で、骨に付くようなときは大体において積の場合である。脈が寸口で触れるときは、積は胸の中（肺腫瘤）にある。脈が微かに寸口で触れるときは、積が咽喉の中にある場合（咽喉腫瘤）である。脈が関上に触れるときは積は臍の傍ら（上腹部静脈）にある。上関上（関の寸口側）に触れるときは、積は心下にある。少し関の部を（肘側に）下るときは、積は下腹部（下腹部静脈）にある。尺中に触れるときは、積は気衝（鼡径部血管）にある。

積に特徴的な脈が左手にはっきり触れるときは、積は左側にある。積に特徴的な脈が右手にはっきり触れるときは、積は右側にある。積に特徴的な脈が左右両方の手に出ているときは、積は中央の部にある。それぞれ脈の触れる場所と積の存在する場所は対応しているのである。

注

○積　物が重なり積もること。病としては血の重なり積もったもので、血栓である。邪気の重なり積もった物としては各種の癌や肉腫等の腫瘤もありうる。**○積在喉中**　これは喉頭癌等のような腫瘤であろう。

痰飲欬嗽病脉證并治　第十二　論一首　脉證二十一條　方十八首

注

〇痰飲　痰も飲も水症である。痰は淡で、色の薄い液体、即ち水である。水症に出現するので病だれが付いた。飲は飲んだ水が屎尿に排泄されないで体内に停滞しているものである。『素問』刺志論篇第五十三の「飲熱中」について王冰は「飲とは留飲なり」と注を入れている。留飲とは飲み水が久しく体内に滞留して去らないものである。心疾患や腎障害によく現れる。**〇欬嗽**　欬は咳と同じ。咳は呼吸器の刺激症状で有声の短切な息である。亥は骸骨で肺結核や慢性気管支炎等による羸痩状態を現す。また咳の擬声語ともいう。欬嗽は水飲によるものが多い。故に痰飲と併せて記載されている。

一　問曰　　　　問《と》うて曰《いわ》く
夫飲有四何謂也　　　　夫《そ》れ飲《イン》に四有りとは何の謂《いい》ぞや
師曰　　　　師の曰く
有痰飲　　　　痰飲《タンイン》有り
有懸飲　　　　懸飲《ケンイン》有り
有溢飲　　　　溢飲《イツイン》有り
有支飲　　　　支飲《シイン》有り

訳

質問。
飲即ち水症に四つの種類があるという。それはどういう意味か。

先生の答。
痰飲、懸飲、溢飲、支飲の四つの種類があるということである。

注

○溢飲　『素問』脈要精微論篇第十七に「溢飲者渴暴多飲而易入肌膚腸胃之外也（溢飲の者は渇して暴《にわ》かに多飲し而して肌膚、腸胃の外に入り易きなり）（『甲乙経』は「易」を「溢」の字に作る、即ち溢れて肌膚、腸胃の外に入る、となる）」とある。**○謂**　「意味」である。

二①問曰　　問うて曰く
四飲何以為異　　四つの飲は何を以て異なると為《な》すか
師曰　　師の曰く
其人素盛今瘦　　其の人素《も》と盛んにして今瘦せる
水走腸間瀝瀝有聲　　水、腸間に走り瀝瀝《レキレキ》として聲有り
謂之痰飲　　之を痰飲と謂《い》う

訳

質問。

四飲は何によって鑑別するか。

先生の答。

この病人は、以前は栄養状態が良好であったが、今は痩せ細っている。水が腸の間（腹腔内）に存在し、腹部を圧すとダブダブと音がする。これを痰飲という。腹水である。

注

○痰飲　腹水である。**○異**　もう一つ別のもの。同じでないこと。
○聲　人の「声」ではない。物の音である。音は、口をふさいで出す「ウーという含み声」。

②飲後水流在脇下
欬唾引痛
謂之懸飲

飲んだ後、水流れて脇の下に在り
欬唾して痛を引く
之を懸飲と謂う

訳

水分を飲んだ後に水が脇の下（胸膜腔）に溜まり、咳をしたり痰を吐いたりすると、肺や横隔膜を動かし脇を刺激して痛む。これを懸飲という。

注

○懸　懸には牽引の意味がある。欬唾によって脇の下が引きつれるように痛むのである。**○懸飲**　肋膜腔の水分貯留である。胸水。**○引痛**　痛みが響くこと。ここは痛が脇の下に響くことである。**○脇**　側胸部の季肋部である。腋の下に当たる。

③飲水流行歸於四肢
當汗出而不汗出
身體疼重
謂之溢飲

飲んだ水が流れ行きて四肢に歸《キ》す
當《まさ》に汗出《い》づべくして汗出でず
身體疼重《トウチョウ》す
之を溢飲と謂う

訳

飲んだ水が体内を流れて手足に帰着すると、その水分を排泄するために汗（あるいは尿）が出るはずである。ところが今汗が出ず、水分が溜まって体が重く感じ疼くような痛みが出る。これを溢飲という。四肢体表に溢れた水という意味である。

注

○溢飲　四肢体表の浮腫である。**○歸**　一回りして元の所、あるいは適当な所に落ち着くこと。**〇疼重**　疼は突き通すように痛むこと。痛と同意。重はだるい感じ。

④欬逆倚息　　欬逆《ガイギャク》倚息《イソク》し
短氣不得臥　　短氣にして臥することを得《え》ず
其形如腫　　其の形は腫れの如し
謂之支飲　　之を支飲と謂う

訳
咳き込んで、物に寄り掛かって呼吸をしている（起座呼吸）。息切れがして横になって寝ることができない。横になると呼吸困難が起きる。体は浮腫状になる。これを支飲という。

注
〇支飲　支はつかえること。支障で、物事が順調に進行しないことをいう。ここは肺内の水腫のために呼吸が正常に行えないことである。心不全による肺鬱血、肺水腫である。呼吸困難は心性喘息による。**〇倚息**　倚はもたれる、寄り掛ること。息は呼吸。倚息で起座呼吸である。喘息のとき等、横臥すると呼吸が苦しくなるので、坐位で机や物に寄り掛って呼吸する。

三　水在心　　水、心に在れば
心下堅築　　心下堅く築《チク》す
短氣　　短氣して
悪水不欲飲　　水を悪《にく》み飲むことを欲せず

訳

水が心藏の部分に存在すると、心下部の筋肉が反射的に強直して硬くなり、ズキンズキンと動悸を打つ。肺鬱血のために呼吸困難が生じ、息切れがする。水は心火を剋するので水を忌み嫌う。水を飲みたがらない。

注

○水在心　水分が心藏に浸潤しているわけではない。心下堅と動悸から心の傷害と想定したのである。実際は肺下部あるいは胃、肝の鬱血であろう。**○築**　搗《つ》くこと。棒を上下して土を搗き固めること。上下に動かすことから心の動悸の意味になる。**○惡水**　水症では脱水状態になるので渇を生ずるのではないか。なぜ水を悪むのか不明。訳は五行相剋の説によった。

四　**水在肺**　**水、肺に在れば**
吐涎沫　**涎沫《エンマツ》を吐く**
欲飲水　**水を飲まんと欲す**

訳

水が肺藏の部分に存在する（肺の鬱血、水腫）と喀痰の排泄が多くなる。（肺水腫と喀痰排出による脱水で）咽が渇いて水をほしがる。

注

○水在肺　肺水腫である。胸水では喀痰が増えるとは限らない。**○涎沫**　涎は唾液。水が細長く流れること、またもの。ここは喀痰である。沫は水の細かい粒。

五　**水在脾**　**水、脾に在るときは**
少氣身重　**少氣して身重《み》し**

訳

水が脾（膵藏）に存在すると、脾の機能が障害されて、栄養素の生産が悪くなり精気が減少する。そのために全身の筋肉に栄養が行き渡らず、体が重だるく感じる。

注

○脾　膵藏である。脾藏ではない。脾は胃と協同して営衛、精気、栄養素の生産と配給を行っている。また筋肉の栄養を司る。水による障害で少気即ち栄養失調と全身の筋肉の倦怠感が生じるのである。**○少氣**　少気は短気（呼吸困難、息切れ）とは異なる。ここの気は栄養素を意味する精気である。少気は精気が少ない、栄養が不足していることである。

六　水在肝　　水、肝に在るときは

脇下支満　　脇の下支《つか》えて満《み》つ

嚏而痛　　嚏《くしゃみ》して痛む

訳

水が肝の部分に存在すると、肝藏が鬱血するため、脇の下が腫れて充満する。厥陰肝経は足の親指から出発して肝藏に入った後、更に上って頏顙《コウソウ》（鼻咽腔）に出る。そこで肝の障害時には嚏が出る。嚏が出ると脇に響いて痛む。

注

○嚏　音テイ。厥陰肝経は上って頏顙に出る。頏顙とは鼻咽腔である。故に肝経の障害時に嚏が出る。

七　水在腎　　水、腎に在るときは

心下悸　心下悸す

訳

水が腎藏の部分に存在すると心下の部分と臍部の上あたりで動悸がする。いわゆる腎間の動悸である。腎動脈の拍動が強くなるのである。

注

○心下悸　心下は広く上腹部を指す。ここは心下の動悸とともに、いわゆる腎間の動悸を含むと考える。**○水在腎**　水分が腎藏に浸潤しているわけではない。腎間の動悸から腎の水を想定しているのである。

八　**夫心下有留飲**　**夫れ心下に留飲有れば**
其人背寒　**其の人、背寒《ひ》ゆ**
冷如手大　**冷たきこと手大の如し**

訳

心下（胃、腹腔）に水分（寒冷）が停滞している（腹水）ときは、背部に反射して手掌大の冷感を生ずる。

注

○心下留飲　胃内停水である。胃炎（熱）、胃鬱血（寒）等で起こる。ここは鬱血であろう。**○背寒**　内藏に病変があるときは三方に反応が出る。胸部の病変は手、胸、上背部である。腹部の病変は足、腹、背下部と腰である。心下の病変は背部の胃兪付近に反応が出る。飲は水で寒であるため、背部の反応も寒になる。

九　留飲者
脇下痛引缺盆
欬嗽則輒已
（一作轉甚）

留飲の者は
脇の下痛み缺盆に引く
欬嗽すれば則ち輒《すなわ》ち已《や》む
（一に轉じて甚だしに作る）

訳

脇の下（胸膜腔）に留飲があるときは、痛みが缺盆に響く。咳が出ると痛みはすぐに止む（ある本には一層痛みが強くなるとある）。

注

○**脇下痛引缺盆**　脇の下とは胸膜腔である。脇の下に留飲があるときは胸膜が刺激されて痛む。胸膜は、上は缺盆にまで繋がっている。そこで缺盆に響くのである。缺盆は鎖骨上窩。

一〇　胸中有留飲
其人短氣而渇
四肢歴節痛
脉沈者有留飲

胸中に留飲有るときは
其の人短氣して渇す
四肢歴節して痛む
脉沈なる者は留飲有り

訳

胸の中（肺内）に水分が停滞しているとき（肺水腫）、病人は息切れ（呼吸促薄）がして咽が渇く（脱水）。手足の関節があちこち痛み、脈は沈である。これは、留飲が肺内（藏）にあるからである。

注

○**短氣**　短切な呼吸である。肺水腫による呼吸面積の減少のためである。○**四肢歴節痛**　肺水腫と歴節痛を結ぶものは急性リウマチ熱である。上気道の炎症にアレルギー機転が加わると、急性リウマチ熱が起こる。一方において心炎を生じ、左室不全により肺鬱血、肺水腫を生ずる。他方において関節リウマチによる痛みを起こす。

○**脉沈**　「寸口の脉、……沈は裏に在りと為す」（『傷寒論』辨脉法一八）。

一二　膈上病痰
滿喘欬吐
發則寒熱
背痛腰疼
目泣自出
其人振振身瞤劇
必有伏飲

膈上に痰を病むときは
滿喘し欬して吐く
發するときは則ち寒熱す
背痛み腰疼《うず》く
目には泣《なみだ》自ら出づ
其の人振振として身瞤《ひきつ》ること劇しきときは
必ず伏飲有り

訳

横隔膜の上、肺内あるいは胸膜腔に水分の貯留があるとき（肺水腫、胸水）、水分に押されて胸が詰ったような感じがしたり、肺内にも水気があって喘鳴を発し、咳をしたり、咳につられて吐いたりする。

発病時には悪寒、発熱がある（肺炎、胸膜炎）。胸膜の刺激によって背痛や腰痛があり、涙が自然に出る。結膜炎あるいは咳き込みによる涙腺刺激による。

ブルブルと繊維性攣縮が激しく起こることがあるのは、水分が筋肉内に伏在するためである。

注

○本症、背痛、腰痛までは肺炎、胸膜炎における症状と考えられる。目泣と身瞤はまた別の疾患時の症状のように思われる。

一二　夫病人飲水多必暴喘滿
凡食少飲多水停心下
甚者則悸微者短氣
脉雙弦者寒也
皆大下後善虚
脉偏弦者飲也

夫れ病人飲水多ければ必ず暴《にわ》かに喘滿す
凡そ食少く飲多ければ水心下に停《とど》まる
甚だしき者は則ち悸し、微《び》なる者は短氣す
脉雙《ふたつ》とも弦なる者は寒なり
皆大いに下れる後は善く虚す
脉偏《かたえ》のみ弦なる者は飲なり

訳

ある種の病人では水をたくさん飲むと、必ず急に喘息が起こり、胸の膨満感が生ずる。

食事の量に比べて飲み水の量が多いと、水が心下部即ち胃に停滞する。その程度が激しいと心下部で動悸を打つ。軽微の場合は息切れが起こる。

両腕の寸口の脈所で弦の脈を打つときは、脾胃の寒によるものである。大いに瀉下した後には脾胃の虚寒を起こしやすい。

片方の寸口で弦の脈を打つときは、その側の懸飲（胸膜腔の水）によるものである。

注

〇水停心下甚者則悸微者短氣　胃心藏症候群である。胃に水穀や空気が入ると、横隔膜を挙上して心藏を刺激し、不整脈や心痛を起こす。ここの動悸や短気もこの症候群の一部である。**〇弦**　弦は肝の脈である。脈状としては浮にして緊の脈である（『傷寒論』辨脉法九）。緊は寒、あるいは痛みを意味する。ここは寒である。胸膜腔の水腫により横隔膜を経て肝を傷害する。肝の障害で脈は弦となる。肝に傷害のあるときは門脈を通して上流にある脾胃を傷害する。肝硬変では胃腸の傷害がある。

一三　肺飲不弦

肺の飲は弦ならず

但苦喘短氣　　但だ喘に苦しみ短氣す

訳

肺の中に水が溜まる支飲の場合、脈は弦にはならない。肝に対する影響は胸水より少ないからである。肺水腫あるいは肺鬱血によりひどい喘息を起こしたり（重）、息切れになる（軽）。

注

○**肺飲**　本篇第二条の支飲に当たる。肺水腫あるいは肺鬱血である。○**苦喘**　苦は程度の激しいこと。「はなはだ、ひどく」の意。苦喘は甚だしくゼイゼイと呼吸が促迫することである。

一四　支飲亦喘而不能臥　　支飲も亦喘して臥する能わず
加短氣　　加えるに短氣す
其脉平也　　其の脉は平なり

訳

支飲（肺水腫）の場合でも喘息を起こし、起座呼吸となり、横になって寝ることができない。更に息切れもする。脈は弦にはならず、平生の脈状を呈する。肝への影響が少ないためである。

注

○**不能臥**　起座呼吸を起こし、横臥することができない状態である。強い呼吸困難、喘息による。

一五　病痰飲者　　痰飲を病む者は

當以温藥和之　　當に温藥を以て之を和すべし

訳

痰飲即ち腹水を患う者は温薬で調整するのが適当である。

注

○温薬　飲は水の貯留する病である。水は陰であり、寒である。故に温薬で水飲の局所からの吸収、あるいは利尿や発汗による排泄を図るのが理に適っている。温薬とは乾姜、附子等の薬剤である。

一六　心下有痰飲　　心下に痰飲有り
胸脇支滿　　胸脇支《つか》え滿ち
目眩　　目眩《くら》むものは
苓桂朮甘湯主之　　苓桂朮甘湯之を主る

苓桂朮甘湯方
茯苓四兩　桂枝三兩　白朮三兩　甘草二兩
右四味、水六升を以て煮て三升を取り、分け温めて三服す、小便則ち利す

訳

胃や肝の鬱血により、心下部に水分の停滞があると、肝腫脹や上腹部の腹筋緊張により、胸脇部が腫れて充満し、痞えた感じがする。また、めまいがする。

この場合は苓桂朮甘湯が治療を主宰する。

注

○心下痰飲　心下は胃、肝の部位である。ここの痰飲は胃内停水ではない。肝の鬱血、腫脹による心下痞鞕と腹水である。主病変は肝にある。**○胸脇**　胸は前胸部と心下部にわたる部分である。心、胃、肝がある。脇は側胸部である。肝藏、脾藏の所在部位である。**○目眩**　眩は暗黒性めまい。一過性黒内障。なお暈は回転性めまい。眩は頭、脳髄、心、腎、肝、胆の病で発生する。主たるものは肝胆と心腎である。○「傷寒吐下の後、心下逆滿、氣上って胸を衝く、起てば則ち頭眩、脈は沈緊、汗を發すれば經を動じ、身振振として揺を為すもの、苓桂朮甘湯之を主る」（『傷寒論』太陽中六七）。これは心腎の水。「熱病、先ず眩冒して熱し、胸脇滿は足の少陰（腎経）、少陽（胆経）を刺す」（『素問』刺熱篇第三十二）。これは腎と胆。「肝の病は頭目眩、脇支滿す」（『素問』標本病傳論篇第六十五）。これは肝。本条はこれである。胸脇支滿は肝の腫脹、目眩は肝と表裏の関係にある少陽胆経の傷害による。**○苓桂朮甘湯**　茯苓は利小便によって肝の鬱血と腹水を消去する。白朮もこれを援助する。桂枝は血脈の流通を良くして茯苓、白朮を補助する。肝自身に対する作用ではなく、心腎に働いて鬱血、水腫を除く強心利尿の薬剤である。**○茯苓**　甘平　胸脇逆滿、心下結痛、利小便／消渇、水腫、（茯神）風眩、驚悸。**○桂枝**　辛温　喉痺、補中益氣、利関節／心痛、温筋通脈、出汗。**○朮**　苦温　風寒湿痺、消食／風眩、頭痛、風水、霍乱。**○甘草**　甘平　堅筋骨、長肌肉、解毒／下氣、煩滿。

一七　夫短氣有微飲　　夫《そ》れ短氣して微飲有り
當從小便去之　　當に小便從り之を去るべし
苓桂朮甘湯主之　　苓桂朮甘湯之を主る
（方見上）　　（方は上に見ゆ）
腎氣丸亦主之　　腎氣丸も亦之を主る

腎氣丸

乾地黄八両　薯蕷四両　山茱萸四両　澤瀉三両　茯苓三両　牡丹皮三両　桂枝一両　附子一両　炮《あぶ》る

右八味、之を末とし、蜜にて煉り和して梧子大に丸とす、酒にて十五丸を下す、加えて二十五丸に至る、日に再服す

訳

息切れがして軽度の水腫があるときは当然利尿によって排除するべきである。苓桂朮甘湯が治療を主宰する。処方内容は上記の通り。腎気丸も治療を主宰する場合がある。

注

○**腎氣丸**　八味丸。八味腎気丸。また崔氏八味丸。処方は婦人雑病第二十二に見える。少陰心腎と脾に作用する。瘀血を除き血行を良くするもの、補虚損の薬剤からなる処方である。これも強心利尿の薬剤と考えててよい。○**短氣**　短は長さや時間が標準に足りないこと。気は呼吸である。短い呼吸で息切れ。肺の内外に鬱血、水腫があり、そのために呼吸面積が減少して起こる。○**微飲**　微小の水腫である。これは肺以外、ことに皮膚の浮腫であろう。○**乾地黄**　甘寒　逐血痺、填骨髄、長肌肉／破悪血、通血脈、五労七傷、補不足。○**薯蕷**　甘温　傷中、補虚羸、補中益気／煩熱、強陰。○**山茱萸**　酸平　心下邪気、寒熱、温中、寒湿痺／強陰、益精。○**澤瀉**　甘寒　消水、風寒湿痺／補虚損、強陰気、消渇。○**茯苓**　甘平　利小便、口焦舌乾、胸脇逆気。○**牡丹皮**　辛寒　瘈瘲、驚癇、瘀血／風噤、癲疾。○**桂枝**　辛温　上気、結気、補中益気、利関節／温筋通脈。○**附子**　辛温　温中、血瘕、寒湿痿躄、膝痛／腰脊風寒、強陰。

一八　病者脉伏　　病者の脉伏

其人欲自利　　其の人は自利せんと欲す

利[※1]反快　　利は反って快《こころよ》し
雖[※3]利心下續堅滿　　利すと雖も心下續いて堅滿なるは
此[※2]為留飲欲去故也　　此れ留飲去らんと欲するが故なり
甘[※4]遂半夏湯主之　　甘遂半夏湯之を主る

甘遂半夏湯方
甘遂大なる者三枚　半夏十二枚　水一升を以て煮て半升を取り滓を去る　芍藥五枚　甘草指大の如きもの一枚　炙る、一本無に作る
右四味、水二升を以て煮て半升を取り、滓を去る、蜜半升を以て藥汁に和し煎じて八合を取る、之を頓服す

校

※1―4　『医宗金鑑』は「此為留飲欲去故也は当に利反快の下に在るべし、必ず伝写の譌なり」という。正論である。

訳

病人の脈は伏である。自然に排便がある。下利便であるが苦痛や不快感はない。不快感がないのは、水腫が下利によって腸管から排除されるという治愈過程に入っているからである。

ところが下利しているにもかかわらず、心下部が依然として引き続いて堅くていっぱいに充満しているのは水腫がいまだ残存しているからである。これは甘遂半夏湯が治療を主宰する。これによって下利と利尿を起こし水腫を排泄するのである。

注

○本条は文章の配列が乱れている。順序を※1―4のようにすると論理が良く通じる。原文のままでは病は治愈過程に入っていることになり、なぜ甘遂半夏湯を使うのかが理解できない。○**脉伏**　『脉

經』にいう。「伏脈、極めて重く指にて之を按じ骨に着いて乃ち得る。（一に曰く、手下に裁動す、と。一に曰く、之を按じて不足、之を挙げて有余、と。一に曰く、関上沈にして出ず、名づけて伏と曰う、と）」。〇**甘遂**　苦寒　利水穀道、留飲宿食、腹満、面目浮腫／下五水。〇**半夏**　辛平　頭眩、喉痺、欬逆、心下堅、下気／消心腹胸中膈痰熱満結。〇**芍薬**　苦平　除血痺、利小便、止痛／通順血脈、散悪血、去水気。〇**甘遂半夏湯**　水腫は発汗、利尿、下利によって去る。本方は下利と利尿によって水腫を排除するものである。甘草、密は甘遂の激しい瀉下作用を緩和するものであろう。

一九　脉浮而細滑傷飲　　脉浮にして細滑なるは飲に傷らる

訳

脈が浮で細滑のものは水症性の傷害（の始まり）である。

注

〇**脉浮而細滑**　浮は「病表に在る」脈である。滑は風の脈である。浮滑は熱病を意味する。細は緊に近く、緊は寒あるいは水を意味する。浮にして緊は弦である。弦は肝の脈であるが、痰飲も弦の脈を呈する。今、脈は細である。これから弦に向かう状況を示すので、痰飲といわず傷飲という。痰飲の初期の脈状である。熱病で痰飲、浮腫を来すものは急性リウマチ熱である。心炎、腎炎を起こし水症を生起する。

二〇　脉弦數有寒飲　冬夏難治　　脉弦數《サク》は寒飲有り　冬と夏には難治なり

訳 弦数の脈を呈する場合は寒飲である。冬と夏に発生した場合は治療が困難である。

注 **○脉弦數** 弦は浮にして緊である。前条の浮而細に近い。滑がない。即ち風熱を欠く。この脈は痰飲にして熱性を欠くことを示す。血管の変性、動脈硬化等による虚血性心疾患、腎不全等による水症である。非炎症性起源である。故に寒飲という。**○冬夏難治** 治療には温薬を用いる。夏は（時候の）熱に温薬を加えて煩熱となる。冬は（時候の）寒に（病状の）寒を重ねる。故に冬夏は難治とする。

二一　**脉沈而弦者　　脉沈にして弦の者は**
懸飲内痛　　懸飲にして内痛む

訳 脈状が沈にして弦である。脈沈は病が裏（内藏）にあること、また水を意味する。弦は痰飲の脈である。また弦は浮にして緊である。緊は寒、水、痛みを意味する。故に痰飲にして内藏が痛むのである。心痛、胸痛、腹痛、いずれもあり得る。動脈硬化性病変に基づく疾患群による痰飲である。

二二　**病懸飲者　　懸飲を病む者は**
十棗湯主之　　十棗湯之を主る

十棗湯方
芫花《ゲンカ》　熬《い》る　甘遂　大戟　各等分

右三味、搗《つ》いて篩《ふる》う　水一升五合を以て先ず肥えたる大棗十枚を煮て八合を取り、滓を去り、藥末を内れる、強い人は一錢匕を服す、羸《やせ》たる人は半錢を服す、平旦に之を温服す、下らざる者は明日更に半錢を加う、快下を得たる後に糜粥をもって自ら養う

訳

浮腫性疾患で胸水の場合は十棗湯が治療を主宰する。

注

○芫花　辛温　一名去水、喉鳴喘、咽腫／五水在五藏皮膚、水腫、消胸中痰水。**○大戟**　苦寒　十二水、腫滿急痛積聚／利大小腸。**○大棗**　甘平　安中養脾、大驚／補中益気。**○糜粥**　米は益気の働きがある。大棗とともに脾胃を補助して瀉下剤による傷害を緩和する。

二三

病溢飲者當發其汗　溢飲を病む者は當に其の汗を發すべし

大青龍湯主之　大青龍湯之を主る

小青龍湯亦主之　小青龍湯も亦之を主る

大青龍湯方

麻黄六兩　節を去る　桂枝二兩　皮を去る　甘草二兩　炙る　杏仁四十箇　皮尖を去る　生薑三兩　切る

大棗十二枚　石膏　雞子大の如きもの、碎《くだ》く

右七味、水九升を以て先ず麻黄を煮て二升を減《へ》らす、上沫を去り、諸藥を内れて煮て三升を取り、滓を去り

一升を温服し、微かに汗有るに似たるものを取る、汗多きものは温粉にて之に粉ふる

小青龍湯方

麻黄三両　節を去る　芍薬三両　五味子半升　乾薑三両　甘草三両　炙る　細辛三両　桂枝三両　皮を去る

半夏半升　洗う

右八味、水一斗を以て先ず麻黄を煮て二升を減じ、上沫を去り、諸薬を内れて煮て三升を取る、滓を去り一升を温服す

訳

水症の病は当然発汗療法を行うべきである。その場合、大青龍湯が治療を主宰するが、小青龍湯が治療を主宰する場合もある。

注

○溢飲者當發其汗　溢飲即ち水症の治療は水腫の水を正常の血液循環に戻すか、発汗、利尿、瀉下により皮膚、膀胱、腸管から排泄する方法をとる。いずれの方法を取るかは心腎肝の機能状況による。

○麻黄　苦温　発表出汗、欬逆上気。**○杏仁**　甘温　寒心賁豚、欬逆上気／驚癇、心下急（強心作用がある）。**○桂枝**　辛温　補中益気、欬逆上気、利関節／心痛、通脈、出汗。**○乾薑**　辛温　温中止汗、欬逆上気、風湿痺／脹満。（生薑）去痰、下気、嘔吐。**○石膏**　辛微寒　心下逆気、驚喘、口焦舌乾／身熱、発汗、消渇。**○五味子**　酸温　強陰、欬逆上気、補不足。**○細辛**　辛温　風湿痺痛、欬逆上気／温中　下気、利水道。**○半夏**　辛平　心下堅、欬逆胸脹／消心腹胸中膈痰熱満結。**○芍薬**　苦平　除血痺、利小便／去水気、通順血脈。**○大小青龍湯**　大は皮膚の浮腫と熱候がある。小は皮膚、肺の水腫と寒証がある。ともに強心、利尿、発汗の作用がある。

二四　膈間支飲
其人喘滿
心下痞堅
面色黧黑
其脉沈緊
得之數十日
醫吐下之不愈
木防已湯主之
虛者即愈
實者三日復發
復與不愈者
宜木防已湯
去石膏加茯苓芒硝湯主之

木防已湯方
木防已三兩　石膏十二枚雞子大　桂枝二兩　人參四兩
右四味、水六升を以て煮て二升を取り、分け温めて再びに服す

木防已湯去石膏加茯苓芒硝湯方

膈間の支飲（肺水腫）は
其の人喘滿し
心下痞堅にして
面色黧黑《レイコク》なり
其の脉は沈緊なり
之を得て數十日
醫之を吐下して愈えざるは
木防已湯之を主る
虛なる者は即ち愈ゆ
實なる者は三日にして復た發す
復た與えて愈えざる者は
宜しく木防已湯
去石膏加茯苓芒硝湯之を主るべし

木防已二兩　桂枝二兩　人參四兩　芒硝三合　茯苓四兩

右五味、水六升を以て煮て二升を取り、滓を去り、芒硝を内れ再び微かに煎じ、分け温めて再服す、微利すれば則ち愈ゆ

訳

横隔膜の間、肺内に水腫があるときは以下の症状が現れる。ゼイゼイと息ぜわしい呼吸をし、胸がいっぱいに詰った感じがする。心下部が痞える感じがし、硬く触れるようになる。顔色は黄味を帯びた黒い色をしている（アジソン病様）。脈は沈緊である。脈沈は病が裏、内藏、ここでは肺にあることを示し、緊は水である。

発病して数十日経過し、この間、医師が吐法、瀉下法を行って軽快しない場合は木防已湯が治療を主宰する。虚しているときは即座に治愈する。

実しているときは三日経つと再発する。再発したとき再び木防已湯を与える。それでも直らないときは、木防已湯去石膏加茯苓芒硝湯が治療を主宰する。

注

○膈間支飲　肺下部の水腫である。膈は横隔膜である。膈間は肺下部である。支飲は肺水腫である。**○黧黒**　黧は黄色味を帯びた黒色である。アジソン病の皮膚色である。ここは水腫に副腎皮質の傷害が合併したものであろう。アジソン病に水腫が合併しても同様になる。**○虚者即愈**　虚は心下痞堅が軽いか、ない場合である。あるいは水腫が軽いときである。軽症なので薬方がよく効くのである。**○實者三日復發**　心下痞堅が強い場合である。そのため、一時的に効いても再び発症する。より重症なので茯苓による利尿、芒硝による瀉下で強力に排水を図るのである。**○木防已**　辛平　利大小便／水腫（オオツヅラフジの匍匐茎を使う）。**○石膏**　辛微寒　心下逆気驚喘／身熱、消渇、発汗。**○桂枝**　辛温　欬逆上気／出汗、通脈。**○人参**　甘微寒　補五藏、驚悸／心腹鼓痛、胸脇逆滿、調中、消渇、通血脈。**○茯苓**　甘平　利小便／膈中痰水、水腫。**○芒硝**　苦大寒　利大小便。朴消より生ず。（朴消）苦寒　結固留癖、積聚（『名医別録』）。

二五　心下有支飲　　心下に支飲有り
其人苦冒眩　　其の人は冒眩に苦しむときは
澤瀉湯主之　　澤瀉湯之を主る

澤瀉湯方
澤瀉五兩　白朮二兩

右二味、水二升を以て煮て一升を取り、分け温めて再服す

訳

心下部に水分の貯留がある。その病人は頭冒感があったり目の前が暗くなったりする症状で苦しむ。このときは澤瀉湯が治療を主宰する。

注

○支飲　支飲は第二条によれば肺水腫である。しかし、ここは第一六条の「心下有痰飲」と同様の病態であると考えられる。該条と比べて、頭冒感と眩だけで胸脇支満がない場合である。**○冒**　覆い隠すこと。冒昧は目に被さって見えないこと。**○眩**　目が暗むこと。一過性脳虚血発作等で生ずる。暈はめまい。回転性眩暈。**○澤瀉**　甘寒　消水、風寒湿痺／起陰気、補虚損。**○朮**　苦温　消食、風寒湿痺／風眩頭痛。○五苓散に癲眩があり、八味丸に目瞑がある。

二六　支飲胸滿者　　支飲にて胸滿する者は
厚朴大黄湯主之　　厚朴大黄湯之を主る

厚朴大黄湯方

厚朴一尺　大黄六兩　枳實四枚

右三味、水五升を以て煮て二升を取り、分け温めて再服す

訳

支飲で肺水腫の場合、胸がいっぱいに詰った感じのするときは厚朴大黄湯が治療を主宰する。

注

○枳實　苦寒／逐停水、破結実、脹満、逆気。**○大黄**　苦寒　蕩滌腸胃、通利水穀、下瘀血血閉／心腹脹満、平胃、下気。**○厚朴大黄湯**　大黄の瀉下作用で肺水腫の水を腸管に誘導する。厚朴、枳実で気管支、腸管の脹満を寛解する。

注

○厚朴　苦温　気血痺、頭痛、驚悸／温中　下気、腹痛、脹満。

二七　支飲不得息　　支飲にて息することを得ざるものは

葶藶大棗瀉肺湯主之　　葶藶大棗瀉肺湯之を主る

（方見肺癰中）　　（方は肺癰中に見ゆ）

訳

肺水腫で呼吸困難の場合は、葶藶大棗瀉肺湯が治療を主宰する。

注

○葶藶大棗瀉肺湯　主治—肺癰、喘不得臥　方—葶藶　熬《い》って黄色にならしめ、搗いて丸として弾丸大の如くす（『千金要方』巻十七

には以上の文字はなく、「三兩末之」の四字あり）大棗十二枚（『千金要方』巻十七は「二十枚」に作る）。肺水腫を瀉下、利尿に誘導する。〇**葶藶**　辛苦　通利水道、癥瘕積聚結気／面目浮腫、下膀胱水。〇**大棗**　甘平　安中、養脾、平胃気、補津液／補中益気、煩悶。

二八　嘔家本渴

嘔家本渴　　嘔家は本と渇す
渴者為欲解　　渇する者は解せんと欲すと為す
今反不渴　　今反って渇せざるは
心下有支飲故也　　心下に支飲有るが故なり
小半夏湯主之　　小半夏湯之を主る
（千金云小半夏加茯苓湯）　　（千金に云う、小半夏加茯苓湯と）

小半夏湯方
半夏一升　生薑半升
右二味、水七升を以て煮て一升半を取り、分け温めて再服す

訳

胃に邪気があれば嘔吐によって排除する。胃の邪気が排除されると胃の働きは正常に戻る。嘔吐による脱水と胃熱が回復することによって渇が起こる。即ち咽が渇くのは、治愈傾向にあることを示している。

それであるのに、今咽が渇かないのは胃の邪気が排除されず、心下に水が停滞しているからである。

この場合は、小半夏湯が治療を主宰する。これによって支飲を排除するのである。

注

○半夏 辛平 頭眩、咽喉腫痛、胸腫欬逆、腸鳴、下気／心胸中膈痰熱満結。**○生薑**（乾薑） 辛温 欬逆上気、胸満、温中、風湿痺／霍乱。（生薑） 嘔吐、去痰。**○茯苓** 甘平 胸脇逆気、煩満欬逆、心下結痛、利小便／膈中痰水、伐腎邪、長陰。

二九 **腹満口舌乾燥** **腹満し口舌乾燥するは**
此腸間有水氣 **此れ腸間に水氣有り**
已椒藶黄丸主之 **已椒藶黄丸之を主る**

已椒藶黄丸方
防已 **椒目** **葶藶** **熬《い》る** **大黄** **各一兩**

右四味、之を末とし蜜にて丸とし梧子大の如くす、食に先立って一丸を飲服す、日に三服す、稍増せば口中に津液有り、渴する者は芒硝半兩を加う

訳

腹部が充満している。口の粘膜や舌が乾燥している。腸間の水気即ち腹水がある。この場合は、已椒藶黄丸方が治療を主宰する。

注

○防已 辛平 利大小便／水腫、風腫。**○椒目**（蜀椒） 辛温 温中、下気、風湿痺／心腹留飲、水腫、調関節。**○葶藶** 辛苦 通利水道、癥瘕積聚結気／下膀胱水。**○大黄** 苦寒 通利水穀／心腹脹満。

三〇　卒嘔吐
心下痞
膈間有水
眩悸者
小半夏加茯苓湯主之

卒《にわか》に嘔吐し
心下痞するは
膈間に水有り
眩悸する者は
小半夏加茯苓湯之を主る

小半夏加茯苓湯方
半夏一升　生薑半斤　茯苓三兩（一法四兩）
右三味、水七升を以て煮て一升五合を取り、分け温めて再服す

訳

心の右室不全があると肝腎の鬱血が起こる。そして門脈上流の胃腸も鬱血する。鬱血性胃炎で胃粘膜の分泌異常があると嘔吐と心下支満が生ずる。心腎が障害されると心の動悸、頭眩が起きる（一六条参照）。小半夏加茯苓湯が治療を主宰する。

注

○眩悸　眩は脳の一過性虚血発作である。心腎障害に際して脳の血行障害を来したものである。悸は心悸亢進、あるいは不整脈による。ともに水分の上逆によって生ずる。小半夏加茯苓湯は半夏、生姜で胃内の停水（粘液の過剰分泌）を排除する。茯苓と半夏は水の上逆を下し眩を去る。**○半夏**　辛平　風眩。**○茯苓**（茯神）　風眩、驚悸。

三一

假令痩人　假令《たとえば》痩せた人
臍下有悸　臍の下に（動）悸有り
吐涎沫　涎沫《センマツ》を吐いて
而癲眩　癲眩す
此水也　此れ水なり
五苓散主之　五苓散之を主る

五苓散方
澤瀉一兩一分　猪苓三分　皮を去る　茯苓三分　白朮三分　桂枝二分　皮を去る
右五味、末と為し、白飲にて方寸匕を服す、日に三服す、多く煖水を飲む、汗出ずれば愈ゆ

訳

症例。痩せた人で、臍の下に動悸があり、喀痰を吐く。癲癇その他の頭の症状、また一過性の視力障害、意識障害を起こす。これは心腎の障害による水分の代謝障害で生じてきた症状である。五苓散が治療を主宰する。

注

○痩人　栄養不良あるいは慢性疾患で消耗して心腎に傷害のある人。**○臍下有悸**　いわゆる腎間の動悸。腎の傷害、または腸管膜の血行異常を示す。**○涎沫**　よだれ、つば、あるいは喀痰。唾液なら脾胃の傷害であるが、ここは心腎障害による肺鬱血から生じた喀痰と考えられる。**○癲眩**　癲は頭の病気。頭痛、眩暈、癲癇等。眩は目暗むこと。心腎障害による脳神経系の異常あるいは血行障害によるものであろう。心経、腎経（衝脈）は脳内に入り、眼系に連絡している。**○澤瀉**　甘寒　消水、風寒湿痺／補虚損、起陰気。**○猪苓**　甘平　利水道。**○朮**　苦温　消食、風寒湿痺／風眩頭痛。**○桂枝**

辛温　上気、補中益気／心痛、通脈。〇**五苓散**　桂枝は心腎経の血行を改善し、脳神経系の症状を寛解する。茯苓、朮も風眩を去る。

澤瀉、朮は心下有支飲の眩冒を取る働きがある（二五条）。合して水による癲眩を除く。

附方

三二　『外臺』茯苓飲※

治心胸中有停痰宿水
自吐出水後
心胸間虚
氣滿不能食
消痰氣令能食

『外臺』の茯苓飲は
心胸中に停痰、宿水有り
自ら水を吐出せる後
心胸の間虚し
氣滿ちて食する能わざるを治す
痰氣を消し能く食せしむ

茯苓飲方

茯苓　人參　白朮各三兩　枳實二兩　橘皮二兩半　生薑四兩

右六味、水六升にて煮て一升八合を取り、分け温めて三服す、人の八九里を行く如きとき之を進む

校

※茯苓飲　『外臺秘要』巻八は「延年茯苓飲」に作る。

訳

『外臺秘要』の茯苓飲は以下の症状を主治する。
心下部に水が停滞して宿水の状況である。医師の処置によらず、自発的に水を吐いた後、胸元が空っぽになった感じがした。その

空っぽの所に邪気が入り込んで充満したために食欲がなくなった。
茯苓飲は心下部の水を消失させるため、邪気が排除され、食欲を回復させる。

注

〇心胸中　胸は前胸の陥凹部。心は心下である。心胸で膻中穴から鳩尾穴にかけての場所。ここは胃であろう。**〇停痰宿水**　停は一所に止まって動かないこと。宿は狭い所に縮んで泊ること。転じて物事の進行、流通が止まった状況をいう。宿水は慢性的に停滞した水である。胃内停水は心腎障害、肝硬変等による慢性鬱血性胃炎で起こる。粘膜からの過剰粘液分泌による。**〇心胸間虚、氣満**　痰飲を吐出すると邪水も出るが正気も虚す。そこに正気が回復してくれば病は治愈する。正気は戻らず、邪気が残ってまた停水が生ずれば食欲不振となる。気満は邪気による膨満感である。茯苓飲は脾胃の働きを良くして胃腸中の水を吸収し腎尿から排泄するのである。**〇茯苓**　甘平　利小便、胸脇逆気心下結痛／膈中痰水。**〇人参**　甘微寒　堅筋骨、長肌肉／温中　通経脈、利血気（心、腸間膜の血行と腸管の津液吸収を良くする）。**〇朮**　苦温　消食／消痰水、暖胃、消穀、嗜食。**〇枳實**　苦寒　長肌肉／逐停水、破結実、消脹満。**〇橘皮**（橘柚）辛温　胸中瘕熱逆気、利水穀／下気、止嘔欬、下停水。**〇生薑**（乾薑）辛温　温中、胸満欬逆上気、生者尤良／霍乱、脹満、嘔吐。

三三　**欬家其脉弦為有水**
十棗湯主之（方見上）

欬（咳）家、其の脉弦なるは水有りと為す
十棗湯之を主る（方は上に見ゆ）

訳

慢性の咳嗽を呈する患者で、脈が弦のときは水腫がある（胸水）。この場合は、十棗湯が治療を主宰する（慢性重症の場合）。

注

〇脉弦為有水　一二条、二〇条、二一条によれば、痰飲は弦の脈を呈する傾向がある。

三四　夫有支飲家
欬煩胸中痛者
不卒死至一百日或※一歳
宜十棗湯（方見上）

夫れ支飲家有り
欬して煩し胸中痛む者
卒死せずして一百日或は一歳に至るは
十棗湯に宜し（方は上に見ゆ）

校
※或　原本は欠く。『医統本』に従って補う。

訳
支飲即ち胸水の患者で執拗に咳が出て煩わしく、かつ胸の中が痛む場合（慢性の心腎障害）、急に死ぬことはなく、百日あるいは一年間持続（慢性重症）するときは、十棗湯で処置するのが宜しい。

三五　久欬數歳
其脉弱者可治
實大數者死
其脉虚者必苦冒
其人本有支飲在胸中故也
治屬飲家

久しく欬すること數歳
其の脉弱の者は治す可し
實大數の者は死す
其の脉虚の者は必ず冒に苦しむ
其の人本《もと》支飲有りて胸中に在るが故なり
治は飲家に屬す

訳
数年間に亘る慢性の欬嗽の場合の予後について。

脈が弱いときは治療の効果が期待できる。正気も弱っているが、邪気も衰えているからである。脈が実大のときは死の転帰を取る。

邪気が盛んなことを示している。
　脈が虚のときは必ず頭冒感に悩まされる。邪気が盛んで、正気が衰弱しているからである。その理由は水腫（邪気）が肺の中にあるからである（頭冒は水の上逆による）。
　治療は水腫の治療法に従う。

注

○脈と証による予後の判定法　両者のバランスがとれているときは良い。アンバランスのときは悪い。**○脈の弱と虚**　弱は正気と邪気がともに衰えているので、治療の可能性がある。虚は邪気による正気の衰弱であるので苦訴がある。

三六　欬逆倚息不得臥
　小青龍湯主之
（方見上及肺癰中）

欬逆倚息して臥するを得ざるものは
　小青龍湯之を主る
（方は上及び肺癰中に見ゆ）

訳

　激しい咳き込みや喘息発作で呼吸困難を来し、横臥することができず、物に寄りかかっている（起座呼吸）。このような場合は小青龍湯が治療を主宰する。気管、気管支における水分の停滞による症状に適応がある。

注

○小青龍湯　一二三条参照。桂枝、麻黄は発表、出汗で水気を皮膚から出す。少陰心腎に作用して水分の移動を助け、発汗、利尿に誘導する。乾姜・五味子・細辛・半夏は温薬で肺を温め、血行を改善し、咳逆を止める。一部は利水にも働く。芍薬は利水と血痺の解消により（気管支）筋肉の痙攣を取る。

三七　青龍湯下已
　多唾口燥

青龍湯を下し已《おわ》って
　唾多く口燥《かわ》く

寸脉沈尺脉微　寸脉沈にして尺脉微
手足厥逆　手足厥逆し
氣從小腹上衝胸咽　氣、小腹從り上って胸咽を衝く
手足痺　手足痺《しび》れ
其面翕然※熱如醉状　其の面は翕然《キュウゼン》として熱し醉状の如し
因復下流陰股　因って復た下って陰股に流れ
小便難　小便難《かた》し
時復冒者　時に復た冒する者は
與茯苓桂枝五味甘草湯　茯苓桂枝五味甘草湯を與えて
治其氣衝　其の氣衝を治す

桂苓五味甘草湯方
茯苓四兩　桂枝四兩　皮を去る　甘草三兩　炙る　五味子半升
右四味、水八升を以て煮て三升を取り、滓を去り分三にして温服す

校

※然　原文は欠く。補うべきである。

訳

小青龍湯を服用し終わった後に起こる次のような症状に対する処置。
喀痰がたくさん出る（肺内の水残留）。口が乾いてはしゃぐ感じ

がする。寸口の脈は沈、尺中の脈は微。沈は病が裏にあることを示し、微は心腎の虚である。故に水分の代謝と血行の異常による症状が生ずる。

四肢の血行障害によって、手足の末端が冷える。血行障害が上方に拡がるため、その冷えが逆上して肘、膝に及ぶ。そのために手足は痺れる。

腹部においても神経性の血行障害があり、下腹から心下、更に咽喉にかけて、何か突き上げるような異常な感じを覚える。その逆上感は顔面にまで及び、酒に酔ったように顔は赤く熱っぽくなる。

以上の症状の上に、更に一枚加えて、下腹部では小便の排泄が円滑にいかなかったり、頭部では頭冒感が起こったりする。

このような状況のときは、茯苓桂枝五味甘草湯を与えて、厥気の上衝を引き下げる治療を行う。

注

○手足厥逆　冷えが手足の末端から上方へ逆上してくると考えるのである。心不全による四肢末端の血行障害である。**○手足痺**　痺は血行障害によって生じた知覚麻痺である。痺れ。手足厥逆と同根。**○小便難**　腎の鬱血等、血行障害による尿生成の減少によるものである。膀胱の機能障害のためではない。**○氣從小腹上衝胸咽**　胸は前胸下部の陥凹部をいう。咽は咽頭から胃食道接合部までの食道である。下腹から何か異常な感じが突き上げてくる。**○其面翕（然）熱如醉狀**　いわゆる、のぼせ。顔面の動脈性充血による、発赤、熱感である。腹部の上衝感とともに自律神経、血管運動神経の興奮異常によるものと思われる。**○冒**　頭に環状の輪をはめられたような感じである。上衝、厥逆の一種と考えられている。**○茯苓**　甘平　胸脇逆気、心下結痛、利小便／膈中痰水、伐腎邪。**○桂枝**　辛温　上気、結気／心痛、通脈。**○甘草**　甘平　五藏六府寒熱邪気／温中、下気、通血脈、利血気。**○五味子**　酸温　欬逆上気、強陰／生陰。

三八　**衝氣即低**
而反更欬、胸滿者
用桂苓五味甘草湯
去桂加乾薑細辛

衝氣即ち低《た》れ
而《しか》るに反って更に欬し胸滿する者は
桂苓五味甘草湯を用いて
桂を去り乾薑細辛を加え

以治其欬滿　　以て其の欬滿を治す

苓甘五味薑辛湯方

茯苓四兩　甘草三兩　乾薑三兩　五味子半升　細辛三兩

右五味、水八升を以て煮て三升を取り、滓を去り、半升を温服す、日に三服す

訳

苓桂味甘湯を服用して、小腹から突き上がる厥逆感は大分落ち着いてきた。しかしそれに替って咳が出てきて、胸がいっぱいに詰る感じがするようになった。

このときは苓桂味甘湯のうち、桂枝を除き、乾姜と細辛を加えた処方を投与し、その咳と胸満を治療する。

注

○**欬胸滿**　胸内の水気とそれによる上衝、厥逆の気がまだ残存していることを示している。○**去桂**　上衝感が軽減したので除いたのである。○**乾薑**　辛温　胸満、欬逆、上気、温中、風寒湿痺（少陰腎）。○**細辛**　辛温　欬逆、風湿痺痛／下気、利水道（少陰腎）。

三九

欬滿即止　　欬滿即ち止む

而更復渴　　而るに更に復た渴し

衝氣復發者　　衝氣復た發する者は

以細辛乾薑為熱藥也　　細辛乾薑の熱藥たるを以てなり

服之當遂渴　　之を服すれば當に遂に渴すべし

而渇反止者為支飲也　而るに渇反って止む者は支飲と為すなり
支飲者法當冒　支飲の者は法として當に冒すべし
冒者必嘔　冒する者は必ず嘔す
嘔者復内半夏以去其水　嘔する者は復た半夏を内れ以て其の水を去る

桂苓五味甘草去桂加乾薑細辛半夏湯方
茯苓四兩　甘草二兩　細辛二兩　乾薑二兩　五味子　半夏各半升
右六味、水八升を以て煮て三升を取り滓を去り半升を温服す、日に三服す

訳

苓桂味甘湯から桂枝を除き、乾姜と細辛を加えた処方により、目的とした咳と胸満は直ちに停止した。

ところがそれに替って再び渇が現れた。また上衝、厥逆の気が再発してきた。このようになった理由は、乾姜と細辛が辛温の気味をもった熱薬だからである。ともに温中の働きがあり、胃が熱して咽が渇いたのである。

苓甘姜味辛湯を服用すれば当然咽が渇くはずである。もしそれを服用しても咽が渇かないというのであれば、それは心下に支飲が存在していて、水が胃熱を冷《さ》ますためである。

心下に支飲があるときは原則として頭冒感が起こるはずであり（一六条、一二五条）、頭冒感のあるときは嘔吐を起こす道理である。嘔気のあるときの処置は、半夏を加えて胃内の停水を去るようにするのである。

注

○**半夏**　辛平　心下堅、下気／心腹膈痰熱満結を消す、嘔逆。

四〇　水去嘔止
其人形腫者
加杏仁主之
其證應内麻黄
以其人遂痺故不内之
若逆而内之者必厥
所以然者
以其人血虚
麻黄發其陽故也

水去り嘔止み
其の人形腫れる者は
加杏仁之を主る
其の證應《まさ》に麻黄を内れるべし
其の人遂に痺するを以ての故に之を内れず
若し逆して之を内れるときは必ず厥す
然る所以の者は
其の人血虚にて
麻黄は其の陽を發するを以ての故なり

苓甘五味加薑辛半夏杏仁湯方
茯苓四兩　甘草三兩　五味子半升　乾薑三兩　細辛三兩　半夏半升　杏仁半升　皮尖を去る
右七味、水一斗を以て煮て三升を取り、滓を去り、半升を温服す、日に三服す

訳

苓甘姜味辛夏湯を服用して、胃内の停水が消失し嘔気も取れた。ところが今度は全身の浮腫が現れた。結局腎炎、ネフローゼあるいは心不全による水分の鬱滞が完全に治愈せず、病変が残存しているために、個々の症状はその都度消退したが、根本的原因である水腫は取れなかったのである。

このときは杏仁を加え、その強心利尿作用によって水腫の消退を図るのである。

形腫れるという症状は当然麻黄剤（越婢湯等）の適応になる。しかし、この病人が前々から手足の循環障害による痺れがあるので、

付加しなかったのである。

もし間違って麻黄を処方すると、血行障害が重症化して厥逆が起こる。手足は冷えきってしまうし、心に衝撃が加わり不整脈を生じたりする。

その理由は、まず麻黄は体表の邪気を発散させ、心、血管系に影響を与える薬物である。また、この人は元来血虚、心不全による血液循環障害がある。それが麻黄によって更に悪化するからである。

注

○**杏仁**（杏核人）　甘温　欬逆上気、下気、寒心、奔豚／驚癇心下煩熱、心下急。○**麻黄**　苦温　発表出汗、欬逆上気。○**裏水**―甘草麻黄湯。○**水の病**―脈沈・麻黄附子湯（麻黄、甘草、附子）、脈浮・麻杏甘石湯。○**還魂湯**　麻黄三両　杏仁七十箇　甘草一両　卒死、客忤死を救う（本書、雑療方一二）。

四一　**若面熱如醉**　若し面熱して醉えるが如きものは

此為胃熱上衝熏其面　此れ胃熱上衝して其の面を熏ずと為す

加大黄以利之　大黄を加えて之を利す

苓甘薑味辛夏仁黄湯方

茯苓四両　甘草三両　五味子半升　乾薑三両　細辛三両　半夏半升　杏仁半升　大黄三両

右八味、水一斗を以て煮て三升を取り、滓を去り半升を温服す、日に三服す

訳

胃に熱をもって、それが陽明胃経を逆行して顔面を燻すような状況になると、顔面が熱をもって酒に酔ったような状態になる。このときは、大黄を加えて胃気を下方に誘導する。

注

○**大黄**　苦寒　下瘀血、通利水穀／平胃、下気。

四二　先渴後嘔為水停心下　　先に渴し後に嘔くは水が心下に停まると為す

此屬飲家　　此れ飲家に屬す

小半夏茯苓湯主之（方見上）　　小半夏茯苓湯之を主る（方は上に見ゆ）

訳

はじめに咽が渇き、その後、吐き気がするのは心下、胃内に停水があるためである。これは留飲の仲間である。小半夏茯苓湯が治療を主宰する。

参考

大塚敬節氏の『金匱要略講話』に本方を蓄膿症に使った話が出ている。陽明胃経は鼻から始まる。胃内停水の薬が蓄膿症に有効な理由である。龍野一雄氏は当帰芍薬散を蓄膿症に使っておられた。当帰芍薬散は利水剤と瘀血剤の合方である。これも経脈の利用である。漢方薬の適用には経脈の病と薬物の帰経を勘案して利用すると応用範囲が広がる。

消渇※小便利淋病脈證并治　第十三　脈證九條　方六首

校

※小便利　小便不利の間違いではないか、という論がある。利、不利、どちらでも通ずる。

注

○消渇　漢音はショウカツ。呉音はショウカチ。肖は削って細く小さくすること。消は水が細く小さくなること。体が痩せ細ること。消瘠、消耗。渇は水が涸れて流れがかすれること。体に水がなくなって（脱水）、水をほしがること。消渇は末期の糖尿病で煩渇してよく水を飲み、体は羸痩してゆく状況。国語では女性の淋病をいう。**○小便淋**　小便淋は小便が絶えずしたたり落ちること。排尿障害の一つの型である。

一　厥陰之為病
消渇
氣上衝心、心中疼熱
飢而不欲食、食即吐
下之※不肯止

厥陰《ケツイン》の病為《た》る
消渇す
氣上って心を衝き、心中疼熱す
飢えて食を欲せず、食すれば即ち吐く
之を下すも止めることを肯《がえん》ぜず

校

※不肯止　『傷寒論』厥陰三二六は「利不止」に作る。訳はこれに従う。

訳

厥陰肝経が罹患すると消渇が生ずる。煩渇して病的に水を飲み、小便も頻数となる。

心下から心藏部（胃、肝藏）にかけて何か突き上げるような（逆上）感じがする。そして心藏部が熱っぽくなり疼くような痛みがある（おそらく胃痛）。

空腹感はあるが、食欲はない。食べるとすぐに吐いてしまう（どちらも肝性胃障害）。瀉下療法を行うと下利が止まらなくなる（肝性胃腸障害）。

注

○厥陰　身体の十二経脈の一つ。厥陰肝経。その経路は、足の親指の爪の上の三毛から始まり、下肢の内側を上り生殖器に分布して後、腹腔に入り、肝に属し胆に連絡する。それから更に横隔膜を貫いて脇肋に分布し、一部は肺に注ぐ。更に気管の後ろを通り頭に上って視神経に達する。そこから額に出て背部中央にある督脈と会合する。**○不肯**　肯は音コウ。承知する、承認すること。不肯は「がえんぜず」と読む。「承知しない」の意。

二①寸口脈浮而遲

　浮即為虚

　遲即為勞

　虚則衛氣不足

　勞則榮氣竭

②趺陽脈浮而數

　浮即為氣

　數即為消穀而大堅※（一作緊）

　氣盛則溲數、溲數則堅

　堅數相搏即為消渇

寸口の脈浮にして遲

浮は即ち虚と為す

遲は即ち勞と為す

虚なれば則ち衛《エ》氣《キ》不足

勞なれば則ち榮《エイ》氣《キ》竭《つ》く

趺陽の脈浮にして數

浮は即ち氣と為す

數は即ち消穀と為す、而して大（便）堅（一に緊に作る）

氣盛んなるときは則ち溲數、溲數は則ち堅

堅と數と相搏つときは即ち消渇と為す

校

※而大堅　何任主編『金匱要略校注』（人民衛生出版社、一九九〇年八月第一版）にいう。『医宗金鑑』にいう、而大堅は句、文を成さず、大の字の下に当に便の字あるべし、必ず是れ伝写の遺なり」と。

訳

①寸口の脈が浮で遅である。

浮脈は虚を意味する。ここの虚は衛気の不足である。神経機能即ち知覚や運動の障害である。遅脈は労を意味する。労とは栄気の消耗である。栄気とは血液循環である。栄気の消耗とは血液循環の障害を意味し、手足の末端における厥冷や潰瘍を生ずる。この病は虚労である。

②趺陽の脈とは足背動脈の脈状である。これが浮にして数である。

浮は胃気盛んなしるしであり、数は熱である。ここは胃熱を意味し、胃熱のときは食欲が亢進し消化が良好である。その結果、大便は硬くなる。胃気が盛んで胃熱のあるときは胃腸の水分が減る。水は腎から膀胱に回り小便は頻数になり、小便が頻数になると大便の水分はますます減って硬くなる。消渇の場合は、飲水多く小便も多い。大便も硬くなる。

注

○①は虚労の病の所見である。②は胃熱における小便頻数と大便堅硬の脈と病理である。①②ともに消渇（糖尿病）に結び付けるのには無理があるように思う。○**衛氣**　胃の上焦で飲食物から作られるリンパである。経脈（血管）の外周を回る。神経機能をもつ。○**榮氣**　「營氣」とも書く。胃の中焦で飲食物から作られる。左の鎖骨下静脈に入って営血となり、経脈内を循環する。

三　男子消渇、小便反多
以飲一斗、小便一斗
腎氣丸主之（方見脚氣中）

男子消渇、小便反って多し
飲むこと一斗を以て小便一斗
腎氣丸之を主る（方は脚氣中に見ゆ）

訳

男子の消渇の症例。消渇では、小便は頻数のときも飲むわりには頻尿でないこととある。本例の場合は頻尿である。水を一斗飲んで小便を一斗出す。この多飲多尿は腎気丸が治療を主宰する。

注

○腎氣丸　中風歴節病脉證并治第五の附方中に「『崔氏』八味丸、治脚氣上入、少腹不仁」として出ている。以下の八味を末とし練蜜で梧子大に丸とする。日に再服。**○乾地黄**　甘寒　逐血痺、填骨髄、長肌肉／男子五労七傷、女子傷中、悪血、婦人崩中。**○山茱萸**　酸平　心下邪気、温中、寒湿痺／強陰、益精。**○薯蕷**　甘温　補中益気、傷中／虚労、強陰。**○澤瀉**　甘寒　消水、益気力、風寒湿痺／虚損五労、起陰気、消渇、停水。**○茯苓**　甘平　胸脇逆気、心下結痛、驚邪恐悸、利小便／消渇、伐腎邪、長陰。**○牡丹皮**　辛寒　瘀血、驚癇、瘈瘲／風噤、癲疾。**○桂枝**　辛温　補中益気、欬逆、利関節／温筋通脈、出汗。**○附子**　辛温　温中、血瘕、寒湿痿躄。

四　**脉浮小便不利**
微熱消渇者
宜利小便、發汗
五苓散主之（方見上）

脉浮、小便不利
微熱あり、消渇する者は
宜しく小便を利し、汗を發すべし
五苓散之を主る（方は上に見ゆ）

訳

脈が浮。小便の出が悪く、微熱があって咽が乾く。小便不利には利尿を図り、微熱には発汗療法を行う。

これには、五苓散が治療を主宰する。桂枝で発汗し、茯苓、白朮、澤瀉、猪苓で利尿を図る。

注

○微熱　上気道炎に継起する急性リウマチ熱、腎炎ネフローゼでは発熱、水腫、渇を生ずる。**○脉浮**　上気道炎の残存。表熱である。**○桂枝**　辛温　上気、欬逆、喉痺、補中益気、利関節／温筋通脈、出汗。**○茯苓**　甘平　驚邪驚悸、胸脇逆気、心下結痛、利小便／伐腎邪、長陰。**○白朮**　苦温　風寒湿痺、消食／消痰水、霍乱。**○澤瀉**　甘寒　風寒湿痺、消水／消渇、起陰気、補虚損。**○猪苓**　甘平　利水道。

五　渇欲飲水　渇して水を飲まんと欲し
水入則吐者　水入るとき則ち吐く者は
名曰水逆　名づけて水逆と曰《い》う
五苓散主之（方見上）　五苓散主之（方は上に見ゆ）

訳

咽が乾くので水を飲むと吐く。水が胃に入るとすぐ吐いてしまう。この症状を水逆と名づける。五苓散が治療を主宰する。

注

○**水逆**　胃の鬱血により胃内停水、消渇を生ずる。桂枝で補中益気して中を温め、利水薬で利尿を図り胃内停水を消去する。

六　渇欲飲水不止者　渇して水を飲まんと欲して止まざる者は
文蛤散主之　文蛤散之を主る

文蛤散方
文蛤五兩

右一味、杵ついて散と為し、沸湯五合を以て和し方寸匕を服す

訳

咽が乾いて水を飲むが、渇が止まらない。胃熱である。この場合は文蛤散が治療を主宰する。文蛤はおそらく胃熱を抑えるのであろう。詳細は未詳である。

注

○文蛤　主悪瘡蝕、五痔／鹹平　欬逆、胸痺腰痛、出血。

七　淋之為病　　淋の病為る
小便如粟状　　小便粟の状の如く
小腹弦急　　小腹弦急す
痛引臍中　　痛みは臍中に引く（響く）

訳

小便が正常に放出されず、だらだらと淋瀝する病では微細な粟状の結石が流出することがある。その際、下腹部は硬く引きつれ、痛みが臍に放散する。

注

○淋　林は木が絶え間なく続くことを意味する。淋は尿が絶え間なく続くこと。尿道炎、膀胱炎等による。**○小便如粟状**　粟の実は黄色細小の顆粒状を呈する。尿中に排泄される尿結石であろう。腎、輸尿管、膀胱、尿道の結石がある。いずれも下腹部の激痛を伴う。

八　趺陽脉數　　趺陽の脉數《サク》
胃中有熱　　胃中に熱有り
即消穀引食　　即ち消穀して食を引く
大便必堅　　大便は必ず堅く
小便即數　　小便は即ち數

訳　足背動脈（陽明胃経に属する）が頻作の脈状を呈するのは胃に熱があることを示す。胃熱があると食欲が亢進して貪るようにものを食べる。胃熱で腸中の津液が消耗するので大便は硬くなる。胃熱により渇して水分をよく取るので小便は頻数となる。

九　淋家不可發汗　　淋家は汗を發す可からず
發汗則必便血　　汗を發すれば則ち必ず便血す

訳　尿道炎や膀胱炎等で小便が淋瀝する場合、発汗療法を行ってはいけない。発汗すると血尿が出る。

注　**○便血**　血尿である。汗により皮膚からの水分放出が増え、膀胱からの排泄が減る。膀胱の水分が減り、炎症の熱が増し、鬱血を来す。その結果血尿となる。

一〇　小便不利者　　小便不利の者
有水氣　　水氣有り
其人若渴　　其の人若し渇するときは
括蔞瞿麥丸主之　　括樓《カロウ》瞿麥丸《クバクガン》之を主る

括蔞瞿麥丸方
括蔞根二兩　茯苓三兩　薯蕷三兩　附子一枚　炮る　瞿麥一兩

右五味、之を末とし煉蜜にて丸め梧子大とす、三丸を飲服す、日に三服す、知らざれば増して七八丸に至る、小便利し、腹中温まるを以て知る（有効）と為す

訳

小便が十分に排泄されない場合。水腫があって、更に咽が乾くときは括蔞瞿麦丸が治療を主宰する。

注

○**括蔞根**　苦寒　消渇、身熱、煩満大熱、補虚安中／身面黄、唇乾口燥。○**茯苓**　甘平　口焦舌、煩満、利水道／消渇。○**薯蕷**　甘温　補中益気／煩熱、強陰。○**附子**　辛温　温中、寒湿痿躄／強陰。○**瞿麦**　苦寒　癃結、小便不通、下閉血／養腎気、逐膀胱邪逆。

一一　小便不利
蒲灰散主之
滑石白魚散
茯苓戎鹽湯並主之

小便不利は
蒲灰散之を主る
滑石白魚散
茯苓戎鹽湯、並びに之を主る

蒲灰散方

蒲灰七分　滑石三分

右二味、杵にて散と為し、方寸匕を飲服す、日に三服す

滑石白魚散方

滑石二分　亂髪二分　燒く　白魚二分

右三味、杵にて散と為し、方寸匕を飲服す、日に三服す

茯苓戎鹽湯方

茯苓半斤　白朮二兩　戎鹽彈丸大一枚

右三味

訳

小便の出が悪いときは、蒲灰散が治療を主宰する。滑石白魚散と茯苓戎塩湯も適応がある。

注

○**蒲黄**　甘平　膀胱寒熱、利小便、止血（蒲の蓆を焼いたもの―『金匱要略輯義』）。○**滑石**　甘寒　身熱洩澼、利小便／止渇。○**亂髪**　微温　欬嗽、五淋、大小便不通、小児驚癇、止血（『名医別録』）。○**白魚**（衣魚、シミ虫）鹹温　婦人疝瘕、小便不利、一名白魚。○**戎鹽**　明目目痛／溺血、吐血、心腹痛（木庵荒木性次先生曰く、緩みたるを引きしむる力あり）。

一二　渇欲飲水

口乾舌燥者

渇して水を飲まんと欲し

口乾き舌燥く者は

白虎加人參湯主之（方見中暍中）　白虎加人參湯之を主る（方は中暍中に見る）

訳

咽が乾いて水を飲みたがる。口も舌もぱさぱさに乾燥している場合は、白虎加人参湯が治療を主宰する。

注

○知母　苦寒　消渇、熱中、下水／久瘧、煩熱、脇下邪気。**○石膏**　辛微寒　心下逆気驚喘、口乾舌焦／身熱、消渇。**○甘草**　甘平　五藏六府寒熱邪気／煩満、下気、止渇。**○硬米**　甘苦　益気、止煩（消化、吸収されて精気、津液となり渇を止める）（『名医別録』）。**○人参**　甘微寒　補五藏、驚悸／胸脇逆満、心腹鼓痛、止渇、通血脈（人参は心、小腸に作用し、小腸の血行を良くして精気、津液の吸収を増し、津液欠乏による渇を愈す）。

一三　脉浮發熱　　脉浮、發熱し
渴欲飲水　　渇して水を飲まんと欲し
小便不利者　　小便不利の者は
猪苓湯主之　　猪苓湯之を主る

猪苓湯方

猪苓　皮を去る　茯苓　阿膠　滑石　澤瀉各一兩

右五味、水四升を以て、先ず四味を煮て二升を取り、滓を去り、膠を内れて烊消《ヨウショウ》し（烊は金属を溶かすこ

と）、七合を温服す、日に三服す

訳

脈が浮。発熱（膀胱炎）があり、咽が乾いて水を飲みたがる（脱水）。小便の出が悪い（淋瀝、血尿がある）場合は、猪苓湯が治療を主宰する。

注

○**猪苓・茯苓**　甘平　利水道。○**澤瀉**　甘寒　消水。○**阿膠**　甘平　心腹内崩、女子下血、労極、四肢酸疼／小腹痛、虚労羸痩、養肝気。○**滑石**　甘寒　身熱洩澼、利小便。

水氣病脉證并治　第十四　論七首　脉證五條　方八首

一①師曰
病有風水、有皮水
有正水、有石水、有黄汗

師曰く
病に風水有り、皮水有り
正水有り、石水有り、黄汗有り

訳

先生がいう。

水分が体内に貯留する病、水症には風水、皮水、正水、石水、黄汗という五種類がある。

②風水其脉自浮
外證骨節疼痛悪風

風水は其の脉自ら浮
外證は骨節疼痛して悪風《オフウ》す

訳

風水は風という発揚性の原因で起こるので、その発生病理に応じて脈は自然に浮になる。その外に現れた症状としては、関節の疼痛と寒気がある。

注

○**風水**　病の外因としては風暑湿燥寒がある。寒の侵襲力は強く傷寒（腸チフス）、寒中（赤痢等）といった重症感染症を起こす。風の侵襲力は寒より弱い。中風は「かぜ」のような軽症感染症や脳血管障害を生ずる。

この軽症感染症に属する上気道炎（風）にアレルギー機転が加わ

ると急性リウマチ熱を発生する。心炎、腎炎、ネフローゼ、関節リウマチ等を起こしてくる。

風水とは、このようにして発生した腎炎ネフローゼである。急性一過性のものから慢性化するものまである。経過、転帰は病毒と患者の体質によって千変万化する。軽いものは数日で治愈し、重いものは数日で死の転帰を取る。**〇悪風**　風に当たることを忌む。悪寒より軽い。**〇骨節疼痛**　リウマチ性関節炎による。或いはリウマチ熱による悪風である。既に発病後数日を経過しており、感染症初期のような激しい悪寒の時期は過ぎている。故に悪寒、発熱ではなく、微熱、悪風となる。

③皮水其脉亦浮　　皮水は其の脉亦た浮

外證胕腫按之没指　　外證は胕腫（浮腫）、之を按ずれば指を没す

不悪風　　悪風せず

其腹如鼓※　　其の腹は鼓《つづみ》の如し

不※渇　　渇せず

當發其汗　　當に其の汗を發すべし

校

※鼓不渇　『諸病源候論』は「腹如故而不滿亦不渇（腹は故の如し而して滿せず亦渇せず）」に作る。「腹如故」とは「腹部の状況は元通り」ということで正常状態にあることを意味する。皮水は皮膚の浮腫を主症とするのであるから「鼓」よりは「故」の方が妥当と考える。

訳

皮水とは、皮膚における水分の貯留であり、浮腫という。浮腫は押すと凹みができる。炎症性のものではないので悪風はない。

腹水を伴うときは、腹部は太鼓のようにパンパンに張る。腹水には腸管のガスを伴うことが多い（腹部は元通りで、腹水のような病変はない）。消渇や胃熱また（胸水、腹水）、脱汗、嘔吐、下利等による脱水がないので、咽は渇かない。

治療法としては発汗を行うべきである。

注

○皮水　皮膚の浮腫である。心不全、腎障害、栄養失調、貧血等で起こる。**○當發其汗**　水は汗、尿、大便として排泄される。心不全により腎障害を伴っていることが多く、利小便はできない。発汗か瀉下によって排水するのである。大小青龍湯、越婢加朮湯、甘草麻黄湯等が適用される。

④正水其脉沈遲　　正水は其の脉沈遲
外證自喘　　外證は自ら喘す

訳

正水の場合は脈は沈遅である。水腫は裏、肺にあり、病が裏にあるので脈は沈になる。炎症はないので浮数の脈はなく、水の脈は遅である。外に現れる症状は喘鳴である。それは、肺水のためである。

注

○正水　肺水腫である。故に脈沈遅、喘となる。左心不全による肺鬱血等で起こる。起座呼吸となり、胸郭上に小水泡音、喘鳴を聞く。

⑤石水其脉自沈　　石水は其の脉自ら沈
外證腹滿不喘　　外證は腹滿、喘せず

訳

石水は腹水である。病位は腹で裏にあるため、脈は沈となる。外に現れる症状は腹部の腫脹、膨満である。肺の鬱血がないので、喘鳴はない。

注

○石水　腹水である。腹水を起こす疾患はいろいろある。心不全、腎障害、腹部静脈の血栓症等で生ずる。ことに肝硬変では著明な腹水が生ずる。また腹部腫瘤、胃腸や子宮、卵巣の癌等でも腹水を伴うことがある。
『素問』陰陽別論篇第七には「石水、小腹腫」とあり、『霊枢』邪氣藏府病形第四には「石水、起臍已下至小腹腄腄然（臍以下に起こり小腹に至り腄腄然たり）」とある。また同書、水脹第五十七には「石瘕、石水」の名があり、「石瘕は胞（子宮）より生ずる」とある。石水についての記載はないが、小腹腫脹という症状から見て子宮また卵巣の癌等も考えられる。瘕は腹部腫瘤。
『素問』大奇論篇第四十八には「腎と肝と并せて沈は石水と為す」とある。肝硬変に伴って腎障害を生じ、石水を発生したものである。

---

⑥黄汗其脉沈遲　　**黄汗は其の脉沈遲**
身發熱、胸滿　　**身には發熱あり、胸滿つ**
四肢頭面腫　　**四肢頭面腫れる**
久不愈必致癰膿　　**久く愈えざれば必ず癰膿を致す**

訳
黄汗の脈は沈遅で、身体上では発熱がある。胸の詰った感じがし、頭部、顔面、手足には浮腫がある。軽快しないで慢性化すると、化膿性病変が生ずることがある。

注
○黄汗　貧血性浮腫と考えられる。栄養不良により感染を受けやすい。感染があれば発熱する。**○胸満**　貧血による心の拍動異常により胸の詰る感じがする。**○四肢頭面腫**　貧血性の浮腫である。**○致癰膿**　「致」にはある結果を引き起こす、招き寄せる意味がある。癰膿は化膿性感染である。貧血や栄養失調により病原菌に対する抵抗力が低下しているので感染を受けやすくなっている。故に膿瘍を引き起こすのである。

二①脈浮而洪　脈、浮にして洪
浮則為風　浮は則ち風と為す
洪則為氣　洪は則ち氣と為す

訳

脈が浮で洪を呈している。

浮は病が風邪によって起こったことを示す。

洪は洪大で盛り上がるような大きくて盛んな脈である。洪は心の脈であり、心は血を主る。故に洪は営気、営血の障害を意味する。病は表から裏に入ろうとしているのである。

注

○風　風は衛気を侵す。衛気は皮膚を巡り防衛をなす。**○洪則為氣**　洪は心の脈である。心は血を主る。血は営気の化したものであるため、ここの気は営気である。

②風氣相搏　風と氣と相搏つ
風强則為隱疹　風強ければ則ち隱疹《インシン》と為《な》る
身體為癢、癢為泄風　身體癢《かゆみ》と為る、癢は泄風と為す
久為痂癩　久しくして痂癩と為る
氣强則為水　氣強ければ水と為る
難以俛仰　以て俛仰《フギョウ》し難《かた》し

訳

風邪によって営衛が侵されると、次のような事態が進行する。

風による衛気の障害が強いときは陰疹となる。風は衛気を傷り、衛気は体表を支配しているので、侵されると皮膚を障害する。そこで陰疹が生ずる。

陰疹とは蕁麻疹等、皮膚の発疹性疾患である。皮膚の発疹には痒みが伴う。この痒みは泄風という。泄風とは病邪が腠理（皮膚）にあり、汗の排泄が多い病である（『素問』風論篇第四十二）。ここでは汗の代わりに発疹が出たのである。

陰疹が慢性に経過し、痒みが続くと、掻爬して皮膚を傷つけ、化膿症を起こすようになる。

風によって、更に深部にある営気、営血までが侵されると、血は心が主っているので、心の障害を生じて水症になる。浮腫や腹水のために俯仰が困難になる。

注

○氣强則為水　気は営気であり、営気は営血となる。心は血を主る。営気の障害が強いときは、血を侵し、更に心に迫る。心が侵されると水症となる。『素問』藏氣法時論篇第二十二に「心の病は……虚するときは則ち胸腹大」とある。腹大は腹水である。**○癢**　衛気に軽度の流通障害があるとき生ずる。不通になると知覚鈍麻になる（『霊枢』刺節眞邪第七十五）。

---

③風氣相撃、身體洪腫
汗出乃愈
悪風則虚、此為風水
不悪風者、小便通利

風と氣と相撃ち、身體洪腫《コウシュ》す
汗出づれば乃ち愈《い》ゆ
悪風は則ち虚なり、此を風水と為す
悪風せざる者は小便通利す

訳

風邪によって衛気と営血が侵されると水症になる。水症になると全身に浮腫が発生し、洪大に腫脹するようになる。汗が出ると、皮膚の水腫は汗となって排泄され、水腫は次第に軽快する。以上は風水の病理過程である。

このとき、寒気がする場合は衛気の虚、機能低下である。悪風とともに汗が出る。寒気のない場合は衛気に異常はない。汗も出ないので、水分の排泄は小便による。故に小便がよく出る。

注

○此為風水は「悪風則虚」の前にあるべきである。「汗出乃愈、此為風水」とすると理解しやすい。訳文はこの順序に従った。**○悪風則虚**　悪風、悪寒は衛気の虚で起こる。同時に汗が出る（『素問』）。

④上焦有寒、其口多涎　**上焦に寒有れば其の口に涎多し**

此為黄汗　**此を黄汗と為す**

訳

上焦に冷えがあり、口から多量の涎が出るのは黄汗の病である。

注

○上焦有寒　上焦は胃の上口に起こり、肺に至る。そして衛気を生ずる。衛気は肺経に従って、経脈の外を走る。上焦に寒があるときは衛気の生成は減少する。涎とは関係がない。**○涎**　涎は脾の液である。胃熱、胃の蟲、少陰腎経の病のときに出る。上焦が寒のときに出るとは考えにくい。○『金匱要略輯義』にいう。「何氏医編は云う、悪風則虚の一句、不悪風者、小便通利、上焦有寒、其口多涎、此為黄汗の五句は当に是れ錯簡、之を刪《けず》るべしと、案ずるに之の説未だ是否を知らず、と」。おそらく錯簡があると考える。意味の通じにくいところである。

三①寸口脈沈滑者中有水氣　**寸口の脈、沈滑の者は中（腹部）に水氣有り**

面目腫大、有熱　**面目腫大し熱有るは**

名曰風水　**名づけて風水と曰う**

訳

寸口の脈が沈で滑の者は内腔に水がある。顔面やまぶたが浮腫で腫れ上がる。熱のある場合は風水である。

注

○脉沈滑　「沈」は病が裏にあることを示す。本症では面目と中に水がある。表裏ともに水腫がある。また水は心腎の病によって起こるため、沈となる。「滑」は風の脈である。風は熱を生ずる。即ち本症の水は風によって生じたことがわかる。**○風水**　上気道の溶血性レンサ球菌感染（風）に続発するリウマチ熱で、心炎、腎炎を起こし、水症（水）を発するのである。感染（風）に随伴する水症なので風水と名づける。

---

②視人之目裏上微擁
如蚕新臥起状
其頸脈動、時時欬
按其手足上
陥而不起者風水

人の目裏《モッカ》の上を視るに微かに擁《ヨウ》（癰）す
蚕が新に臥より起つ状の如し
其の頸の脈動じ、時々欬す
其の手足の上を按ずるに
陥して起たざる者は風水なり

訳

人のまぶたの上をよくよく視ると微かに腫れている。蚕が起ち上がった状態に似ている。

頸動脈がドカドカと上下に拍動しており（心悸亢進、血圧上昇）、時々咳をする（気管支、肺の水腫）。手足の上を押してみると、浮腫があるので凹んで元通りに持ち上がってこない。このような症状を呈するものは風水である。

注

○目裏　「裏」は音カ。包む、丸く包んだものをいう。目裏は「まぶた」の意味である。『霊枢』水脹第五十七は「窠」に作る。窠は音カ。あな、ことに眼窩をいう。ここは「裏」が良い。**○擁**　壅と通ずる。「囲う、ふさぐ」意。水の通路をふさぐと腫れる。瘍癰は化膿性の腫れ物である。**○如蚕新臥起状**　『霊枢』水脹第五十七に「水始起也、目窠上微腫、如新臥起之状（水の始起するや、目窠の上微かに腫る、新たに臥より起つ状の如し）」とある。

四①太陽病、脉浮而緊
法當骨節疼痛
反不疼、身體反重而酸
其人不渇、汗出即愈
此為風水
悪寒者此為極虚
發汗得之

太陽病、脉は浮にして緊
法として當に骨節疼痛すべし
反って疼まず、身體反って重くして酸（痠）す
其の人渇せざるときは汗出づれば即ち愈ゆ
此を風水と為す
悪寒する者は此を極虚と為す
汗を發して（表虚）之を得たり

訳

太陽膀胱経が侵された病で、脈が浮（表）で緊（痛と寒、病は表からやや裏に入りかかっている）の場合は法則として骨、関節（脈緊に対応する症状、病は少陰に入る）の疼痛があるはずである。関節の疼痛がなく、体が重い感じがしてだるく痛む（病は肌肉にある）、咽は渇かない（脱水がない）。この場合には汗を出せばすぐに治愈する。これは風水である。

悪寒がある場合は、表の衛気が極度に虚したのである。これは発汗療法により表が虚したことによって生じたものである。表が虚すると悪寒がする。

②渇而不悪寒者
此為皮水

渇するも悪寒せざる者は
此を皮水と為す

訳

咽が渇いて悪寒がしない場合は皮水である。

注

○皮水　本篇一条③の皮水は不悪風、不渇となっている。ここに

渇、不悪寒としているのは不整合である。病情の程度によっては渇も不渇もあり得るかもしれない。また『外臺秘要』所引の『古今録験』には「皮水越婢加朮湯主之（皮水は越婢加朮湯之を主る）」とある。本篇五条の裏水に同方が処方されており、裏水と皮水はほぼ同様の病態と考えて良いと思われる。

---

③身腫而冷、状如周痺　**身腫れて冷え、状は周痺の如し**
胸中窒、不能食　**胸中窒《ふさ》がり食する能わず**
反聚痛　**反って聚痛す**
暮躁不得眠　**暮には躁《さわ》いで眠ることを得ず**
此為黄汗　**此を黄汗と為す**
痛在骨節　**痛は骨節に在り**

訳

体が腫れて（浮腫）、冷え（水）る。症状は周痺に似ている。

胸から心下にかけて物が詰っている感じ（心障害、胃鬱血等）がして食欲がない。かえって心下部痛がある。日が暮れると陰気が盛んになって、気血は安静化してくるはずであるが、手足には浮腫があって気血の循環が悪く、倦怠感のためにばたばたと手足を動かして安静にしていられず、安らかに横臥していることができない。

これは黄汗の病である。骨関節に疼痛がある。

注

○周痺　『霊枢』の周痺第二十七によれば、周痺は血脈の病で神経痛様の疾患である。水腫を伴うかどうかは明らかでない。湿痺はリウマチ性関節炎である。**○黄汗**　本書の中風歴節病脈證并治の第八条に「歴節黄汗」の証がある。また本篇の第二八条と二九条に黄汗の病についての記載がある。柏汁の如き黄色の汗を出すことと水腫が特徴である。疾患の本体は明らかでないが、貧血性の疾患のように考えられる。心、腎の障害を含む可能性がある。

④欬而喘、不渇者　欬して喘し渇せざる者は
此為脾脹　此を脾脹と為す
其状如腫　其の状は腫の如し
發汗即愈　汗を發すれば即ち愈ゆ

訳

咳が出て喘鳴があり、咽は渇かないのは肺脹である。症状は水腫に似ている。発汗療法を行えば治愈する。

注

〇脾　脾の病では消化器や口、肉等の症状が現れる。ここにある咳と喘は肺の症状である。脾は肺の誤りである。訳はこれに従う。**〇脹**　脹は一種の水腫である。皮膚の浮腫や体腔の水症である。『霊枢』脹論第三十五には「脾脹は善く噦《エツ》（しゃっくり）す、四肢煩悗し、体重く衣に能《た》う可からず、臥安からず」。「肺脹は虚満して喘欬す」とある。**〇渇**　消渇の腎気丸・五苓散、口舌乾燥の白虎加人参湯、小便不利の猪苓湯。不渇は発汗を行い、主病が表にあると考えられる。渇するものは病は裏にあり、発汗は禁忌となる。本証では病は肺にある。咳喘はあるがまだ裏には入っていないのであろう。肺は皮膚を主る。そこで「發汗即愈」となる。

⑤然諸病此者　然れども諸々の此を病むにして
渇而下利、小便數者　渇して下利し小便數の者は
皆不可發汗　皆汗を發す可からず

訳

以上の諸々の水症において、咽が渇く（脱水）。下利している（脱水を促す）。小便數がある。この場合は発汗療法を行ってはいけない（一層脱水を促進して病情を悪くする）。

五　裏水者

一身面目黄腫

其脉沈

小便不利、故令病水

假如小便自利

此亡津液、故令渴也

越婢加朮湯主之（方見下※）

裏水の者は

一身面目黄腫す

其の脉は沈

小便利せず、故に水を病ましむ

假如《もし》小便自ら利するときは

此れ津液を亡《うしな》う、故に渇せしむ

越婢加朮湯之を主る（方は下に見ゆ）

校

※下　『医統本』は「中風」に作る。本書の中風歴節病脉證并治第五の二〇条に見える。

訳

裏水の場合。

全身、顔面、眼瞼に黄色味を帯びた（貧血性か）浮腫が現れる。水症で病は裏にあるので脈は沈になる。小便の排泄がよくない結果、水分が貯留して水症になる。もし小便の排泄が異常に多いときは、脱水を生じて咽が渇くようになる。裏水で小便不利の場合は、越婢加朮湯が治療を主宰する。

注

○裏水　心腎障害に現れる水腫である。**○黄腫**　黄色なら萎黄病、貧血に随伴した浮腫である。黄は洪の訛とする説がある。洪腫なら高度の浮腫の意味になる。両者ともにあり得る。**○麻黄**　苦温　発表出汗、欬逆上気、頭痛。**○石膏**　辛微寒　心下逆気、驚喘／身熱、消渇、発汗。**○白朮**　苦温　風寒湿痺／風水結腫、痰水。

六　趺陽脉當伏、今反緊　　趺陽の脉は當に伏なるべし、今反って緊
本自有寒　　本と自ら寒有り
疝瘕腹中痛　　疝瘕《センカ》、腹中痛む
醫反下之　　醫反って之を下す
下之即胸滿短氣　　之を下せば胸滿短氣す

訳　趺陽の脈即ち足背動脈は、足の骨にピタリと附着した伏状を呈しているのが正常である。それが今、緊の脈状を示している。趺陽の脈は脾胃の状況を反映している。緊の脈は痛みや寒を意味している。そこで趺陽の脈緊は脾胃に寒があると判定する。

疝（冷えによる下腹部の有痛性疾患、輸尿管結石、腸閉塞等）や、瘕（子宮、卵巣その他の腹部腫瘤）で腹の深部で疼痛のある場合がその例である。

脾胃の寒は温補すべき場合であるのに、医者が原則に反して瀉下を行うと、裏が虚して胃気の上逆が起こり、胸が充満して詰り、肺に迫って息切れがする。

注

○伏　王叔和の『脉經』巻一、脈形状指下秘訣第一に「伏脈は極めて重く之を指で押す、骨に着くとき乃ち得」とある。沈脈より更に沈んだ触れにくい脈である。

七　趺陽脉當伏、今反數　　趺陽の脉は當に伏なるべし、今反って數《サク》
本自有熱　　本と自ら熱有り
消穀　　消穀す
小便數、今反不利　　小便數、今反って利せず

此欲作水

此れ水を作《な》さんと欲す

訳

趺陽の脈は当然伏の状態にある。今、正常に反して数の脈状を示している。数脈は熱を意味する。そこで趺陽の脈数は脾胃の熱と判定する。

脾胃に熱があると食欲が亢進し、消化が良好になる。その結果、栄養素即ち精気、津液の生成が盛んになる。過剰の津液は小便として排泄される。そこで小便が頻数になる。

ところが小便の排泄が悪くなったということは、過剰の津液が体腔、皮膚に溢れて水症を起こそうとしていることを示している。

八①寸口脉浮而遅

浮脉則熱、遅脉則潜

熱潜相搏、名曰沈

寸口の脉浮にして遅

浮の脉は則ち熱、遅の脉は潜

熱と潜と相搏つ、名づけて沈と曰う

訳

寸口の脈を軽く按ずると浮、重く押すと遅である。浮脈は病が表にあり、風熱を意味する。遅は病が藏（裏）にあり、寒あるいは水を意味する。これは表熱が裏の寒水に移行しようとしていることを示す。寒水の脈は沈となる。即ち潜伏である。

注

○脉浮而遅　浮は病が表にあり、熱を示す。遅は病は裏（藏）にあり、水、寒を示す。表と裏、熱と寒が同時に存在することは理解しにくい。これは、浮は軽按、遅は重按の脈とするか、あるいははじめは浮、後に遅寒あるいは水に移行したと考えるべきであろう。上気道炎からリウマチ熱となり心炎、腎炎が生ずるとき、はじめ発熱があり、後に水症となる。脈は浮より遅に推移するであろう。**○潜**

深く水面下に潜り込んで頭を出さないこと。脈状としては沈に近い。『傷寒論』平脉法一に「沈潜（の脈）は水滀（を意味する）」とある。滀は水が集まること。

②趺陽脉浮而數
浮脉即熱、數脉即止
熱止相搏、名曰伏

趺陽の脉浮にして數
浮の脉は即ち熱、數の脉は即ち止
熱と止と相搏つ、名づけて伏と曰う

訳

趺陽の脈が軽按で浮、重按で数である。浮は風熱、数は虚寒を意味し、はじめ風熱で後に虚寒に移行したものである。虚寒は表の発熱を停止し、浮脈を虚寒の潜伏の脈に変化せしめた。虚寒は水による脈である。その臨床的推移は①と同じ。

注

○數 『傷寒論』辨脉法三二に「脉浮にして數、浮は風と為し、數は虚と為す、風は熱と為し、虚は寒と為す」とある。ここの数は虚寒であろう。心の機能が低下する（心虚）と脈は頻数になる。**○止** 止は意味不明である。『傷寒論』に従って虚とすべきであろう。

③沈伏相搏、名曰水
沈則絡脉虚
伏則小便難
虚難相搏、水走皮膚
即為水矣

沈と伏と相搏つ、名づけて水と曰う
沈なるときは則ち絡脉は虚
伏なるときは則ち小便難し
虚と難と相搏ち、水皮膚に走る
即ち水と為《な》る

訳

①の沈も水、②の伏も水である。そこで沈と伏が同時に存在するものは水症である。

沈のときは絡脈の機能が低下し、そこで体表の気血の循環が衰える。伏のときは小便の排泄が悪くなる。気血の循環が衰え、小便の排泄が悪くなれば、水分は皮膚からも尿としても排除されないので、皮膚に貯留するようになる。即ち水症である。

注

○絡脈虚　経脈は動脈で深部を走る。絡脈は静脈で体表を巡る。ともに気血の循環を司る。気血は津液である。循環障害は水分の代謝を障害し水症を生ずる。○本条について『医宗金鑑』には「案ずるに此の條文義屬せず、釈せず」とある。以上の解釈はかなり無理をして文章に沿って、その意を買って行ったものである。

九　寸口脉弦而緊

弦則衛氣不行即惡寒
水不沾流、走於腸間

寸口の脈弦にして緊
弦なるときは則ち衛氣行《めぐ》らず、即ち悪寒す
水沾流《テンリュウ》せず、腸間に走る

訳

寸口の脈が弦で緊である。弦は浮にして緊である。

浮は病が表にある。衛気は表を司り、衛気虚するときは悪寒がする。緊は水、寒また痛である。水の循環が停滞すると、皮膚あるいは腹腔に貯留する。

注

○悪寒　衛気は表の熱を司る。衛気行かず、虚するときは熱生ぜず、悪寒がする。**○沾**　音テン。潤うこと。

一〇　少陰脈緊而沈

少陰の脈緊にして沈

緊則為痛、沈則為水
小便即難

緊は則ち痛と為す、沈なるときは則ち水と為す
小便即ち難し

訳

少陰腎経の脈所、太谿穴の脈状が緊で沈である。緊は痛を、沈は水症を意味する。小便の排泄が悪いのは腎の障害のためである。腎は下焦を主宰しており、屎尿の排泄を司っているからである。

注

○少陰脉　足の少陰腎経の脈所、太谿穴の脈状である。足の内果の後にある。

一一　脉得諸沈、當責有水
身體腫重
水病脉出者死

脉、諸々の沈を得しときは當に水有るを責むべし
身體は腫れて重し
水病で脉出づる者は死す

訳

病で沈の脈を得るときは水症を疑って、その関係の症状や病理を追及すべきである。

症状としては身体が腫れて重くだるい感じがする。

水症の場合、一般に脈は沈で伏の状態にあるが、心腎の虚のためである。その経過中に突然脈状が勢いがよくなり洪大、充実してくるのは死徴である。病勢と脈状が乖離するのは予後不良のしるしである。

注

○責　もと貸借について追及すること。責求（問題を追及）、責問（罪を問い詰める）、問責（責任を問う）。**○脉出**　水病の沈の脈が

浮上して洪大となったということ。

一二　夫水病人
目下有臥蚕、面目鮮澤
脉伏
其人消渇
病水腹大、小便不利
其脉沈絶者有水、可下之

夫れ水病の人
目の下に臥蚕有り、面目鮮澤なり
脉は伏
其の人消渇す
水を病めば腹大きく、小便利せず
其の脉沈にして絶する者は水有り、之を下す可し

訳

そもそも水症を病む人は次のような症状を示す。まぶたが蚕が横に寝ているような形に腫れる。顔面が浮腫状で水っぽい感じがする。脈は伏で、咽が渇いてよく水をほしがる。水症の例にもれず腹水で腹部は膨満し、小便の排泄量は少ない（腎障害）。

脈が沈で触れにくいときは水症のことがある。この場合、瀉下療法を行って水を腸管から排除すべきである。

注

○**脉沈絶**　水の脈は沈であるが、沈の脈がすべて水というわけではない。絶は触れにくい脈である。水症は心腎の病や貧血症で起こりやすく、脈絶は心腎機能が低下していることを示している。病は裏にあり、発汗と利尿の適応はない。残る方法は腸管からの排泄である。

一三　問曰

問うて曰く

病下利後渇飲水
小便不利、腹滿因腫者何也
答曰
此法當病水
若小便自利
及汗出者自當愈

下利を病んで後、渇して水を飲み
小便利せず、腹滿ち因って腫るるは何ぞや
答て曰く
此れ法として當に水を病むべし
若し小便自利し
及び汗出づる者は自ら當に愈ゆべし

訳

質問。

下利をした後（脱水）、咽が渇いて（脱水）水を飲む。小便の出が悪く（心腎障害）、腹部が膨満して腫れる（腹水）のは何であるか（病名と病因、病理を問う）。

答。

症状から推測して水症と考えるべきものである。水は汗、あるいは尿として排泄されるのが正常な治愈機転である。

一四

心水者
其身重而少氣、不得臥
煩而燥※
其人陰腫

心水の者は
其の身重くして少氣して臥することを得ず
煩して燥す
其の人、陰腫る

校

※燥　一本「躁」に作る。訳文はこれに従う。

訳

心の障害によって水症が起こってくる場合。

体が重く感ずる（浮腫）。息切れ（肺水腫）がして横になれない（横になると呼吸困難が生ずる）。胸苦しくて（心障害）手足をばたつかせ、外陰部の皮膚が水腫により腫れる。

注

○身重　心虚により血脈、営血の循環が障害され、筋肉の水腫を生じ、身重を起こす。**○少氣**　気は精気である。脾胃で作られて肺に送られる。心虚により脾土の働きが低下すると、精気の生成が衰えて肺に送られる量が減る。故に少気となり、肺の機能不全としての短気、息切れが生ずる。**○陰腫**　腎経は陰部を経過する。腎は水を主る。心腎は少陰経で協同関係にあるので、心水で陰部に水の貯留が起こる。

一五　**肝水者**　　肝水の者は
其腹大不能自轉側　　其の腹大にして自ら轉側する能わず
脇下腹痛　　脇と下腹と痛む
時時津液微生　　時々津液微かに生ず
小便續通　　小便續いて通ず

訳

肝の障害（肝炎、肝硬変）で水症を起こす場合。

腹水で腹が腫大して寝返りを打つことができない。肝の腫脹により脇が痛む。肝経が陰部を経過するので下腹部も痛み、時々浮腫が見られる。小便の排泄は正常である（腎機能は正常）。

注

○津液　『霊枢』決氣第三十によると、津は汗である。液は関節腔の液体、脳脊髄液、皮膚のリンパ液を意味している。本条の津液は、皮膚を潤沢にするリンパ液であろう。肝硬変による腹水発生時には腹部や下肢の皮膚にも浮腫を生ずる。

一六　肺水者　　肺水の者は

其身腫、小便難　　其の身腫れ、小便難し

時時鴨溏　　時々鴨溏《コウトウ》す

訳

肺の障害で水症を起こす場合。

体が腫れる。小便の出が悪く、時々泥状便を下利する。

注

○**鴨溏**　鴨の大便は糞と水と混じっている。溏は泥。ここは泥状便。○**肺水**　肺と大腸は表裏の関係にある。故に大腸の症状として鴨溏がある。○**身腫**　皮膚は肺の協同器官である。肺が障害されると皮膚の精気の流通が悪くなり鬱滞が起こり、浮腫となり身腫を生ずる。○**小便難**　肺には胃で作られた精気を全身に配送する働きがある。肺が侵されると精気が腎に十分供給されない。そのために小便の生成が衰え小便難、身腫となる。

一七　脾水者　　脾水の者は

其腹大　　其の腹大

四肢苦重　　四肢重きに苦しむ

津液不生　　津液生ぜず

但苦少氣　　但だ少氣に苦しむ

小便難　　小便難し

訳

脾の障害による水症の場合。

脾は消化管を主る。そこで腹水やガスの貯留により、腹部が膨満、腫大する。

脾は手足の肉を養う。今脾が侵されると肉を栄養できず、四肢が重くだるい感じを起こす。また、脾は胃とともに精気の生成、搬送を行うが、脾の障害で精気の生成が減り、少気となる。少気とは精気の減少であり、精気が腎にも十分供給されないので小便の生成、排泄が悪くなる。

一八　**腎水者**

其腹大、臍腫

腰痛、不得溺

陰下濕如牛鼻上汗

其足逆冷

面反瘦

腎水の者は

其の腹大にして臍腫る

腰痛み溺《ニョウ》（尿）を得ず

陰の下濕り牛の鼻の上の汗の如し

其の足逆冷す

面は反って瘦せる

訳

腎（水藏）の障害による水症の場合。

腹水により腹部の膨満、腫大が起こり、ことに臍の部分が腫れる。腰（腎の府）が痛み小便の出が悪い。陰部、ことに陰嚢の下が濡れて、牛の鼻の上の汗のような所見を呈し、足の冷えが起こる（少陰腎経の厥逆）。顔面はむくまないで反対に瘦せて見える。

注

○面反瘦　病理未詳。

一九　師曰
諸有水者
腰以下腫、當利小便
腰以上腫、當發汗乃愈

師曰く
諸々の水有る者
腰以下の腫れは當に小便を利すべし
腰以上の腫れは當に汗を發すべし、乃ち愈ゆ

訳

先生がいう。

諸々の水症の場合、腰より下が腫れるときは治療法として利尿を図るべきであり、腰より上が腫れるときは発汗療法をとるべきである。そうすればだんだん軽快してゆく。

注

○**利小便**　茯苓、白朮、猪苓、澤瀉、防已等の利水剤により利尿を図る。○**發汗**　麻黄、桂枝、附子、黄耆等の発汗剤で治療する。大小青龍湯等。

二〇①師曰
寸口脉沈而遲
沈則為水、遲則為寒
寒水相搏、趺陽脉伏
水穀不化
脾氣衰則鶩溏
胃氣衰則身腫

師曰く
寸口の脉沈にして遲
沈は則ち水と為し、遲は則ち寒と為す
寒と水と相搏ち、趺陽の脉は伏
水穀化せず
脾氣衰えるときは則ち鶩溏《ボクトウ》す
胃氣衰えるときは則ち身腫る

訳

先生がいう。

寸口の脈が沈で遅である。沈は水症を意味し、遅は冷えを意味する。冷えと水症が一緒にあると趺陽の脈は伏となる。趺陽の脈は脾胃の機能状況を見る脈所である。伏は機能の低下、脾胃の虚を示す。脾胃は消化を司る。これが虚すると飲食物の消化がうまくいかない。脾の働きが衰えると泥状便を下す。胃の働きが衰えると体が腫れる。

注

○鶩　音はボク。あひる。家鴨。鶩溏は鴨溏に同じ。泥状の下利便である。**○胃氣衰則身腫**　気は機能の意味。陽明胃経が障害されると「腹大（ガス、腹水）水腫（浮腫）……胃中寒えるときは則ち脹満（ガス、腹水）す」（『霊枢』經脈第十）となる。胃気の衰えは具体的には肝炎、肝硬変等に伴う胃腸の鬱血である。腹大水腫はこれによって生ずる。五行相剋でいえば土剋水による病変である。

---

②少陽脉卑、少陰脉細
男子則小便不利
婦人則經水不通
經為血
血不利則為水
名曰血分

少陽の脉卑、少陰の脉細
男子なるときは則ち小便不利
婦人なるときは則ち經水不通
經は血為《た》り
血利せざるときは則ち水と為《な》る
名づけて血分と曰う

訳

少陽胆経の脈状が卑で、卑は低である。少陰腎経の脈状が細である。少陰脈細は腎虚を意味し、腎は水を主るので、男子では水の異常による利尿障害を示す。

少陽胆は肝と表裏の関係にある。肝は血を蔵すため、女性においては血の異常による月経不順を意味する。経水の経とは月経血である。

血液の障害があると水症を生じ、これを血の異常による病変と名づける。

注

○血不利則為水　血は心及び肝が主る。心と腎はともに少陰経に属し、心の異常は腎に及んで水症を起こす。肝の異常は腹水、下肢浮腫を生ずる。**○血分**　血の異常による病変をいう。『脉經』巻九では「経水が前に断ち、後に水を病むものを血分という。難治。先に水を病み後に経水の断つものを水分という。易治。水が去れば経は自ずから下る」という。

二一①問曰
病者苦水
面目身體四肢皆腫
小便不利
脉之※不言水
反言胸中痛、氣上衝咽
狀如炙肉、當微欬喘
審如師言、其脉何類

問うて曰く
病者水に苦しむ
面目、身體、四肢皆腫る
小便利せず
（師）之を脉して水を言わず
反って言う、胸中痛み、氣上って咽を衝き
狀は炙肉の如し、當に微かに欬喘すべし、と
審するに師の言の如し、其の脉は何の類か

校

※脉之『脉經』巻八の平水氣黄汗氣分脉證第八は「脉」の上に「師」の字あり。

訳

質問。

水症に罹患している人で、顔面、まぶた、身体、手足の全てが水腫で浮腫を起こしている。また、小便の出が悪い（心腎障害）。先生は、患者の脈を診て、水症については言及せず、次のように言われた。

病人は胸の中が痛むだろう（狭心症）。何か塊りのようなものが胸から咽に衝き上げてきて（少陰腎経の厥逆）、咽元に炙った肉がくっ付いているような感じがするだろう（咽喉浮腫）。当然軽い咳や喘鳴があるはずだ（肺の鬱血性水腫）、と。

詳しく診察してみると、先生のいう通りである。この脈状は、どのような病理を示しているのだろうか。

注

〇本証は腎炎、ネフローゼに狭心症や少陰腎経の奔豚症状の加わったものである。**〇氣上衝咽状如炙肉**　桂苓五味甘草湯（本書、痰飲欬嗽三七）の条に「手足厥逆、氣小腹從り上って胸咽を衝く」とある。

---

②師曰
寸口脉沈而緊
沈為水、緊為寒
沈緊相搏、結在關元
始時當微、年盛不覺
陽衰之後、榮衛相干
陽損陰盛、結寒微動
腎氣上衝、喉咽塞噎
脇下急痛

師曰く
寸口の脉沈にして緊
沈は水と為し、緊は寒と為す
沈と緊と相搏つ、結は關元に在り
始の時は當に微なるべし、年盛んのときは覺えず
陽衰《おとろ》えて後、榮衛相干《おか》し
陽損し陰盛ん、結寒微動し
腎氣上衝し喉咽塞がり噎《むせ》ぶ
脇の下急《ひき》つれ痛む

訳

先生の答。

寸口の脈を診ると沈で緊である。沈は水症を意味し、緊は冷えを意味する。この脈状は水と寒が共存して下腹部の腎経上に潜伏している状況（軽症の腎障害）を示している。

発病当初は病変も微弱であり、壮年期の旺盛な体力もあって特に自覚症状はない。年月を経て初老になり、陽気（陽明胃経）が衰えて陰気（少陰心経、腎経）が（相対的に）盛んになってくると、血管や神経の働きも病的傾向を示すようになる。

陽気が衰え陰気が盛んになってくると、長い間、関元穴付近に潜

伏していた寒気が活動を開始する（腎機能障害が顕在化）。少陰経に属する腹部血管の神経性の蠕動が起こり、胸元に突き上げ、咽喉にまで及んで閉塞感を生じ、また脇の下が引きつれ痛むのである。

注

○關元 任脈のツボ。腹部正中線上で臍の下三寸にある。ここには腹部大動脈が走っており、拍動を触れる。腹部大動脈は衝脈の一部であり、衝脈は少陰腎経と略同類である。故に結在関元は病が少陰腎経上にあることを意味している。

---

③醫以為留飲而大下之
氣擊不去、其病不除
後重吐之、胃家虛煩
咽燥欲飲水
小便不利、水穀不化
面目手足浮腫
又與葶藶丸下水

醫は以て留飲と為して大いに之を下す
氣擊去らず、其の病除かれず
後に重ねて之を吐せば、胃家虛煩す
咽燥《のどかわ》き水を飲まんと欲す
小便利せず、水穀化せず
面目手足浮腫す
又葶藶丸を與えて水を下す

訳

医師は、面目身体四肢皆腫れ、小便不利であることを見て、本証は水分の貯留と判断し、激しい瀉下療法を行った。しかし少陰の厥気上逆はなくならず、病気も治まらない。

そこで更に吐法を行った。そのために、胃の働きが衰え胸苦しい感じが起こる。瀉下と吐法で脱水が生じ、咽が乾いて水を飲みたがり、小便の出も悪くなる。飲食物の消化も不良となり、面目手足の浮腫は元のままである。

そこでまた葶藶丸で瀉下を行い、水分の排除を試みた。

注

○擊 擊の旧字。うつ、ぶちあたる。ここは少陰の厥逆である。

○葶藶　辛苦寒　水道を通利す／膀胱の水を下す、小腸を利す（水道を通利するというが利尿剤ではないであろう。瀉下によって水分を腸管から排除する薬物と考える）。

④當時如小差
食飲過度、腫復如前
胸脇苦痛、象若奔豚
其水揚溢則浮欬喘逆
當先攻撃衝氣令止
乃治欬、欬止、其喘自差
先治新病、病當在後

時に當って如《も》し小しく差《い》ゆるも
食飲度を過ぎれば腫れは復た前の如し
胸脇苦痛し象は奔豚の若《ごと》し
其の水揚溢すれば則ち浮欬喘逆す
當に先ず衝氣を攻撃して止《や》ましむべし
乃ち欬を治す、欬止めば其の喘自ら差《い》ゆ
先ず新病を治せ、病は當に後に在るべし

訳

葶藶丸で利水を図れば一時は軽快するが、飲食が適当でないと以前と同じように腫れが戻る。胸や脇に突き上げてきて、苦しく痛む奔豚症のような症状である。水分は皮膚にあるだけではなく、肺に及んで肺水腫を起こし、咳き込みや喘息を生ずる。

治療法としては、まず少陰の厥逆を止めることが先決で、それから咳を止める。咳き込みが止まれば、喘息は自然に止まる。まず当面の苦痛である厥逆と喘咳を治療する。それから本病である水症の治療をするのである。

注

○當先攻撃衝氣令止　以下の諸方が適応する。

茯苓桂枝白朮甘草湯「傷寒、吐下の後、心下逆満、氣上って胸を衝く」（『傷寒論』太陽中六七）。茯苓桂枝甘草大棗湯「発汗後、其人臍下悸者、奔豚を作《な》さんと欲す」（同書、太陽中六五）。桂苓五味甘草湯「手足厥逆、氣小腹従り上って胸咽を衝く」（本書、痰飲欬嗽三七）。

二二　風水脈浮　　　　風水、脈浮
身重汗出悪風者　　　　身重く汗出で悪風する者は
防已黄耆湯主之　　　　防已黄耆湯之を主る
腹痛加芍薬　　　　　　腹の痛むときは芍薬を加える

防已黄耆湯方

防已一兩　黄耆一兩一分　白朮三分　甘草半兩　炙る

右剉《きざ》み、毎服五錢匕、生薑四片、棗一枚、水盞半にて煎じて八分を取り、滓を去り温服す、良久《やや》くして再服す

訳

風水の病の者、脈が浮で体が重く感じ、汗が出て寒気のする場合は防已黄耆湯が治療を主宰する。腹痛のあるときは芍薬を加える。

注

○**風水**　風は上気道の感染性炎症。水は上気道炎に誘発された腎炎による水症である。脈浮により病は表にあり、風の影響がまだ残っていることを示す。汗出と悪風は陽虚、衛気の虚により、身重は水が筋肉に及んでいることを示す。治療に麻黄の発汗ではなく、朮、防已、黄耆を使う理由である。○**防已**　辛平　利大小便／水腫。○**黄耆**　甘温　排膿止痛、補虚、小児百病／五藏間悪血、止渇、腹痛洩利。○**白朮**　苦温　風寒湿痺／風眩頭痛、皮間風水結腫を逐う、霍乱、消食。○**防已黄耆湯**　防已と朮は利尿により水分の排除を図る。黄耆は皮膚の陽気を補う。本書、痓濕暍二三を参照。

二三　風水、悪風
一身悉腫
脉浮、不渴
續自汗出、無大熱
越婢湯主之

風水、悪風し
一身悉く腫る
脉浮、渇せず
續いて自汗出で大熱無きものは
越婢湯之を主る

越婢湯方
麻黄六兩　石膏半斤　生薑三兩　大棗十五枚　甘草二兩
右五味、水六升を以て、先ず麻黄を煮て上沫を去り、諸薬を内れ、煮て三升を取り、分け温めて三服す、悪風の者は附子一枚を炮り加える、風水は朮四兩を加える（古今録験）

訳

風水の病の者。

寒気がし（表証）、全身が浮腫で腫れている。脈は浮（表）で、咽は渇かない。発汗療法によってではなく、自然に汗が出る（治愈機転）。微熱はあるが高熱はない。

このような症状の場合は越婢湯が治療を主催する。水が皮膚にあり、その裏にまで及んでいないため、麻黄で発汗を図る。

注

○**悪風、無大熱**　風水の風による症状である。上気道の感染を示す。○**悪風、自汗**　風によって体表の陽虚、衛気の虚を起こしている。自汗は治愈の傾向のあることを示している。○**悪風、自汗、脈浮**　病が表にあることを示す。○**不渇**　脱水がないことを示す。○**一身悉腫**　風によって誘発（アレルギー性機転）された心腎性の水腫である。○**麻黄**　苦温　頭痛、発表出汗、欬逆上気。○**石膏**　辛微寒　心下逆気、驚喘、腹中堅痛／身熱、消渇。○**越婢加朮湯**　裏

水者、一身面目黄腫、其脉沈、小便不利（本篇五条）。○**越婢加半夏湯**　欬而上気（肺脹）、其人喘、脉浮大者（本書、肺痿肺癰欬嗽上氣）。

二四　皮水為病、四肢腫　　皮水の病為《た》る四肢腫る
水氣在皮膚中　　水氣は皮膚中に在り
四肢聶聶動者　　四肢が聶聶《ジョウジョウ》として動ずる者は
防已茯苓湯主之　　防已茯苓湯之を主る

防已茯苓湯方
防已三兩　黄耆三兩　桂枝三兩　茯苓六兩　甘草二兩
右五味、水六升を以て煮て二升を取り、分け温めて三服す

訳

皮水の病の者。手足の皮膚が腫れている。水分は皮膚の中にあり、手足の筋肉がピクピクと動く。この症状を呈する場合は、防已茯苓湯が治療を主宰する。

注

○**聶**　耳を寄せ合ってひそひそと話す様。聶聶で四肢の筋肉がピクピクと動くこと。繊維性攣縮。○**水氣在皮膚中**　皮水は経過中に裏水と同様に腹水を伴うようになることがある。○**防已**　辛平　利大小便／水腫。○**黄耆**　甘微温　排膿止痛、五痔鼠瘻、補虚／五藏間悪血。○**桂枝**　辛温　上気、結気、喉痺、利関節、補中益気／温筋通脈、出汗。○**茯苓**　甘平　利小便、胸脇逆気、心下結痛／消渇、好唾、長陰、伐腎邪。

二五　裏水
越婢加朮湯主之　　裏水は
甘草麻黄湯亦主之　　越婢加朮湯之を主る
　　甘草麻黄湯も亦之を主る

越婢加朮湯方

上に見る、内に白朮四兩を加える、又脚氣中に見る

甘草麻黄湯方

甘草二兩　麻黄四兩

右二味、水五升を以て先ず麻黄を煮て上沫を去り、甘草を内れ煮て三升を取る、一升を温服す、重ねて覆えば汗出づ、汗出でざれば再び服す、風寒を慎む

訳

裏水の病の者。

越婢加朮湯が治療を主宰し、甘草麻黄湯も治療を主宰する。

注

○白朮　苦温　風寒湿痺／風眩頭痛、痰水、風水結腫。**○越婢加朮湯**　本篇第五条、裏水に適応。麻黄で発汗、朮で利尿、両者の協同で水の排除を図る。脈は沈。皮膚以外にも水症を認める場合に適応がある。**○甘草麻黄湯**　皮膚の浮腫が主症のとき適応がある。脈は浮、無汗。発汗による水の排除を図る。

二六　水之為病
其脉沈小屬少陰　其の脉沈小なるは少陰に屬す
浮者為風　浮は風と為す
無水虚脹者氣水　水の無い虚脹は氣水なり
發其汗即已　其の汗を發すれば即ち已《や》む
脉沈者宜麻黄附子湯　脉の沈なる者は麻黄附子湯に宜し
浮者宜杏子湯　浮の者は杏子湯に宜し

麻黄附子湯方
麻黄三兩　甘草二兩　附子一枚　炮る
右三味、水七升を以て先ず麻黄を煮て上沫を去り、諸藥を内れ、煮て二升半を取る、八分を温服す、日に三服す

杏子湯方
未見、恐らくは是れ麻黄杏仁甘草石膏湯ならん

訳
脈が浮の場合は、風水である。越婢湯（二三条、発汗）あるいは防已黄耆湯（二二条、利尿）の適応である。
水症で脈が沈の場合は、少陰病である。少陰心、腎の障害である。防已（心）、苓朮附子の適応である。
皮膚の腫脹はあるが、水症でない場合は気水である。リンパの鬱

滞等によるもので、このときは発汗療法ですぐに軽快する。

脈が沈の場合は、麻黄附子湯が治療を主宰する。附子で少陰経（血管）を温め、血行を賦活し、麻黄と協同して発汗を促す。

脈が浮のときは杏子湯が治療を主宰する。杏仁には強心作用がある。還魂湯は麻黄、杏仁、甘草からなり、卒死客忤に使う。麻黄と協同して心を強め、汗（心の液）の排泄を促す。

注

○**附子**　辛温　温中、寒湿痿躄／脚疼冷弱、腰脊冷痛。○**杏仁**（杏核人）甘温　欬逆上気、喉痺、下気、寒心奔豚／驚癇、心下煩熱、心下急。

二七　**厥而皮水者**
蒲灰散主之（方見消渇中）

厥して皮水の者は
蒲灰散之を主る（方は消渇中に見ゆ）

訳

手足の末端が冷えて水腫のある者は蒲灰散が治療を主宰する。

注

○**蒲灰**　蒲黄のことをいう。「蒲黄」は味甘平。利小便、止血、消瘀血の効あり。

二八①問曰
黄汗之為病
身體腫（一作重）
發熱汗出而渇
狀如風水

問うて曰く
黄汗の病為《た》る
身體腫る（一に重に作る）
發熱し汗出でて渇す
狀は風水の如し

汗沾衣、色正黄如蘗汁　　汗は衣を沾《うるお》し色は正黄にして蘗の汁の如し
脉自沈　　脉は自ら沈なり
何従得之　　何に従《よ》って之を得たるか

訳

質問。

黄汗の病の症状。体が重くだるい。発熱があり、汗が出て、咽が渇く。以上の症状は風水に似ている。汗は大量で衣服を湿らせるほどで、色は真っ黄色で柏の汁のようである。脈は当然沈である。

この病の病因、病理は何か。

注

○黄汗之為病　黄汗は色汗症である。原因疾患は様々で決まっていない。本書の描く黄汗の病は、歴節即ち関節リウマチの類症の点から考えて免疫不全症候群あるいは自己免疫疾患の可能性が高いと思われる。ＳＬＥ、シェーグレン症候群その他が考えられる。**○身體腫**　皮膚、筋肉の水腫である。心、腎の障害があろう。**○發熱**　感染症による発熱ではない。アレルギー性炎によるものと考えられる。**○脉沈**　病は裏にある。血管、内藏のアレルギー性炎である。

②師曰　　師の曰く
以汗出入水中浴　　汗出でて水中に入りて浴し
水従汗孔入得之　　水が汗の孔従《よ》り入りて之を得たり
宜耆芍桂酒湯主之　　宜しく耆芍桂酒湯之を主るべし

黄耆芍藥桂枝苦酒湯方

黄耆五両　芍薬三両　桂枝三両

右三味、苦酒一升、水七升を以て相和し、煮て三升を取り、一升を温服す、當に心煩すべし、服して六七日に至って乃ち解す、若し心煩止まざる者は苦酒阻《はば》むを以ての故なり、一方は美酒の醯《ケイ》（酢）を用いて苦酒に代える

訳

先生がいう。

汗が出た状態で水浴し、水（冷え）が汗腺に入ったために発病したのである。治療としては黄耆芍薬桂枝苦酒湯が適当である。

注

○水　水が原因であることから、風寒による感染性の疾患ではないことがわかる。**○黄耆**　甘微温　癰疽、排膿、止痛、五痔、鼠瘻、補虚／悪血、止渇、腹痛洩利。**○芍薬**　苦平　腹痛、止痛、血痺、疝瘕、益気、利小便／通順血脈、悪血、去水気。**○桂枝**　辛温　上気、欬逆、喉痺、利関節、補中益気／心痛、温筋通脈、出汗。**○黄耆芍薬桂枝苦酒湯**　桂枝、芍薬は血脈の流通を良くして心腎の機能を賦活し、水気の排泄を促す。黄耆は太陰肺（癰疽、痔、鼠瘻）と太陰脾（止渇、腹痛洩利）に働いて皮膚と腸管の血液循環を良くして（逐悪血）水気の排除を行う。

二九①黄汗之病、兩脛自冷
假令發熱、此屬歴節
食已汗出
又身常暮盗汗出者此勞氣也

黄汗の病、兩脛自ら冷ゆ
假令《もし》發熱するものは此れ歴節に屬す
食し已《おわ》って汗出づ
又身常に暮の盗汗出づる者は此れ勞氣なり

若汗出已、反發熱者
久久其身必甲錯
發熱不止者必生悪瘡
若身重汗出已輒輕者
久久必身瞤
瞤即胸中痛

若し汗出で已《おわ》って反って發熱する者は
久久にして其の身必ず甲錯す
發熱止まざる者は必ず悪瘡を生ず
若し身に重ねて汗出で已って輒《すなわ》ち輕き者は
久久にして必ず身瞤《ジュン》す
瞤するときは即ち胸中痛む

訳

黄汗の病では両方の脛が（医療による処置の結果ではなく）自然に冷える。この状態で発熱のあるときは、歴節病である。黄汗の病ではない。以下に黄汗ではない場合について記す。

食事をすると汗が出る。また夕方になると寝汗が出る。これは労病である。結核症等による。一般的には汗が出ると熱が下がるものであるが、反対に発熱することがある。この状態が長く続くと、皮膚の水気が減りカサカサに乾燥した肌合いになる。この状態で発熱が続く場合は、皮膚の悪性の発疹が生じてくる（狼瘡等）。

体の重い感じが、汗が出てすぐに軽くなるような場合、この汗の出が慢性化すると体の筋肉の繊維性攣縮でピクピク動くようになる（発汗過剰による皮膚筋肉の血行障害による）。そのときは胸の中（心藏部）の痛みが起こる（軽い狭心痛か）。

②又從腰以上必汗出下無汗
腰髖弛痛
如有物在皮中状
劇者不能食

又腰從り以上に必ず汗出で下には汗無し
腰髖《ヨウカン》弛痛《チツウ》す
物有りて皮中に在る状の如し
劇しき者は食する能わず

身疼重煩燥小便不利　　身は疼重し煩燥し小便利せず

此為黄汗　　此を黄汗と為す

桂枝加黄耆湯主之　　桂枝加黄耆湯之を主る

桂枝加黄耆湯方

桂枝三兩　芍藥三兩　甘草二兩　生薑三兩　大棗十二枚　黄耆二兩

右六味、水八升を以て煮て三升を取り、一升を温服す、須臾《シュユ》にして（間を置かず）熱稀粥一升餘を飲み、藥力を助く、温服して微汗を取る、若し汗出でざれば更に服す

訳

腰から上には汗が出るが（熱上逆）、腰以下には汗が出ない。腰や股関節がだるくて痛む（骨痛）。何か物が皮膚の中にあるような感じがして知覚の異常がある（血気の停滞による知覚異常）。重症の場合は食事ができない（胃虚）。

体が痛んで重だるく、胸苦しく（心虚）、手足をばたつかせて切ながる（手足の血虚）。小便が少ない（腎障害）。これは黄汗の症状である。桂枝加黄耆湯が治療を主宰する。

注

○**黄汗**　心腎障害、脾胃障害がある。処方はこれに対応するもので、原病に対する薬方ではない。○**桂枝加黄耆湯**　桂枝、生姜は血行を良くする。芍薬は血痺を除き、桂と姜はともに汗を止め、痛みを取り利尿を図る。黄耆は皮膚の血行を良くし脾胃の虚を補い栄養を改善する。

三〇①師曰
寸口脉遅而濇
遅則為寒、濇為血不足
趺陽脉微而遅
微則為氣、遅則為寒
寒氣不足則手足逆冷
手足逆冷則榮衛不利
榮衛不利則腹滿脇鳴相逐
氣轉膀胱、榮衛倶勞

師の曰く
寸口の脉遅にして濇《ショク》
遅は則ち寒と為し、濇は血不足と為す
趺陽の脉微にして遅
微は則ち氣と為し、遅は則ち寒と為す
寒にして氣不足なるときは則ち手足逆冷す
手足逆冷なるときは則ち榮衛利せず
榮衛利せざるときは則ち腹滿、脇鳴相逐《お》う
氣、膀胱を轉ず、榮衛倶に勞《つか》る

訳

先生はいう。

寸口の脈が遅で濇（渋ってとろとろと流れる感じ、滑の反対）である。遅は寒と、濇は血行不良と判断する。

趺陽の脈が微で遅である。微は衛気の虚と判断する。遅は営気の虚であり、営気が虚すると血行が不良となり、その結果冷える。

営気の虚による冷えと衛気の虚による温熱作用の弱りとが相合して手足が冷える。即ち営衛の機能の不利である。

営衛の働きが不利となると、腹部が膨満し、脇腹でゴロゴロと腹鳴がする。膀胱の機能が変調して利尿の変化が起きる。営衛の機能が低下したのである。

注

〇**榮衛**　栄は血液循環。衛は神経機能、ことに自律神経の機能である。故に栄が虚すれば血行が傷害され、衛が虚すれば血管運動神経の働きが低下する。その結果、手足では寒冷となり、腹部では腹水、ガスの貯留となり、ガスの運動による腹鳴が起こる。〇**氣轉膀胱**　難解である。気を神経機能とし、膀胱の機能が変転した、と解した。その結果は利尿障害である。

②陽氣不通即身冷
陰氣不通即骨疼
陽前通則悪寒
陰前通則痺不仁
陰陽相得、其氣乃行
大氣一轉、其氣乃散
實則失氣、虛則遺尿
名曰氣分

陽氣通ぜざるときは即ち身冷ゆ
陰氣通ぜざるときは即ち骨疼く
陽、前通すれば則ち悪寒す
陰、前通すれば則ち痺不仁す
陰陽相得るときは其の氣乃ち行く
大氣一轉すれば其の氣乃ち散る
實するときは則ち失氣し、虛するときは則ち遺尿す
名づけて氣分と曰う

訳

陽気（衛気）は体表の温熱作用があるため、陽気の流通が障害されると体が冷える。陰気（営血）は筋骨の栄養作用があるため、陰気の流通が障害されると骨の疼痛が起こる。

陽気の流通が悪いと寒気がし、陰気の流通が悪いとしびれや知覚障害が生ずる。

陰陽の機能のバランスが取れているときは神経機能も血液循環も順調にゆく。陰陽の機能のバランスが一転して崩れると、陰陽はばらばらになり障害が起こるようになる。その結果として、神経機能が亢進（実）するときは放屁が起こり、低下（虚）するときは遺尿が起こる。これを気分という。

注

○前通　『説文段注』によると「前」は「剪」の仮借で古代には通用していた。そこで「前通」とは「断通」の意味で「不通」の意味になる。**○大氣一轉、其氣乃散**　陰陽相得の反対で陰陽離決の意味と考える。その結果、陰陽の気が離散して以下の障害を起こすことになる。**○氣分**　陰陽の気の失調による障害という意味である。

三一　氣分※
心下堅
大如盤、邊如旋杯
水飲所作
桂枝去芍藥加麻黄細辛附子湯主之

氣分は
心下堅く
大きさは盤の如く邊は旋杯の如し
水飲の作《な》す所なり
桂枝去芍藥加麻黄細辛附子湯之を主る

桂枝去芍藥加麻黄細辛附子湯方
桂枝三兩　生薑三兩　甘草二兩　大棗十二枚　麻黄二兩　細辛二兩　附子一枚　炮《あぶ》る
右七味、水七升を以て麻黄を煮て上沫を去る、諸藥を内れ煮て二升を取り、分け温めて三服す、當に汗出づべし、蟲の皮中を行くが如きときは即ち愈ゆ

校

○氣分……水飲所作　『医宗金鑑』は、この十六字を衍文とする。「桂枝去芍薬加麻黄細辛附子湯主之」は三〇条の「名曰氣分」の下にあるべきだ。即ち錯簡であるという。参考にすべき主張である。

訳

気分の病で以下の症状を示すものは桂姜棗草黄辛附湯が治療を主宰する。心下部が硬く触れる。それは盤（大皿）位の大きさで、辺縁は旋杯のようである。
この病症は体液の貯留によって生じたものである。

注

○桂枝　辛温　上気、補中益気／温筋通脈、心痛、脇痛。**○生薑**（乾薑）辛温　温中、風湿痺、腸澼下利、生者尤も良し。**○大棗**　甘平　安中、養脾／補中益気。**○麻黄**　苦温　発表、出汗、欬逆上気。**○細辛**　辛温　風湿痺、欬逆／温中　下気、利水道。**○附子**

辛温　温中、寒湿、痿躄／心腹冷痛、強陰。

三二　心下堅
大如盤、邊如旋盤
水飲所作
枳朮湯主之

心下堅く
大きさ盤の如く邊は旋盤の如し
水飲の作す所なり
枳朮湯之を主る

枳朮湯方
枳實七枚　白朮二兩

右二味、水五升を以て煮て三升を取る、分け温めて三服す、腹中耎（軟）、即ち當に散ずべきなり

訳

心下部が堅く触れる。大きさは大皿位で、辺縁は旋盤のようである。水分が貯留して生じたものである。枳朮湯が治療を主宰する。

注

○**枳實**　苦寒　停水を逐う、結実を破る、脹満を消す（『名医別録』）。○**白朮**　苦温　風寒湿痺／痰水を消す、風水結腫、霍乱。

附方

三三　『外臺』防已黄耆湯
治風水

『外臺』の防已黄耆湯は
風水を治す

脉浮為在表
其人或頭汗出
表無他病
病者但下重
從腰以上為和
腰以下當腫及陰
難以屈伸
（方見風濕中）

脉浮は表に在りと為す
其の人或は頭に汗出で
表には他病無し
病者但下重し
腰從り以上は和を為す
腰以下は當に腫れ陰に及ぶべし
以て屈伸し難し
（方は風濕中に見ゆ）

防已黄耆湯の処方は風湿の項に出ている（本書、痓濕暍一三を参照）。

訳

『外臺秘要』の防已黄耆湯は風水の病を治療する。適応症状は以下の通りである。

脈は浮で、病は表にある。病人は頭に汗が出るが、その外には体表に異常がない。病人はただ下半身が重くだるく感じる。腰より上はおだやかである。腰から下は腫れており、その腫れは陰部にまで及んでいる。そのために腰の屈伸が難しい。

注

○**脉浮為在表**　風水は上気道の感染（風）に続発する。上気道炎は表の病である。それが残存していれば脈は浮となる。○**頭汗**　風に伴う症状である。

黄疸病脈證并治　第十五　論二首　脈證十四條　方七首

注

○黄疸　黄は脾の色である。黄疸は脾の病と考えられていた。疸の本字は癉《タン》である。單は「薄いはたき」である。癉は「薄いはたき」のように痩せ細った消耗性の病を意味する。肝炎、肝硬変、肝癌や胆癌のような黄疸を伴う病の末期には消耗して痩せ細る。そこで黄癉の名がある。疸にも癉にも黄色や肝の意味はない。なおここの脾とは膵藏である。

一　寸口脉浮而緩　寸口の脉浮にして緩
浮則為風　浮は則ち風と為す
緩則為痺　緩は則ち痺と為す
痺非中風　痺は中風に非ず
四肢苦煩　四肢煩に苦しむ
脾色必黄　脾の色は必ず黄
瘀熱以行　瘀熱《オネツ》以て行く

訳

寸口の脈が浮で緩である。

浮は風《フウ》を意味する。風とは軽症熱性感染症であり、発熱する。

緩の脈は一般には正常の脾胃の脈であるが、ここの緩は濇《ショク》を意味する。濇は渋で痺の脈状である。血流がとろとろと渋る脈で、徐脈で不整脈ぎみである。風の脈が滑で、痺の脈は濇である。

痺は風に続発するアレルギー疾患群であるが、ここは肝炎（風）に続発した疾患という意味である。黄疸は肝炎として発病し、慢性化して肝硬変に至る。この経過を痺としたのである。

痺には「しびれ」の意味もある。中風の仲間に偏枯がある。これは脳卒中等による半身不随である。半身の運動（麻痺）、知覚（しびれ）の障害がある。痺と似ているが、ここの痺はこの中風のことではない。

脾は四肢（の筋肉）を主る。そこで手足が火照り、熱っぽさに苦しむ（風の余波とアレルギー性炎症による）。脾の色は黄である。したがってその病に際しては黄色を呈する。

今、脈が浮で緩である。浮は風熱、緩即ち濇は湿を意味した。脾は湿を悪む。即ち湿熱が本症の病理をなすものである。

注

○寸口脉浮而緩　六部定位の脈診では右寸口は脾、太陰脾経の状況を診る部位である。『傷寒論』陽明一八七に「傷寒、脈浮にして緩、手足自ら温なる者、是れ繋って太陰に在り、太陰の者は身、当に黄を發すべし」とある。参考にすべきである。**○風**　急性軽症感染症である。急性咽喉頭炎、普通感冒等がこれである。脈は滑。**○痺**　風に寒湿が加わって発症する。急性咽喉頭炎等に続発するリウマチ性の心炎、腎炎、関節炎等がこれに属する。脈は濇である。ここは肝炎（風）に続発したことを意味している。**○瘀熱**　於は「つかえてとまる」意味。瘀熱は熱が溜まって流れない、鬱熱である。黄疸は脾に熱が鬱滞している病と考えられていた。

二①趺陽脉緊而數　**趺陽の脉、緊にして數《サク》**
數則為熱、熱則消穀　**數は則ち熱と為《な》し、熱すれば則ち消穀す**
緊則為寒、食即為満　**緊は則ち寒と為し、食すれば即ち満と為る**

訳

趺陽脈が緊で数である。趺陽の脈は足背動脈の脈所、胃経の衝陽穴における拍動で、脾胃の状況が現れる脈所である。

数は熱を意味する。胃が熱するときは食欲が亢進する。緊は寒を意味する。脾が冷えると食後に腹部の膨満が起こる。ガスの貯留である。腸管が冷えると血行障害を生じ、ガスの吸収障害が起こるためである。

注

○**數** ①音ス。かず。②音サク。頻繁な様。③ショク。こまかい。ここは②の意味。

②尺脉浮為傷腎
趺陽脉緊為傷脾
風寒相搏、食穀即眩
穀氣不消、胃中苦濁
濁氣下流、小便不通
陰被其寒、熱流膀胱
身體盡黄、名曰穀疸

尺脉浮は腎を傷《やぶ》ると為す
趺陽脉緊は脾を傷ると為す
風寒相搏ち、穀を食すれば即ち眩（目くら）む
穀氣消せず、胃中苦濁す
濁氣下流し、小便通ぜず
陰、其の寒を被《こうむ》り、熱は膀胱に流る
身體盡《ことごと》く黄ばむ、名づけて穀疸と曰う

訳

尺脈即ち肘窩部、あるいは尺中の脈拍は腎の部位である。腎の脈は本来は沈であるが、浮であるのは腎が風に傷られたことを意味する。

また、趺陽の脈、足背動脈の拍動が緊であるのは脾が寒に傷られたことを意味する。

風によって腎が傷れ、寒によって脾が侵されると、食事のときに目がくらむ。食事のときに症状が起こるのは脾の傷害による。風によって腎が侵されたので眩が生じたのである。眩とは一過性脳虚血発作即ち暗黒眩暈である。

寒によって脾胃が侵されて水穀の消化が不良となり、胃の中には不消化物である濁気が溜まる。胃中の濁気は腸管を下って大腸において分別されて屎と尿となるが、腎が傷られているので、表裏をなす膀胱の働きが悪くて十分に排尿されない。

脾胃は寒（病原）に侵され、腎は風に傷られて膀胱に熱をもつ。脾胃が傷られてその色である黄疸の黄色で全身が染まる。これを穀疸と名づける。

穀疸の主症は食穀即眩、小便不通、黄疸である。

注

○尺脈　六部定位の脈診において肘窩は腎の部位である（『素問』脈要精微論篇第十七）。**○胃中苦濁**　水穀は胃で消化されると営衛となって上中焦を通って経脈の内外を流れる。残った糟粕は腸管で水分が吸収される。その水分は膀胱に浸透して尿となる。肛門に下だったものは屎となる。**○穀疸**　飲食物から経口的に感染するA型肝炎等が該当すると考えられる。急激に発熱、黄疸をもって発病する。時に急性腎不全のような肝外症状を示すことがある。

---

③額上黒
微汗出
手足中熱
薄暮即發
膀胱急、小便自利
名曰女勞疸
腹如水狀不治

額《ひたい》の上黒く
微《かす》かに汗出で
手足の中熱し
薄暮に即ち發す
膀胱急にして小便自利す
名づけて女勞疸と曰《い》う
腹は水の狀の如きは治せず

訳

額は太陽膀胱経の支配領域であり、ここが黒いのは膀胱と表裏の関係にある腎の色が出ているのである。汗は膀胱の熱によって生じたものである。腎は少陰経で、心も少陰経である。即ち腎は心と共軛関係にあるため、腎、少陰経の病では少陰心経にも障害が現れ、少陰経の通路である手足の内側が熱する。これらの症状は夕暮れに発生する。夕暮れは陰気の強くなるときで、腎気の旺するときに向かう時刻である。膀胱は熱によって刺激され、尿意が切迫し小便は頻数になる。

以上のような症状を呈する病を女労疸と呼ぶ。房事過多によって生じたものである。腹水が溜まり、皮膚にも浮腫の出る者は難治で手が出せない。これは肝硬変のような肝障害を起こしている場合であり、女労疸の慢性、重症化したものである。

注

○女勞疸　性交によって感染するB型肝炎あるいはC型肝炎のよう

なものと考えられる。**〇膀胱急、小便自利**　性交時の感染による急性膀胱炎あるいは尿道炎のようなものと考えられる。小便自利は正常な排尿状態ではない。異常に頻数の排尿状況である。

④心中懊憹而熱
不能食
時欲吐
名曰酒疸

心中懊憹《オウドウ》して熱し
食する能わず
時に吐かんと欲す
名づけて酒疸と曰う

訳

前胸、心下の肝、胃の部位に、奥深くで執拗な不快な熱感がある。そのために食欲がない。場合によっては嘔吐が起こる。このような症状を呈するものを酒疸と呼ぶ。

注

〇懊憹　懊は音オウ。心の奥深くで悩む。憹は漢音ドウ。ノウは呉音。ねちねちとまといつくように悩む。肝や胃の病変によって生ずる。**〇酒疸**　アルコール性肝炎あるいは肝硬変である。肝病変によって胃腸の鬱血、炎症を起こしてくる。不能食、嘔吐はそのためである。

三　陽明病脉遲者
食難用飽
飽則發煩、頭眩
小便必難

陽明病、脉遲の者
食、用《もっ》て飽き難し
飽くときは則ち煩を發し頭眩す
小便は必ず難し

此欲作穀疸
雖下之腹満如故
所以然者脉遲故也

此れ穀疸を作《な》さんと欲す
之を下すと雖も腹満は故《もと》の如し
然る所以の者は脉遲なるが故なり

訳

陽明胃経の病で脈が遅の場合は胃の寒である。胃が冷えると食欲不振で満腹するまで食べることはできない。腹いっぱい食べるとむかむかして煩わしく、目がくらむ。胃腸に冷えがあると栄養素の吸収が悪くなり、尿の生成がうまくいかない。そのために排尿が減り、出にくくなる。このようにして穀疸が発生してくる。下しても腹満は減退せず、元のままである。この腹満は腹水による腫脹ではなく、肝の腫瘤によるものである。これは脈遅即ち胃腸管に冷え、循環障害があり、運動も吸収も悪い状況にあるからである。

注

○**脉遲**　遅脈は寒あるいは痛みを意味する。○**頭眩**　眩は目の前が真っ暗になる症状である。飽食による胃の鬱血等で消化管に血液が貯留して脳の一過性の虚血を起こしたのである。○**穀疸**　急性肝炎の続発症状としての肝硬変である。

四　夫病酒黄疸
必小便不利
其候心中熱、足下熱
是其證也

夫れ酒黄疸を病むときは
必ず小便利せず
其の候、心中熱し、足下熱す
是れ其の證なり

訳

酒黄疸は必ず小便の出が悪い。その他の症状として、胸の中が熱く、足の裏が熱す。以上が酒疸の特徴的な症状である。

注

○**心中熱**　心中懊憹による熱である。○**足下熱**　足下には腎の井穴湧泉穴がある。腎の支配領域である。発黄のときは腎が熱し小便不利となるため、足下熱となる。

五

酒黄疸者	酒黄疸は
或無熱、※靖言	或は無熱にして靖言了了たり
腹満	腹満ち
欲吐	吐かんと欲す
鼻燥	鼻燥《かわ》く
其脉浮者先吐之	其の脉浮の者は先ず之を吐かせよ
沈弦者先下之	沈弦の者は先ず之を下せ

校

※靖言　医統本は「靖言了」に作る。『脉經』巻八、『千金要方』巻十は「靖言了了」に作る。訓読はこれに従う。

訳

酒黄疸には発熱のないことがある。言葉は靖《やす》らかである（意識精明）。下腹が充満して脹っているのは、大便不通のためである。嘔吐の傾向があり、鼻が乾燥する。胃熱の上衝で、胃経は鼻に通じているためである。

脉が浮のときは、邪気は上にあるため欲吐、鼻燥となる。そこでまず吐かせる。脉が沈弦のときは、邪が下にあるので、小腹満となる。そこでまず下すべきである。

六

酒疸

心中熱欲嘔者

吐之愈

酒疸

心中熱し嘔《は》かんと欲する者は

之を吐かせれば愈《い》ゆ

訳 酒黄疸で胸の中が熱し、嘔吐する傾向のあるものは吐かせればよい。これらの症状は寛解する。

注 **○愈** 病の根源を抜き取ることである。しかし吐法によって酒黄疸が治愈するわけではない。心中熱と欲嘔が寛解するのである。

七

酒疸下之

久久為黒疸

目青面黒

心中如啖蒜虀状

大便正黒

皮膚爪之不仁

其脉浮弱

雖黒微黄故知之

酒疸、之を下せば

久久にして黒疸と為る

目は青く面は黒し

心中は蒜虀《サンサイ》を啖《くら》う状の如し

大便は正黒

皮膚は之を爪《つめ》するに不仁

其の脉浮弱

黒しと雖も微かに黄なるが故に之を知る

訳 酒黄疸は瀉下療法を行っているうち（脾胃虚弱）、時日が経過すると黒疸（土剋水）となる。黒疸の症状として、目が青く（肝）、顔面が黒くなる（腎）。胸の中は、「にんにくのなます」を食べたときのように、灼熱感があって苦しい（肝胃鬱血）。大便は真っ黒である（上部消化管の出血）。皮膚を爪で掻いてみても知覚障害があって、痺れている。脈は浮弱である（出血性貧血）。顔色は黒いが、黄味がかかっているので黄疸であることはわかる。

注

○蒜虀　蒜は音サン。ひる。にんにく。辛くて強い臭いがある。虀は音サイ。なます、つけもの。蒜虀は、にんにく入りのなます。噛むと辛く、呑み込むと心中懊憹して甚だ苦しくなる。**○爪**　①つかむ。指先でつかむ。②ひっかく。爪でひっかく。**○黒疸**　ここの黒は黄のかかった黒である。黄疸が慢性化するとビリルビンが酸化されて蒼黒い色になる。黒疸の色はこの蒼黒であって真っ黒とは違う。また瀉下による誤治の結果として起こるものでもない。

八

師曰
病黄疸
發熱煩喘、胸滿口燥者
以病發時
火劫其汗、兩熱所得
然黄家所得、從濕得之
一身盡發熱而※黄肚熱
熱在裏
當下之

師の曰《いわ》く
黄疸を病み
發熱し、煩《わずら》わしく喘し、胸滿ち口燥く者は
病の發する時
火をもって其の汗を劫《おびや》かし、兩熱得る所を以てなり
然れども黄家の得る所は濕從り之を得
一身盡く發熱して（面）黄ばみ肚《はら》熱す
熱は裏に在り
當に之を下すべし

校

※而黄　医統本は「面黄」に作る。

訳

先生がいう。
黄疸を病んで、発熱し、胸苦しくゼイゼイと息ぜわしく、胸が

いっぱいに詰まり、口が燥《はしゃ》ぐものがある。これは熱病の発病のとき、お灸や火鍼を施し、無理に発汗させたために、病の熱と治療の火の熱が重なり、生じたものである。誤治によって発生した黄疸である。

本篇で取り扱っている湿によって発生した黄疸とは別の病症である。本症では全身が発熱して黄色くなり、腹部にも熱をもっている。病変の主戦場は腹裏にある。治療は当然瀉下を行うべきである。

注

○火劫　『傷寒論』太陽中一一一に「太陽病、中風、以火劫發汗、邪風被火熱、血氣流溢、失其常度、兩陽相熏灼、其身發黄（太陽病、中風、火を以て劫かして汗を發するときは、邪風は火熱を被り、血氣流溢して、其の常度を失う、兩陽（熱）相い熏灼し、其の身發黄す）」とある。本条と同趣旨である。

九

脉沈　　脉沈

渴欲飲水　　渇して水を飲まんと欲し

小便不利者　　小便不利の者は

皆發黄　　皆黄を發す

訳

脈が沈（病は裏にある）で、咽が渇いて水を飲みたがり（胃熱）、小便の出が悪い（腎不全、乏尿）者は黄疸（肝障害）を起こしてくる。

注

○脉沈　肝炎発病時、明確な発熱がないことがある。また黄疸発症前に煩渇や乏尿が起こることがある。これらの場合に脈は浮にならず、沈を呈する。**○小便不利**　乏尿である。肝疾患や黄疸の経過中に発生する腎不全を肝腎症候群という。乏尿で発症する。肝疾患時に起こる肝や胃腸管における鬱血による循環血液量の減少も関係すると思われる。

一〇　腹満　　　　腹満し
舌痿黄　　　　舌痿黄にして
燥※不得睡　　燥して睡《ねむ》るを得ざるは
屬黄家　　　　黄家に屬す

校

※燥　医統本は「躁」に作る。燥と躁、いずれもあり得る。

訳

腹部が膨満する（腸管のガス貯留あるいは腹水）。舌がしなびた黄色を呈する。口が乾燥して（手足がだるく、ばたばたして）眠ることができない。このような症状を示すものは黄疸病に所属する。

注

○燥と躁　燥は口が乾いてはしゃぐこと。躁は騒ぐこと。脾は四肢の肌肉を主る。その病では肌肉が侵されて倦怠を起こす。ここの躁はだるさで手足をばたつかせることである。

一一　黄疸之病　　　　黄疸の病は
當以十八日為期　　當に十八日を以て期と為すべし
治之十日以上瘥　　之を治すること十日以上にして瘥《い》ゆ
反極※為難治　　　反って極《はげ》しきは難治と為す

校

※極　医統本は「劇」に作る。

訳

脾は五行の土に属しており、土は各季節の終り十八日を支配している（土用）。そこで脾の病である黄疸病は十八日を一区切り、一巡とする経過を取る。

土の成数は十であり、治療も十日が一区切りになる。そこで軽症の場合は十日余りの治療で軽快し、一ヵ月前後で治愈する。反対に症状が激化する場合は治療が困難である。予後は悪く、慢性化する。

注

○期　一定の期間。月が朔望を経て、元の朔また望に戻ること。太陽が四季を経過して元の季節に戻ること。一巡りして元に戻ることを期という。**○極**　きわめる。きわまる。極端な状況になること。ここは劇と同意。**○瘥**　音サイ。愈える。病が直る。音サで、①流行病、②病む、病気になる。**○十日**　十は土の成数である（『易』繫辞伝による）。五は土の生数という（『尚書』洪範の五行による）。

一二　疸而渴者、其疸難治
疸而不渴者、其疸可治
發於陰部、其人必嘔
陽部、其人振寒而發熱也

疸にして渇する者は其の疸治し難し
疸にして渇せざる者は其の疸治す可し
陰部に發するは其の人必ず嘔く
陽部（に發するは）其の人振寒して發熱するなり

訳

黄疸病で渇のあるもの（肝障害激しく血液の鬱滞が強い、循環血液量減少）は難治であり、重症である。渇のないものは軽症であり、治療効果が期待できる。

陰部即ち腹部に病変がある場合は、嘔吐が起こる傾向が強い。脾胃自身の障害による症状である。病変が強いか、発病後数日経過したときの状況である。

陽部即ち表証をもって発病するものは悪寒、発熱を呈する。発病初期の症状である。

一三

穀疸之為病　穀疸の病為《た》る
寒熱不食、食即頭眩　寒熱して食せず、食すれば即ち頭眩す
心胸不安、久久發黄　心胸安からず、久久にして發黄す
為穀疸　穀疸と為す
茵蔯蒿湯主之　茵蔯蒿湯之を主る

茵蔯蒿湯方
茵蔯蒿六兩　梔子十四枚　大黄二兩

右三味、水一斗を以て先ず茵蔯を煮て六升を減《へら》し、二味を内《い》れて三升を取る、滓を去り、分け温めて三服す、小便當に利すべし、尿は皁角《キョウカク》（サイカチ）汁の状の如し、色は正赤、一宿にして腹減る、黄は小便より去るなり

訳

穀疸の病。

悪寒発熱があり（感冒様症状）、食欲がない（脾胃の虚）。食べるとすぐに目くらめく（胃性眩暈）。心下、前胸（心、肝、胃の部）が煩わしくて落ち着かない（肝、胃腸障害）。時間が経つと黄疸が起こってくる。これが穀疸の症状である。

茵蔯蒿湯が治療を主宰する。茵蔯蒿は胆汁の排泄を高め、肝の鬱滞を改善する。梔子は肝胆の熱をとる。大黄は瀉下により胃腸管の血液循環を良くして機能を回復させる。

注

○食即頭眩　胃に食物が入ると胃壁が反応し、血液循環も変化する。これが刺激となって自律神経を介して平衡系に影響して眩暈が起こる。**○茵陳**　苦平　熱結黄疸／発黄、小便不利。**○梔子**　苦寒

胃中熱気、面赤、酒皰皶鼻／心中煩悶、胸心大小腸大熱、目熱赤　痛。〇**大黄**　苦寒　瘀血、通利水穀／平胃、下気、心腹脹満。

一四　黄家
日晡所發熱而反悪寒
此為女勞得之
膀胱急、小腹滿
身盡黄、額上黒
足下熱、因作黒疸
其腹脹如水状
大便必黒、時溏
此女勞之病、非水也
腹滿者難治
消石礬石散主之

黄家
日晡所《ジッホショ》發熱して反って悪寒するは
此れ女勞にて之を得たりと為す
膀胱急にして、小腹滿つ
身盡く黄ばみ、額の上は黒ずむ
足の下は熱す、因って黒疸を作《な》す
其の腹は脹り水の状の如し
大便は必ず黒く、時に溏《トウ》す
此れ女勞の病なり、水に非ざるなり
腹滿する者は治し難し
消石礬石散之を主る

消石礬石散方
消石　礬石《バンセキ》　焼く　等分
右二味、散と為す、大麥の粥の汁を以て和し、方寸匕を服す、日に三服す、病は大小便に随って去る、小便は正黄、大便は正黒、是れ候なり

訳

黄疸病で、日暮れ時に発熱し悪寒がするものは女労即ち房事によって罹患したのである。膀胱に切迫した症状があり、排尿が頻数になり、下腹が張った感じがする（膀胱炎）。全身に黄疸が広がり、額は黒ずむ。足裏の涌泉穴（腎経の井穴）付近に熱感があり、このような状況によって黒疸（腎の色）になる。腹は張って水が溜まったように見える。大便の色が黒い（胃腸管出血）。下利することもある。これは女労疸の症状であって腹水ではない。腹部の膨満するもの（腸管麻痺によるガス貯留）は治療が難しく、予後は悪い。消石礬石散が治療を主宰する。

注

○日晡所　漢音ジッホショ。慣用音はニッポショ。晡は申の刻、午後四時前後である。**○滑石**　甘寒　身熱、漏澼、利小便、胃中の積聚を蕩《なが》す／九竅、六府を通ずる。**○礬石**　酸寒　寒熱、洩利白沃、陰蝕悪創／固熱の骨髄に在るを除く。

一五

酒黄疸　　酒黄疸は
心中懊憹　　心中懊憹す
或熱痛　　或は熱痛す
梔子大黄湯主之　　梔子大黄湯之を主る

梔子大黄湯方
梔子十四枚　大黄一兩　枳實五枚　豉一升
右四味、水六升を以て煮て二升を取り、分け温めて三服す

訳

酒黄疸は胸の中が煩わしくて苦しむ。あるいは胸部に熱をもって痛む。

梔子大黄湯が治療を主宰する。

注

○梔子 苦寒 胃中熱気、面赤、酒皶鼻《シュサビ》／目熱赤痛、心中煩悶。

○枳實 苦寒 寒熱結を除く／結実を破る、脹満を消す、逆気を下す。**○大黄** 苦寒 瘀血、通利水穀／平胃、下気、心腹脹満。

一六 諸病黄家但利其小便
假令脉浮當以汗解之
宜桂枝加黄耆湯主之
（方見水病中）

諸々の黄家を病むものは但だ其の小便を利す
假令《もし》脉浮ならば當に汗を以て之を解すべし
宜しく桂枝加黄耆湯之を主るべし
（方は水病中に見ゆ）

訳 諸々の黄疸病の治療法は利尿を図るのが先決である（茵蔯五苓散等）。しかし、脈が浮のときは当然病は表にあるのだから発汗法を行うべきである。

その場合には、桂枝加黄耆湯が治療を主宰すべきである。

注

○黄耆 甘微温 排膿、止痛、補虚／益気、利陰気。**○桂枝加黄耆湯** 桂枝湯で発汗して表証を取り、黄耆で脾胃を補う。

一七 諸黄
猪膏髪煎主之

諸々の黄ばむものは
猪膏髪煎が之を主る

猪膏髪煎方
猪膏半斤 亂髪雞子大の如きもの三枚

右二味、膏中に和して之を煎じ髪を消《とか》して薬成る、分けて再服す、病は小便に従って出づ

訳

諸々の病で黄疸が発症した場合は、猪膏髪煎が治療を主宰する。

注

○猪膏　豚脂　膏薬の原料とする。**○髪髲**　苦温　利小便水道。**○亂髪**　大小便不通、小児驚癇、止血、鼻衄（鼻血）（『名医別録』）。

一八　黄疸病　　黄疸の病は

茵蔯五苓散主之　　茵蔯五苓散之を主る

（一本に云う、茵蔯湯及び五苓散並びに之を主る、と）

茵蔯五苓散方

茵蔯蒿末十分　五苓散五分（方は痰飲中に見ゆ）

右二物を和し、食に先立って方寸匕を飲む、日に三服す

訳

黄疸病は茵蔯五苓散が治療を主宰する。

注

○茵蔯蒿　苦平　熱結黄疸／発黄、小便不利。**○茯苓**　甘平　驚悸、胸脇逆気、心下結痛、口焦舌乾、利小便／伐腎邪、長陰。**○猪苓**　甘平　利水道。**○澤瀉**　甘寒　消水、風寒湿痺／起陰気、消

渇、膀胱三焦停水。〇朮　苦温　風寒湿痺、消食／風眩頭痛、消痰水、霍乱。〇桂枝　辛温　欬逆、結気、喉痺、利関節、補中益気／心痛、温筋通脈、出汗。

一九　黄疸　　　　　黄疸にて
腹満　　　　　　　　腹満し
小便不利而赤　　　　小便不利にして赤く
自汗出　　　　　　　自汗出づ
此為表和裏實　　　　此れ表和し裏實すと為す
當下之　　　　　　　當に之を下すべし
宜大黄消石湯　　　　大黄消石湯に宜し

大黄消石湯方
大黄　黄蘗　消石各四兩　梔子十五枚
右四味、水六升を以て煮て二升を取り、滓を去り、消（石）を内れ（内れて消し）更に煮て一升を取り頓服す

訳
病人に以下の症状がある。
黄疸。腹部の膨満（腸管麻痺によるガス貯留、便秘、あるいは腹水）。小便の出が少なくて（腎不全）、赤い（血尿）。自然の発汗がある（皮膚よりの水分排泄、腎機能の代用）。
以上の症状から表は正常に機能しているが、裏（腸管、脾腎）は

邪実の状態にあると判断する。治療法としては当然瀉下を行うべきである。大黄消石湯の適応である。

注

○大黄 苦寒 瘀血、蕩滌腸胃、調中化食／心腹脹満。**○黄蘗**（檗木）苦寒 黄疸、五藏腸胃中結熱、止洩利、女子洩下／驚気、目熱赤痛、口瘡。**○消石** 苦寒 五藏結熱、滌去畜結飲食／消渇、利小便。**○梔子** 苦寒 胃中熱気、面赤、酒皶鼻《シュサビ》／目熱赤痛、心中煩悶。

二〇 **黄疸病**

小便色不変、欲自利

腹満而喘

不可除熱

熱除必噦

噦者小半夏湯主之

（方見痰飲中）

黄疸の病にして

小便の色変ぜず、自利せんと欲し

腹満して喘す

熱を除く可からず

熱除けば必ず噦《エツ》す

噦する者は小半夏湯之を主る

（方は痰飲中に見ゆ）

訳

黄疸のある病人。

小便は色も変化なく、よく出る（腎膀胱正常）。腹部は膨満（胃実）しており、ゼイゼイと呼吸が促迫（腹満による胸部圧迫）する。胃の熱を除く治療を行ってはいけない。胃の熱を除くと（胃の冷えにより）しゃっくりが起こる。しゃっくりに対しては小半夏湯が治療を主宰する。

注

○半夏 辛平 頭眩、喉咽腫痛、胸脹欬逆、腸鳴、下気／心下急痛堅痞。**○生薑**（乾薑）辛温 欬逆上気、温中、風湿痺／霍乱、嘔吐。

二一　諸黄　　諸々の黄ばむものにして
腹痛而嘔者　　腹痛んで嘔く者は
宜柴胡湯　　柴胡湯に宜し
（必小柴胡湯、方見嘔吐中）　（必ず小柴胡湯、方は嘔吐中に見ゆ）

訳

黄疸を現す病気の場合。腹痛と吐き気のあるものは柴胡湯が適応になる。この場合は小柴胡湯を使う。

注

○柴胡　苦平　心腹を主る、腸胃中結気、推陳致新／胸中邪逆、心下煩熱。**○小柴胡湯**　柴胡、黄芩は肝胆の熱を取り腸管の通利も良くする。半夏、生姜は吐き気を抑える。人参は小腸を補い心を実する。大棗、甘草は脾胃を補う。

二二　男子黄　　男子の黄にして
小便自利　　小便自利するは
當與虚勞小建中湯　　當に虚勞の小建中湯を與うべし
（方見虚勞中）　（方は虚勞中に見ゆ）

訳

男子の黄疸でよく小便の出るものは（腎正常）、小建中湯を与えるべきである（脾、緩を欲すれば急に甘を食して以て之を緩《ゆる》うす『素問』藏氣法時論篇第二十二）。

注

○男子黄疸　なぜ男子なのか未詳。男子は虚労になりやすいからか。
○小建中湯　虚労、裏急、悸、衄、腹中痛、夢失精、四肢痠疼、手足煩熱、咽乾口燥。**○桂枝**　辛温　補中益気／温筋、通脈。**○芍薬**　苦平　腹痛、止痛、除血痺／通順血脈、散悪血。**○大棗**　甘平　心腹邪気、安中、養脾／補中益気。**○生薑**（乾薑）辛温　温中、下利／頭痛、鼻塞、欬逆上気、嘔吐。**○甘草**　甘平　五藏六府寒熱邪気／下気、温中、利血気。**○膠飴**（飴糖）補虚乏、止渴。

附方

二三　瓜蒂湯	瓜蒂湯
治諸黄	諸々の黄を治す
（方見暍病中）	（方は暍病中に見ゆ）

訳

瓜蒂湯は諸々の黄疸を治療する。

注

○一物瓜蒂湯　太陽中暍、身熱疼重而脉微弱（痓濕暍二八）。

二四　『千金』麻黄醇酒湯	『千金』の麻黄醇酒湯は
治黄疸	黄疸を治す

麻黄醇酒湯方

麻黄三兩

右一味、美なる清酒五升を以て煮て二升半を取り、頓服し盡す、冬月には酒を用い、春月には水を用いて之を煮る

訳

『千金要方』の麻黄醇酒湯は黄疸を治療する。

注

○麻黄　苦温　発表出汗、破癥堅積聚／風脇痛。**○酒**　苦甘辛　大熱、薬勢を行《や》る。

参考

『素問』における黄疸の記載

・溺（尿）黄赤く安臥する者は黄疸なり。目の黄なる者は黄疸と曰う（平人氣象論篇第十八）。

・肝より伝えて脾に之《ゆ》く、病は名づけて脾風と曰う、癉を発す、腹中熱し、煩心して黄を出す（玉機眞藏論篇第十九）。

『霊枢』における黄疸の記載

・身痛んで色微黄、歯は垢づいて黄、爪の甲の上黄なるは黄疸なり（論疾診尺第七十四）。

・主腎生ずる所の病は口熱し舌乾き……煩心、心痛、黄疸、腸澼……（經脈第十）。

・主脾生ずる所の病は……心下急痛……黄疸……（經脈第十）。

驚悸吐衄下血胸滿瘀血病脈證治　第十六　脈證十二條　方五首

注

○驚　音キョウは呉音（驚異）。漢音はケイ。ビクッとしたり、ハッとして全身を緊張させること。子供のひきつけを驚風という。軽い痙攣を含む。**○悸**　季は穀物を収穫する季節の末。転じて兄弟の中の末っ子をいう。季は小さい意味を含む。悸は心藏が小刻みに打つこと。驚悸は驚き恐れて胸がドキドキすることである。動悸。**○衄**　音ジク。鼻血である。また衂とも書く。**○瘀血**　於はつかえて止まる意。淤《オ》は水が詰まって流れないことである。瘀血は血が滞って流れないこと。また詰まって凝滞している血である。『素問』では悪血と書く。

一　**寸口脈動而弱**　　**寸口の脈動《ドウ》にして弱**

動即為驚　　**動は即ち驚と為《な》す**

弱則為悸　　**弱は則ち悸と為す**

訳

寸口の脈が動で弱である。動は何かに驚いたためである。弱は心藏の拍動がドキドキと頻数《サク》になり、打ち方が弱くなったのである。

注

○動　人が足で地面をとんと突く動作。ここは脈がトントンと上下に動くことである。**○弱**　模様や飾りの付いた柔かい弓。

二　**師曰**　　**師の曰《いわ》く**

夫※脈浮　　**夫《そ》れ脈浮にして**

目睛暈黄
衄未止
暈黄去目睛慧了
知衄今止

目睛暈黄《モクセイウンオウ》にして
衄《ジク》未だ止まず
暈黄去って目睛慧了《ケイリョウ》たるは
衄今止むことを知る

校

※夫　元仿宋本は「尺」に作る。

訳

先生がいう。

尺脈（陰、腎を伺う所）が浮（尺脈浮は腎を傷ると為す）である。瞳孔（骨・腎の支配領域）に「かさ」が懸かり黄ばんでいる（脾土の熱）。鼻血（腎、太陽膀胱経の熱による）が止まらない。

今、瞳孔の「かさ」と黄ばみが消え去り、瞳孔がすっきりしてきた。これによって鼻血が止まったことがわかる（目睛暈黄は腎、膀胱の熱とそれに基づく鼻血によって起こっていたのである）。

注

○尺脈浮　尺は陰（内藏）また腎の状況を伺う所である。沈が正常の脈状である。浮は陰あるいは腎の熱を意味する。黄疸病第十五の第二条を参照。**○暈**　太陽や月の周りを丸く取り巻いた光の輪である。太陽のかさ。月のかさ。軍は戦車で円陣を作って取り巻くこと。運は丸く廻る意味である。眩暈はめまい、目くるめくこと。**○目睛暈黄**　目睛は瞳である。本来清澄である。暈は瞳が、月に「かさ」が懸かったように、霞んでいることをいう。黄は瞳が黄ばんでいることを示す。瞳子は骨の精が支配している（『霊枢』大惑論第八十）。骨は腎の協同器官である。黄は脾の色である。目には脾と表裏の関係にある陽明胃経が通じている。また土剋水で腎の病に脾の色が出ているのである。**○慧**　さとい。かしこい。また病が軽快し、気分がすっきりすること。ここは瞳の「かさ」が取れて澄明になったことをいう。**○衄**　鼻血。鼻は太陽膀胱経と陽明胃経の支配を受けている。本条の鼻血は腎との関係から太陽経のものである。なお本条で扱う鼻血は一日中出血しているような重症のものである。○本条は腎の熱により、太陽膀胱経から出血を起こしていたものである。鼻血が止まったので骨（腎）が支配する瞳の暈黄が消えたのである。

三　又曰

従春至夏衄者太陽

従秋至冬衄者陽明

又曰く

春従り夏に至るときに衄する者は太陽なり

秋従り冬に至るときに衄する者は陽明なり

訳

また先生がいう。

春から夏にかけて起こる鼻血は太陽膀胱経の病変である。春から夏は陽気の成長する季節である。太陽は三陽の外に開く場所であり、陽気が開放する所である。故に春夏には太陽の鼻血が起こる。太陽膀胱経上にツボを取って処置する。薬物は桂枝麻黄剤。

秋から冬にかけて起こる鼻血は陽明胃経の病症である。秋から冬は陰気の成長する季節である。陽明は三陽が内に閉塞する所であるため、秋冬には陽明の鼻血が起こる。陽明胃経上にツボを取って処置する。薬物は大黄、黄連。

注

○**太陽陽明**　「太陽は開と為す、陽明は闔（閉）と為す」（『霊枢』根結第五）。太陽は太陽膀胱経、陽明は陽明胃経である。

四　衄家不可汗

汗出必額上陥

脉緊急

直視不能眴

不得眠

衄家は汗す可からず

汗出《い》づれば必ず額の上陥《おちい》る

脉は緊急

直視して眴《まばた》く能《あた》わず

眠ることを得ず

訳

長時間出血している鼻血では発汗療法を行ってはいけない。

発汗を行うと脱水あるいは亡血を起こし、額（太陽膀胱経の支配領域）が凹んでくる（貧血）。脈は緊急となる。緊は冷え（腎の脈の石に近い）、急は心腎の障害を意味する。視線は強直し、まばたきができない（瞳孔支配の神経障害）。また、眠ることができない（陰虚陽実）。

注

○汗　汗は心の液である。汗は精気である（『素問』評熱病論篇第三十三）。心は血を主る。汗は営血より生ずる。**○直視不能眴**　瞳孔の強直であり、瞳孔は腎の支配域である。発汗により心腎が傷害されて以上の症状が起こる。眴は音シュン。まばたき。

五　**病人面無血色**
無寒熱
脉沈弦者衄
浮弱手按之絶者下血
煩欬者必吐血

病人面に血色無し
寒熱無し
脉沈弦の者は衄なり
浮弱にして手にて之を按じて絶える者は下血なり
煩欬する者は必ず吐血す

訳

病人の顔色に血の気がなく（貧血）、寒熱がない（感染性疾患ではない）。また、脈が沈弦である。これは鼻血による出血のためである。沈は腎の脈であり、太陽膀胱経からの出血を意味する。弦は肝の脈であり、肝は血を藏す。肝の障害では出血を起こす。

脈が浮で、手で押すと触れなくなる（亡血による心虚）のは、血尿あるいは消化管出血である。咳き込んで煩わしいようなときは、気の上逆によって必ず吐血を誘発する。

注

○吐血　口から血を吐くことである。現在は呼吸器から出る喀血と胃から出る吐血を区別する。本書では一括して吐血という。

六　夫吐血　欬逆上氣　其脉數而有熱　不得臥者死

夫れ吐血し　欬逆《ガイギャク》上氣《ジョウキ》し　其の脉數《サク》にして熱有り　臥することを得ざる者は死す

訳

一般に吐血（あるいは喀血）は、咳き込みによって肺気が上逆するために、胃気の上逆が誘発されて起こる。その場合の脈は、頻数（熱の脈あるいは心虚）であり、熱がある（肺の炎症性疾患）。咳き込みのために横になって休めない者の予後は悪い。死ぬことがある。

七　夫酒家欬者　必致吐血　此因極飲過度所致也

夫れ酒家にして欬する者は　必ず吐血に致《いた》る　此れ飲を極むること過度に因って致す所なり

訳

大量の酒飲みでよく咳をする人は吐血を起こしやすい。これは大量の飲酒によって肝障害と胃粘膜の障害を生ずるためである。

注

○極飲過度　アルコール性肝障害から胃腸の鬱血、障害を生ずる。そこから出血する。○大塚敬節氏は『金匱要略講話』において、鼻出血に温かい黄連解毒湯を飲ませたところ激しい出血を起こしたことを記している。出血時には冷飲させなければならぬという。熱湯が顔面の血液循環を良くして出血を促す危険がある。

八　寸口脉弦而大
弦則為減、大則為芤
減則為寒、芤則為虚
寒虚相撃、此名曰革
婦人則半産漏下
男子則亡血

寸口の脉弦にして大
弦は則ち減と為す、大は則ち芤《コウ》と為す
減は則ち寒と為す、芤は則ち虚と為す
寒と虚と相撃つ、此を名づけて革と曰う
婦人は則ち半産漏下《ロウゲ》
男子は則ち亡血

訳

寸口の脈が弦で大である。弦は減と解釈し、減は精気の虚で寒と判定する。大は内部が充実していて大きいのではなく、中身が中空の芤である。芤は葱のような脈状で中が空白で力がないので、虚の脈である。

冷えと虚が一緒になっている状況を革と呼ぶ。この脈状を呈する病は、婦人の場合は流産か子宮出血による出血過多である。男性の場合は出血性貧血である。

注

○**革**　動物の皮膚を剥いで乾かしたもの。ピンと堅く張っている。転じてたるんだものをピンと張って立て直す意味となる。また、ゆとりなく急に迫る意味。ここは寒と虚で緊急の状態になったことを示すものであろう。

九　亡血不可發其表　亡血は其の表を發す可からず
汗出則寒慄而振　汗出づるときは則ち寒慄して振える

訳

出血過多の者は発汗療法を行ってはいけない。発汗すれば、脱水と脱熱のために寒気で震える。

一〇　病人胸満　　病人胸満つ

唇痿、舌青、口燥　　唇痿《しな》び舌青く口燥《かわ》く

但欲嗽水、不欲嚥　　但水を嗽ぐことを欲し嚥《の》むことを欲せず

無寒熱　　寒熱無し

腹不満　　腹満たざるに

脉微大来遅　　脉は微大にして来ること遅し

其人言我満　　其の人は我は満つと言う

為有瘀血　　瘀血有りと為す

訳

病人は胸がいっぱいに詰まった感じがする。唇はしなびていて、舌は青い。鬱血即ち瘀血の症状である。口が乾いてはしゃぐが、水で漱ぐだけで飲み込もうとはしない。脱水ではなく、唾液分泌の減少による口内の乾燥である。悪寒発熱はなく、感染症ではない。脈は微（虚）で大（芤即ち虚）で遅（濇に近い）である。腹部の膨満はない。ガスや腹水の貯留はないが、病人は腹が張るという。腹部血管に瘀血、血栓があるためである。

注

○脉遅　この遅は濇《ショク》に近い。血液の流れが滑らかでなく、渋り滞る脈で、痺《ヒ》の脈である。ここは血痺、血液循環の傷害である。瘀血の脈である。**○瘀血**　凝滞している血液である。本条の瘀血は上空静脈、鎖骨下静脈、頸静脈領域の鬱血あるいは血栓症である。

一一　病者如熱状　　病者、熱の状の如く

煩満　　煩満し

口乾燥而渇　　口乾燥して渇す

其脉反無熱　　其の脉反って熱無し

此為陰伏　　此れ陰伏と為す

是瘀血也　　是れ瘀血なり

當下之　　當《まさ》に之を下すべし

訳

病人は熱があるような感じがある。胸部が熱っぽく煩わしく、詰まった感じがする。口が乾燥していて咽が渇く。

脈は浮とか数とかいう熱を意味する脈状ではない。これは病変が陰即ち腹部に潜伏しており、病変は瘀血である。治療法としては駆瘀血剤で下すべきである。

注

○熱状　動脈血の鬱滞による熱感であろう。**○煩満**　心煩胸満である。心藏が熱っぽく胸苦しく、詰まった感じがする。狭心症様の症状である。**○口乾燥而渇**　口腔内の血液循環は顔面動静脈、舌動静脈が担当する。この領域に鬱血、血栓等があると口内の乾燥感や渇が生ずる。**○乾**　高く上がった明るい太陽に照らされて水分が蒸発した状態。**○燥**　この字の旁《つくり》は鳥が集って騒ぐことで軽騒の意味がある。燥は火が軽く上がって乾くこと。**○渇**　この字の旁は水が涸れて流れがかすれること。渇は咽が乾燥してかすれ、水分を飲みたがること。脱水症状の一つである。

一二　火邪者　　火邪の者は

桂枝去芍薬
加蜀漆牡蠣龍骨救逆湯主之

桂枝去芍薬
加蜀漆牡蠣龍骨救逆湯之を主る

桂枝救逆湯方

桂枝三兩　皮を去る　甘草二兩　炙る　生薑三兩　牡蠣五兩　熬《い》る　龍骨四兩　大棗十二枚　蜀漆三兩
洗って腥《なまぐさ》を去る

右、末と為す、水一斗二升を以て先ず蜀漆を煮て二升を減らし、諸薬を内れ、煮て三升を取る、滓《かす》を去り一升を温服す

訳

燔鍼劫刺《ハンシンゴウシ》や灸等、火熱を用いる治療によって驚狂の如き副作用を起こしてきた場合には、桂枝去芍薬加蜀漆牡蠣龍骨救逆湯が治療を主宰する。

注

○**火邪**　『傷寒論』太陽中一一二に「傷寒脈浮、醫、火を以て之を迫劫し、亡陽、必ず驚狂し、起臥安からざる者は桂枝去芍薬加蜀漆牡蠣龍骨救逆湯之を主る」とある。本条と同意。○**桂枝**　辛温　上気／心痛、脅痛、通脈。○**蜀漆**　辛平　腹中癥《チョウ》堅痞結、積聚／胸中邪結の気、之を吐出す。○**龍骨**　甘平　癥瘕《チョウカ》（腹部腫瘤）、堅結、小児熱気驚癇、心腹鬼注／心腹煩満、定魂魄。○**牡蠣**　鹹平　驚恚、怒気／煩満、心痛、気結、老血を除く。

一三　心下悸者

心下悸する者は

半夏麻黄丸主之　　半夏麻黄丸之を主る

半夏麻黄丸方

半夏　麻黄　等分

右二味、之を末とし、煉り蜜に和して丸とし、小豆大ならしめ、三丸を飲服す、日に三服す

訳

心下で動悸がするときは半夏麻黄丸が治療を主宰する。

注

○**半夏**　辛平　心下堅、下気、胸脹欬逆／心下急痛堅痞、嘔逆。○**麻黄**　苦温　欬逆上気。○本条の記述では適応症状が簡単過ぎる。薬物より適応を考えるべきものである。

一四　吐血不止者　　吐血止まざる者は

柏葉湯主之　　柏葉湯之を主る

柏葉湯方

柏葉　乾薑　各三兩　艾三把

右三味、水五升を以て、馬通汁一升を取り、合わせて煮て一升を取り、分け温めて再度に服す

（右三味、水五升を以て煮て一升を取り滓を去る、別に新たに出た馬通汁一升を絞り取る、相和し、合せて煎じ一升を取り、綿にて之を濾す、温め分けて再度に服す）（『外臺秘要』巻二）

訳

吐血の止まない者の治療には柏葉湯が適応する。

注

○馬通　馬の糞。微温　婦人崩中、吐下血、鼻衄、止血、金創、止渇（馬通汁は馬糞に水を加えて溶かしたものを濾過した汁）。**○柏葉**　微温　崩中、吐血、衄血、湿痺（『名医別録』）。**○艾**（ヨモギ）生は寒、熟は熱。下血、衄血（『名医別録』）。

一五　下血　　下血は

先便後血　　先に便して後に血あるは

此遠血也　　此れ遠血なり

黄土湯主之　　黄土湯之を主る

黄土湯方　亦、吐血衄血を主る

甘草　乾地黄　白朮　附子　炮《あぶ》る　阿膠　黄芩各三両　竈中黄土半斤

右七味、水八升を以て煮て三升を取る、分け温めて二服す

訳　下血、血便の場合、大便が出た後に出血するのは、出血の場所が肛門から遠くにある。
このときは黄土湯の適応である。

注　**○遠血**　直腸上部以上の部位からの出血である。潰瘍、癌等、近血より重症の病変によるものが多いと考えられる。薬方も赤小豆当帰散より止血剤が多量で強力である。**○竈中黄土**（伏竜肝）辛微温　止血、吐下血、婦人崩中。**○乾地黄**　甘寒　血痺を逐う、填骨髄、長肌肉／味苦　五労、七傷、破悪血、通血脈。**○朮**　苦温　風寒湿痺、消食／消痰水、逐皮間風水、霍乱、腰臍間の血を利す。**○附子**　辛温　温中、血瘕、寒湿痿躄、膝痛／下利赤白。**○阿膠**　甘平　女子下血、四肢痠疼／虚労羸痩。**○黄芩**　苦平　諸熱黄疸、腸澼、逐水、下血閉／胃中熱、小腹絞痛、女子血閉。**○甘草**　甘平　温中、下気、通経脈、利血気（『名医別録』）。

一六　下血
先血後便
此近血也
赤小豆當歸散主之
(方見孤惑中)

下血は
先に血あり後に便するものは
此れ近血なり
赤小豆當歸散之を主る
(方は孤惑中に見る)

訳　血便の際に、先に出血があって後に大便が出るときは近血という。肛門付近からの出血である。治療においては赤小豆当帰散が適応する。

注　**○近血**　肛門付近からの出血である。痔出血等、比較的軽症と考えられる。**○赤小豆當歸方**　「赤小豆三升　浸して芽を出ださしめて曝乾す　當歸　右二味、杵ついて散と為し、漿水にて方寸匕を服す、日に三服す」（百合狐惑陰陽毒一三）。**○赤小豆**　下水　癰腫、膿血を排す／止洩、利小便。**○當歸**　甘温　婦人漏下／温中、止痛、客血内塞を除く。

一七　心氣不足　心氣不足にして
吐血衄血　吐血、衄血するは
瀉心湯主之　瀉心湯之を主る

瀉心湯方　亦た霍亂を治す
大黄二兩　黄連一兩　黄芩一兩
右三味、水三升を以て煮て一升を取り、之を頓服す

訳

心は血を主る。心気（心の機能）が不足（低下）すると、血の動きを制御することが困難になるので、出血が起こる。心火は肺金を剋するので、衄血が起こる。鼻は肺の出先器官である。

脾胃は土で心火の子であるので、胃出血を生ずる。治療には瀉心湯が適応である。心は五行で南方、熱に当たる。心気不足は血熱を生ずるため、苦寒の薬を用いて熱気を下すのである。苦は心、血に入り、寒は冷やす。

注

○**大黄**　苦寒　瘀血を下す、水穀を通利する／平胃下気。○**黄連**　苦寒　熱気、腹痛下利、目痛、明目／大驚、口瘡、調胃。○**黄芩**　苦平　諸熱黄疸、下血閉／胃中熱、下血。

嘔吐噦下利病脈證治　第十七　論一首　脈證二十七條　方二十三首

注

○嘔吐　區は細かく入り込んで屈曲する意味を含む。嘔は体を曲げて吐くこと。吐は口から外に物を吐き出すこと。土は万物を吐き出す大地。嘔吐は胃の虚寒、客熱等の病変のとき生ずる。**○噦**　音エツ。しゃっくり。横隔膜の不正規の痙攣による。肺気あるいは胃気の逆上によって生ずる。○本篇の嘔吐、噦は胃の病変、下利は腸管の病変である。併せて胃腸の病変の症状と治方が記されている。

一　**夫嘔家有癰膿**　　**夫《そ》れ嘔家、癰膿有るときは**

不可治嘔　　**嘔を治す可からず**

膿盡自愈　　**膿盡きれば自ら愈《い》ゆ**

訳

よく吐く病人には胃に出来物のある場合がある。この場合は嘔吐の治療をしてはいけない。胃内の出来物の内容が出尽くしてしまえば自然に吐き気は止まる。

注

○癰膿　癰は炎症性あるいは腫瘍性の腫瘤である。膿は化膿巣の中身で「うみ」である。ここの癰膿は胃内の胃潰瘍、胃癌等の病変であろう。その内容物（膿とは限らない）が溶解して吐出されると嘔吐が止むというのである。自愈といっても病が根治するわけではない。本病は依然として残存している。嘔吐が一時的に止まるということである。『素問』病能論篇第四十六に「熱、胃口に聚《あつま》って行かず、故に胃脘に癰を為《つく》るなり」とある。ここの癰は胃潰瘍あるいは胃癌、いずれも考えうる。**○不可攻嘔**　嘔吐を押えてしまうと、癰膿の排出ができず、かえって病を重くしてしまう。○本条の文章は『傷寒論』厥陰三七六に同文がある。

二　先嘔却渇者此為欲解
※先渇却嘔者為水停心下
此屬飲家
※嘔家本渇、今反不渇者
以心下有支飲故也
此屬支飲

先に嘔し却って渇する者は此れ解せんと欲すと為す
先に渇し却って嘔する者は水、心下に停まると為す
此は飲家に屬す
嘔家は本《もと》渇す、今反って渇せざる者は
心下に支飲有るを以ての故なり
此は支飲に屬す

訳

初めに嘔吐し、その後に咽の渇く者は、治癒の可能性がある。

初めに咽が渇いている状態のところに、嘔吐が起こる者は、胃に虚寒の病変があって、心下に水が停滞しているのである。この場合は痰飲の仲間である。

嘔吐を繰り返す人は元々（嘔吐による脱水のために）咽が渇くはずである。今この原則にそむいて咽が渇かないのは、胃の虚寒のために心下に水の停滞があるからである。これは支飲の仲間である。

注

○却　元へ戻る、かえって（予期に反して）、退く等の意味がある。**○反**　元へ戻る、かえって（反対に）。**○先嘔却渇者此為欲解**　「渇」は亡津液あるいは胃熱で起こる。先嘔により脱水が起これば渇が生ずる。この場合、欲解とはいえない。嘔吐の後、胃の陽気が回復すると胃熱となって病勢が治癒に向かうので欲解となる。

○本書の痰飲欬嗽病脈證并治第十二にほぼ同文がある。

※先渇後嘔、為水停心下、此屬飲家、小半夏茯苓湯主之（第四二条）。

※嘔家本渇、渇者為欲解、今反不渇、心下有支飲故也、小半夏湯主之（第二八条）。

三①問曰
病人脉數
數為熱、當消穀引食
而反吐者何也
師曰
以發其汗
令陽微膈氣虚脉乃數
數為客熱、不能消穀
胃中虚冷故也

問《と》うて曰《いわ》く
病人、脉數《サク》
數は熱と為す、當に穀を消し食を引くべし
而《しか》るに反って吐く者は何ぞや
師曰く
其の汗を發するを以て
陽をして微、膈氣をして虚、脉を乃ち數ならしむ
數は客熱と為す、穀を消する能わず
胃中虚冷（を以て）の故（に吐く）なり

訳

質問。

ここに病人がいる。脈は数で、これは胃熱を意味する。胃熱の人は食欲が亢進してよく食べるはずである。ところが反対に嘔吐を起こすのはなぜか。

先生の答。

病人に発汗療法を行ったために、胃の中に虚冷が生じたからである。胃中の虚冷による嘔吐である。発汗によって体表の陽気が微弱になるとともに（汗の元になる体液を供給するために胃が過労に陥り）、膈気（胃気即ち胃の機能）も虚弱になり、そこで脈も数となったのである。この数は実熱（機能亢進が起こり消穀善飢となる）ではなく、邪気が胃内に侵入し（機能障害を起こし）たために起こった熱で客熱と呼ぶものである。故に吐き気が起こるのである。

注

○**消穀**　肖は削って原型に似せること。「削って小さくする」意を含む。消は水が細くなること。消穀は食べた穀物が消化されること。○**客熱**　藏器組織本来の機能亢進による熱ではなく、邪気が外から侵入してきたために起こった熱をいう。病的な発熱で、その藏器組織の機能は障害される。○『傷寒論』太陽中一二二は「病人脉數、數為熱、當消穀引食、而反吐者、此以發汗、令陽氣微膈氣虚、脉乃數也、數為客熱、不能消穀、以胃中虚冷、故吐也」に作る。

②脈弦者虚也
胃氣無餘、朝食暮吐
變為胃反
寒在於上
醫反下之、令脈反弦
故名曰虚

脈弦なる者は虚なり
胃氣に餘無く、朝に食《く》らって暮に吐く
變じて胃反《イハン》と為《な》る
寒が上に在り
醫反って之を下し、脈をして反って弦にならしむ
故に名づけて虚と曰《い》う

訳

弦の脈を呈するものは（胃の）虚を意味する。

胃気（胃の機能）が弱って正常に働く余力がないために朝、食事をして夕方に吐く、というようになる。これは病気が悪化して胃反（胃の通過障害を起こす疾患、胃癌等）となったものである。胃に冷えがあるのに、医者が間違って瀉下療法を行ったために、胃の虚寒が一層強まり、脈が弦となった。弦は浮にして緊である。緊は寒である。ここの弦は胃の虚寒と判定する。

注

○弦　弓の弦《つる》を張ったような脈状。『傷寒論』辨脈法九に「脈浮而緊者名曰弦也、弦者狀如弓弦（脈浮にして緊は名づけて弦と曰うなり、弦とは狀、弓の弦の如し）」とある。脈弦は季節としては春、藏器としては肝の脈である。ここの脈弦は誤下によって肝の障害をも起こしたのではないか。肝が障害されると肝木は脾土を剋するので、胃腸の障害が起こる。即ち「胃気無餘」である。弦の脈が胃の虚冷だけで虚を意味するという本文は納得し難い。**○胃反**　頻回嘔吐を生ずる病。胃炎、胃潰瘍、胃癌また癌その他による幽門の通過障害等で起こる。本篇第一八条に「胃反、吐而渇、欲飲水者、茯苓澤瀉湯主之」とある。

四　寸口脉微而數
微則無氣
無氣則榮虚
榮虚則血不足
血不足則胸中冷

寸口の脉微にして數
微なるときは則ち氣無し
氣無きときは則ち榮《エイ》虚す
榮虚するときは則ち血不足
血不足なるときは則ち胸中冷《ひ》ゆ

訳

寸口の脈が微で数である（心虚）。微は精気の消耗を意味する。精気が消耗すれば栄気の生成が減少する。栄気は太陰肺経に入って血となる。その栄気が減少すれば血の不足が生ずる。血の不足即ち血液量の不足は心拍を微細、頻数にする。これを胸中即ち心の虚冷と判定した。

注

○**寸口脉數**　一般的には数は熱である（肺痿肺癰欬嗽上氣第一条、驚悸吐衄下血胸滿瘀血第六条、本篇第三条）。しかし『傷寒論』辨脉法三二には「數は虚と為す」とある。ここの数は心虚、血虚による頻脈である。○**榮虚則血不足**　栄気は胃の中焦で作られる乳糜である。胸管を上って左の静脈角で血管の中に入り栄血となり、全身を循環する。故にその虚は血虚、血不足となる。

五　趺陽脉浮而濇
浮則為虚、濇則傷脾
脾傷則不磨
朝食暮吐、暮食朝吐
宿穀不化、名曰胃反

趺陽の脉、浮にして濇《ショク》
浮は則ち虚と為す、濇は則ち脾を傷《やぶ》る
脾傷るるときは磨せず
朝に食すれば暮に吐く、暮に食すれば朝に吐く
宿穀化せず、名づけて胃反と曰《い》う

脉緊而濇、其病難治　　脉緊にして濇なるは其の病治し難《かた》し

訳

趺陽の脈が浮で濇である。趺陽の脈は脾胃の脈である。浮は病が表にあることを示す。即ち浮は胃の状況を示す。この浮は力なく浮いている脈で胃虚を意味する。濇は脾の状況を示す。濇は滑の反対でとろとろとして遅に近くかつ不整脈ぎみの脈で、病が深部に侵入し、慢性化、重症化してきたときに現れる。ここの濇は脾虚を意味する。胃と脾は表裏の関係にある。この脈状は病が表陽の胃から裏陰の脾に及んだことを示している。脾は消化機能を担当する。脾が障害されると消化不良となる。

その結果、朝食べた物を夕方には吐いてしまい、夕方に食べた物を翌朝に吐くようになる。一晩胃の中にあった物が消化されずに吐出されるのである。胃の蠕動不足、幽門閉塞等で起こる。これを胃反という。

この病で脈が緊で濇の場合は治療が難しく、予後不良である。緊は寒であり、胃の冷えを意味する。濇は脾虚であり、脾胃ともに傷《やぶ》れる。また緊は邪気盛んの脈である。濇は精気の衰えである。胃反は虚の病であり、脈と証と相反する。いずれも予後不良の徴候である。

注

○磨　玉を擦ってみがくこと。すりつぶす。ここは飲食物を胃で磨り潰すことで、消化作用をいう。不磨で消化不良である。**○胃反**　胃反は、「裏返す、そむく」等の意味がある。胃反は胃が裏返って内容を吐出することである。また胃から腸へ食物を送るという本来の仕事にそむく病状の意味もある。**○脉緊而濇其病難治**　一般に形（症状）と気（機能）が相反するときは予後が悪い。脈緊は病勢が激しく実を意味する。濇は精気の衰えであり、胃反は胃の虚である。脈と証と相反しているので難治となる。

六　病人欲吐者　　病人吐かんと欲する者は
不可下之　　之を下す可からず

訳

吐き気の強い病人（胃）には、瀉下療法（脾を傷る）を行ってはいけない。

七　噦而腹満　噦《エッ》（しゃっくり）して腹満す（るときは）

視其前後　其の前後を視て

知何部不利　何の部の不利なるかを知る

利之即愈　之を利すれば即ち愈ゆ

訳

しゃっくりがあって腹部が膨満する病人の場合。この腹満が何によって起こったのかをよく鑑別する必要がある。大小便の様子を観察してどこに障害があるかをよく診て、障害部位に適切な処置を加えれば病は直ちに治愈する。

注

○前後　大（後）小（前）便をいう。便秘によるガス貯留、乏尿による腹水、いずれの場合も横隔膜を刺激して噦を起こす。

八　嘔而胸満者　嘔して胸満する者は

茱萸湯主之　茱萸湯之を主る

茱萸湯方

呉茱萸一升　人參三兩　生薑六兩　大棗十二枚

右四味、水五升を以て煮て三升を取り、七合を温服す、日に三服す

訳

嘔吐して心下部に膨満感（胃の虚寒）のあるときは、茱萸湯が治療を担当する。

注

○胸満 胸は前胸下部から心下にかけての部分をいう。胸満は心、胃、肝等の障害時に現れる。茱萸湯には温薬が多い点から、この膨満の感じは胃の虚寒によるものと考えられる。ここの胸満は自覚症状である。**○呉茱萸** 辛温 温中、下気、湿血痺／大熱、腹内絞痛、止痛。**○人参** 甘微寒 補五藏／微温、調中、胸脇逆満、消渇、霍乱。**○生薑** 辛温 上気、温中、下利／霍乱、脹満、嘔吐。**○大棗** 甘平 心腹邪気、安中、養脾、平胃気／補中益気、煩悶。

九 乾嘔、吐涎沫
頭痛者
茱萸湯主之（方見上）

乾嘔《カンオウ》し涎沫を吐き
頭痛する者は
茱萸湯之を主る（方は上を見ゆ）

訳

空嘔（からえずき）で吐き気とともに唾を吐き（胃の虚寒による胃気の上逆）、頭痛（陽明胃経の上逆）のある場合は茱萸湯が治療を担当する。

注

○乾嘔 からえずき。「えずき」は嘔吐のこと。「から」は空。嘔吐の声はあるが吐物の出ないこと。ここの嘔気は胃の虚寒による。**○頭痛** 陽明胃経は前頭から起始する。故に胃の虚寒により胃気が上逆して頭痛を起こす。胃を温めると軽快する。○本条の文章は『傷寒論』厥陰三七八に同文がある。

一〇　嘔而腸鳴　　嘔して腸鳴し
心下痞者　　心下痞する者は
半夏瀉心湯主之　　半夏瀉心湯之を主る

半夏瀉心湯方
半夏半升　洗う　黄芩三兩　乾薑三兩　人參三兩　黃連一兩　大棗十二枚　甘草三兩　炙る
右七味、水一斗を以て煮て六升を取り、滓を去り、再び煮て三升を取り、一升を温服す、日に三服す

訳

吐き気（胃気上逆）がして腸鳴（小腸のガス貯留と運動亢進、小腸虚寒）し、心下部の痞える者（胃気上逆）は半夏瀉心湯が治療を担当する。

注

○嘔　胃の虚熱（鬱血、胃炎等）による胃気の上逆である。芩連は除熱、半夏は下気に働く。**○腸鳴**　小腸の虚寒によりガスが貯留する。腸鳴はこのガスを排除しようとする腸管の運動亢進によって起こる。乾姜（温中）、人参（腸間膜血行を改善）はガス貯留を除き、過剰な蠕動を鎮静化する。**○心下痞**　心下部の痞える感じである。他覚的にしこりを触れるわけではない。半夏、人参の下気が働く。**○半夏**　辛平　下気、心下堅、咽痛、欬逆／心腹胸中膈痰。**○黄芩**　苦平　暑熱黄疸、下利、血閉／胃中熱、腹痛。**○黄連**　苦寒　目痛、明目、下利腹痛／大驚、口瘡、調胃。**○半夏瀉心湯**　黄連、黄芩は胃熱を除く。半夏は胃気の上逆を下げる。人参、乾姜は小腸の虚寒を去る。

一一　乾嘔而利者
黄芩加半夏生薑湯主之

乾嘔して利する者は
黄芩加半夏生薑湯之を主る

黄芩加半夏生薑湯方
黄芩三兩　甘草二兩　炙る　芍藥二兩　半夏半升　生薑三兩　大棗十二枚
右六味、水一斗を以て煮て三升を取り滓を去り一升を温服す、日に再び、夜に一たび服す

訳
からえずきがして更に下利（腸管の虚熱）しているものは、黄芩加半夏生姜湯が治療を担当する。

注
○乾嘔　吐き気がするだけで吐物のないもの。胃の上逆性の蠕動亢進がある。半夏の下気作用と芍薬の鎮痙作用により鎮嘔を図る。**○利**　下利である。腸管の虚熱（腸炎等）による。黄芩の除熱、生姜の温中、大棗の補中により止利を図る。**○芍薬**　苦平　腹痛、血痺／通順血脈、瘀血。

一二　諸嘔吐
穀不得下者
小半夏湯主之
（方見痰飲中）

諸々《もろもろ》の嘔吐して
穀の下るを得ざる者は
小半夏湯之を主る
（方は痰飲中に見ゆ）

訳

各種の原因、病理による嘔吐で、飲食物が胃から腸管に下って行かない場合は小半夏湯が治療を担当する。半夏の辛味と生姜の温中の刺激により胃気の上逆が鎮静する。

注

○小半夏湯方「半夏一升　生薑半斤　右二味、水七升を以て煮て一升半を取る、分け温めて再服す」（痰飲欬嗽二八）。

一三　嘔吐而病在膈上　嘔吐して病の膈上に在り
後思水者解　後に水を思う者は解す
急與之　急に之を與えよ
思水者　水を思う者は
猪苓散主之　猪苓散之を主る

猪苓散方
猪苓　茯苓　白朮　各等分
右三味、杵《きぬ》ついて散と為し方寸匕を飲服す、日に三服す

訳

嘔吐の原因になる病変が横隔膜の上（肝）にあるという場合。嘔吐の後に水をほしがる（肝障害による胃の鬱熱）者は病状が寛解する可能性（胃の陽気が回復する）がある。このようなときは直ちに水（冷）を与える（胃の鬱熱の解消を図る）。

水を与えても寛解せず、更に水をほしがる（原因は肝の鬱血にある）ときは、猪苓散が治療を担当する。この場合の思水は肝鬱血による循環血量の減少のために生じた渇である。肝の鬱血を駆動して

正常循環に戻してやれば渇は解消する。猪苓、茯苓、白朮が肝の血管に働いて鬱血を動員して循環を正常化するのである。利尿は循環血液量が正常化し、腎に回ってくる血液が増えるためである。

注

○猪苓　甘平　利水道。**○茯苓**　甘平　胸脇逆気、驚悸、心下結痛、利小便／長陰、（茯神、風眩、安魂魄）。**○胸脇、心下**　脾胃、肝の所在地である。茯苓は該部の循環を改善して鬱滞を去る。また魂は肝の藏するところである。**○白朮**　苦温　風寒湿痺、消食／風眩、消痰水、霍乱。**○眩**　風眩は急性一過性のめまいである。眩は暗黒眩暈で血管系の障害時に現れる。少陰腎経、心経は血管系で水を司る。白朮は少陰経に作用して水の消去を行う。

一四　嘔而脉弱　　嘔して脉弱
小便復利　　小便復《ま》た利す
身有微熱　　身に微熱有り
見厥者難治　　厥《ケツ》を見る者は難治
四逆湯主之　　四逆湯之を主る

四逆湯方
附子一枚　生を用う　乾薑一兩半　甘草二兩　炙る
右三味、水三升を以て煮て一升二合を取り滓を去り、分け温めて再服す、強い人には大附子一枚、乾薑三兩可なり

訳

嘔吐して脈が弱く、小便が元通り排泄されるようになったが、微熱があり、手足の冷える（心虚による四肢の循環障害）者は難治である。この状態は四逆湯が治療を担当する。

注

○嘔　心虚による鬱血性胃炎によって起こる。**○脉弱**　心虚である。**○復利**　復は元に戻ること。利は利尿である。頻尿、多尿を意味する。腎の機能が正常化したことを示す。**○微熱**　この発熱はアレルギー性炎によるものと考えられる。上気道感染症に続発する急性リウマチ熱である。心虚はリウマチ性心炎である。**○附子**　辛温　温中、寒湿痿躄／大熱、脚疼冷弱。**○乾薑**　辛温　温中、欬逆上気、下利、風湿痺／霍乱、中悪、（生薑）嘔吐。○本条の文章は『傷寒論』厥陰三七七に同文がある。

一五　嘔而發熱者　嘔して發熱する者は

小柴胡湯主之　小柴胡湯之を主る

小柴胡湯方

柴胡半升　黄芩三兩　人參三兩　甘草三兩　半夏半升　生薑三兩　大棗十二枚

右七味、水一斗二升を以て煮て六升を取り、滓を去り、再煎して三升を取り、一升を温服す、日に三服す

訳

嘔吐して発熱のある場合は、小柴胡湯が治療を主宰する。

注

○嘔　少陽胆経の嘔吐である。感染に続発した肝障害による胃の鬱血による。**○發熱**　太陽は悪寒、発熱、少陽は往来寒熱、陽明は悪熱、潮熱が原則である。しかし初期軽症のときは少陽でも発熱があると考える。**○柴胡**　苦平　心腹、腸胃中結気、推陳致新／微寒　心下煩熱、心下は肝である。柴胡は肝の熱を去り、また腸管の内容を瀉下する働きがある。○本条の文章は『傷寒論』厥陰病三七九に

同文がある。

一六　胃反嘔吐者　　胃反にて嘔吐する者は

大半夏湯主之　　大半夏湯之を主る

（千金に云う、胃反、食を受けざるを治す、食入れば即ち吐く、外臺（秘要）に云う、嘔、心下痞鞕の者を治す）

大半夏湯方

半夏二[1]升　洗いて完用す　人參三[2]兩　白蜜一升[3]

右三[4]味[5]、水一斗二升[6]に蜜を和し之を揚げること二百四十遍[7]せるを以て、煮て二升半を取り一升を温服す、餘は分けて再度に服す

校

※1二　『外臺秘要』巻六、『千金要方』巻十六は「三」に作る。

※2三　『千金要方』巻十六は「二」に作る。

※3一升　『千金要方』巻十六は下に「白朮一升　生薑四兩」あり。

※4三　『千金要方』巻十六は「五」に作る。

※5味　『千金要方』巻十六は下に「㕮咀」の二字あり。

※6一斗二升　『千金要方』巻十六は「五升」に作る。

※7二百四十遍　『千金要方』巻十六は「二三百下」に作る。

訳

胃反で嘔吐する者は、大半夏湯が治療を主宰する。

注

○胃反　本篇第三条に解説した。胃の通過障害である。食道癌、胃

炎、胃潰瘍、胃癌等で起こる。**○人参**　甘微寒　補五藏／微温、霍乱吐逆、調中、消渇、通血脈。

一七　食已即吐者　　**食し已《おわ》って即ち（すぐに）吐く者は**

大黄甘草湯主之　　**大黄甘草湯之を主る**

（外臺方又治吐水）　　**（外[※1]臺方又吐水を治す）**

大黄甘草湯方

大黄四兩　甘[※2]草一[※3]兩

右二味、水三升を以て煮て一[※4]升を取り分温再服す

校

※1外臺方又吐水を治す　『外臺秘要』巻八は「胃反吐水及び吐食を療する方」に作る。

※2甘　『外臺秘要』巻八は上に「炙」の字あり。

※3一　『外臺秘要』巻八は「二」に作る。

※4一升　『外臺秘要』巻八は下に「去滓」の二字あり。

訳

物を食べてすぐ吐く者は、大黄甘草湯が治療を主宰する。

注

○大黄　苦寒　瘀血、通利水穀／平胃、下気、心腹脹満。**○甘草**　五藏六府寒熱邪気、解毒／温中、下気、煩満。**○即吐**　即は「直ちに、すぐに」の意味。食道癌等により噴門部の通過障害のあるときは食べるとすぐに吐く。また胃炎等の病変のあるとき、食物を直ちに吐出することがある。**○大黄甘草湯**　本湯は大黄の瀉下作用で血液を腸管に誘導し、胃の血行を良くして嘔吐を軽減しようとするものであろう。甘草は胃の興奮を緩和、鎮静する。

一八　胃反

吐而渴、欲飲水者
茯苓澤瀉湯主之

茯苓澤瀉湯方
（外臺に云う、消渇、脉[※1]絶、胃反吐食を治する之[※2]、小麥一升有り）
茯苓半斤　澤瀉四兩　甘草二兩　桂枝二兩　白朮三兩　生薑四兩

右六味、水一斗を以て煮て三升を取り、澤瀉を内れて再び煮て二升半を取り、八合を温服す、日に三服す

胃反

吐いて渇し水を飲まんと欲する者は
茯苓澤瀉湯之を主る

校

※1脉　『外臺秘要』巻十一には上に「陰」の字あり。
※2之　『外臺秘要』巻十一は「方」に作る。

訳

胃反で嘔吐して咽が渇き、水をほしがる者は、茯苓澤瀉湯が治療を主宰する。

注

○**胃反**　胃の虚により食物を保っていられないのである。○**吐而渴**　嘔吐による脱水、津液の亡失である。胃の虚、乾燥を生ずる。○**澤瀉**　甘寒　消水、風寒湿痺、久服すれば耳目聡明／五労、淋瀝、消渇、起陰気。○**生薑**　微温辛　下気、嘔吐を止める（『名医別録』）。○**茯苓澤瀉湯**　茯苓、澤瀉、朮は利水剤である。血管外にある水を血管内に誘導して腎から排泄させる薬剤である。これにより循環血量を正常化し渇を止める。桂枝は血行を改善する。生姜、甘草は胃反を鎮静化する。五苓散の類方。

一九　吐後渇欲得水而貪飲者
文蛤湯主之
兼主微風脉緊頭痛

吐後、渇して水を得て貪り飲まんと欲する者は
文蛤湯《ブンコウトウ》之を主る
兼て微風にて脉緊頭痛するものを主る

文蛤湯方
文蛤五両　麻黄三両　甘草三両　生薑三両　石膏五両　杏仁五十枚　大棗十二枚
右七味、水六升を以て煮て二升を取り一升を温服す、汗出づれば即ち愈ゆ

訳

頻回の嘔吐の後、水を貪り飲む場合は文蛤湯が治療を主宰する。軽く風邪に侵されて、脈が緊、頭痛のある場合にも適応がある（麻黄湯証）。

注

○文蛤（はまぐりの殻）悪瘡蝕、五痔／崩中、漏下（本条での効用不明）。**○海蛤**（文蛤の仲間である）苦平　欬逆上気、喘息、煩満、胸痛、寒熱。**○麻黄**　苦温　中風頭痛、発表、出汗、欬逆上気、邪熱気。**○杏仁**　甘温　欬逆上気、寒心奔豚／心下煩熱。**○石膏**　辛微寒　中風寒熱、口乾舌焦、心下逆気、驚喘／消渇、煩逆、身熱、頭痛。**○文蛤湯**　麻杏甘石湯の類方のような薬剤構成である。麻黄、杏仁は強心剤で胃腸の血行を改善して、胃気の上逆を下し、胃熱を取り、石膏とともに煩渇を止める。麻杏甘石湯は肺では喘咳を止め、直腸では痔、炎症を治す。『神農本草經』には文蛤が渇を愈すという効用は記されていない。海蛤は文蛤の仲間と考えられるが、これにも渇を愈す効能はない。ただ上気、煩満を取る働きがある。激しい吐き気を抑える機能はあると思われる。

二〇　乾嘔吐逆
吐涎沫
半夏乾薑散主之

乾嘔し、吐逆し
涎沫を吐くものは
半夏乾薑散之を主る

半夏乾薑散方
半夏　乾薑　各等分
右二味、杵ついて散と為《な》し方寸匕を取る、漿水一升半をもって煎じて七合を取り、之を頓服す

訳

からえずきをしたり、嘔吐したりして、痰や涎を吐く場合は半夏乾姜散が治療を主宰する。

注

○本条とほぼ同文が『傷寒論』厥陰三七八にある。即ち「乾嘔吐涎沫頭痛者呉茱萸湯（呉茱萸、人參、大棗、生薑）主之」とある。陽明胃経の上逆が頭にまで達している点が本条と異なる。本条は吐涎沫で顎下に留まる。病勢に違いがある。○**乾嘔吐逆**　胃気の上逆である。胃の虚寒による。乾姜で温め、半夏で上逆を下す。○**涎沫**　胃気の上逆に誘発されて、胃経上にある顎下腺等の唾液腺の分泌増加が起こる、あるいは同様の機転で起こる肺気の上逆による喀痰の排出である。

二一　病人胸中
似喘不喘

病人の胸中
喘に似て喘ならず

似嘔不嘔　嘔に似て嘔ならず
似噦不噦　噦《エツ》に似て噦ならず
徹心中　心中に徹し
憒憒然無奈者　憒憒然《カイカイゼン》として奈《いかん》ともすること無き者は
生薑半夏湯主之　生薑半夏湯之を主る

生薑半夏湯方
半夏半升　生薑汁一升
右二味、水三升を以て半夏を煮て二升を取る、生薑汁を内れて煮て一升半を取る、小しく冷して分けて四服す、日に三服、夜一服、止めば後服を停《とど》む

訳

病人の前胸部から心下にかけて次のような感じがある。ゼコゼコするようなしないような感じ。むかむかするが吐物は出てこない。しゃっくりが出そうで出ないで大変に不愉快である。このような気持ち悪さが胸に突き通るようでむかむかしてどうしようもない。このときは生姜半夏湯が治療を主宰する。

注

○胸　前胸下部から心下にかけての陥凹部である。**○憒憒然無奈者**　潰は堤防等が、崩れ、壊れること。藏器組織がただれること。憒憒然は胃の組織がただれ崩れて、むかむかと煩わしいことである。**○生薑半夏湯**　小半夏湯と処方内容は同じで、生姜が生姜汁に代わっている。汁のほうが作用は急速強力で、速やかに病態を改善すると考えられる。

二二　乾嘔、噦
若手足厥者
橘皮湯主之

乾嘔《カンオウ》し、噦《エッ》し
若し手足の厥《ケツ》する者は
橘皮湯《キッピトウ》之を主る

橘皮湯方
橘皮四両　生薑半斤

右二味、水七升を以て煮て三升を取り、一升を温服す、咽を下れば即ち愈ゆ

訳

からえずきとしゃっくりがある。これに手足の厥冷で冷えのあるときは橘皮湯が治療を主宰する。

注

○乾嘔　「乾」は、音カンは乾燥。ケンは『易』の八卦の一。天のシンボル。乾嘔は「ゲーッ」という音はあるが吐物がない状況をいう。からえずき（嘔吐）。「えずく」は嘔吐すること。**○橘皮**（橘柚）辛温　胸中瘕熱逆気、利水穀、下気通神、一名橘皮／下気、嘔咳、吐逆。**○橘皮湯**　橘皮は乾嘔、噦を抑えるが、厥逆を治する効能はない。生姜の温中と相まって胃気が回復すると四肢の栄養が順調になり厥逆を寛解するのであろう。

二二三　噦逆者
橘皮竹茹湯主之

噦逆《エツギャク》の者は
橘皮竹茹《チクニョ》湯之を主る

橘皮竹茹湯方

橘皮二升　竹茹二升　大棗三十枚　生薑半斤　甘草五兩　人參一兩

右六味、水一斗を以て煮て三升を取り、一升を温服す、日に三服す

訳

しゃっくりが激しくて止まらないものは、橘皮竹茹湯が治療を主宰する。

注

○噦逆　噦は横隔膜の痙攣である。心、肺、肝、胃、腸管に病変のあるとき、横隔膜を刺激して噦を起こす。したがって本症の原因は未詳である。**○竹茹**　茹の漢音はジョ。ニョは呉音。竹茹は音チクジョ。ハチク、マダケの稈の内層。外皮を削り取った中間層。嘔《オウ》噦《エツ》、温気、寒熱、吐血、崩中、溢筋（『名医別録』）。**○噦**　音エツ。むかつく、身をかがめて吐き気を催すこと。**○橘皮竹茹湯**　橘皮、竹茹は胃の熱を取る。生薑とともに胃の粘膜面の血行を良くして鬱血や炎症を除くのである。人参は心と小腸に作用し、大棗と甘草はともに腸管の血行を良くし、機能を改善する。諸薬合わせて横隔膜周辺の病変を緩和、軽減させるものである。

二四　夫六府氣絶於外者　　夫れ六府の氣、外に絶える者は

手足寒、上氣脚縮　　手足寒《ひ》え、上氣して脚縮む

五藏氣絶於内者　　五藏の氣、内に絶える者は

利不禁、下甚者　　利禁ぜず、下ること甚だしき者は

手足不仁　　手足不仁なり

訳

胃の上焦、中焦は水穀から営衛（精気）を抽出し手足を栄養する。その機能が衰えると手足は冷え、足の筋肉は引きつれて縮む。胃気は変調して上逆、嘔吐を起こす。

脾の機能が衰弱すると腸管の働きが悪くなり下利を生ずる。下利が激しくなると、胃で抽出した精気を四肢に運搬することができず、手足は麻痺して知覚、運動の障害を起こす。

注

○**六府**　胃、大小腸、三焦（胸腹部リンパ管系統）、胆嚢、膀胱をいう。消化に関係する器官である。その機能が衰えると栄養障害を起こす。○**五藏**　心肺肝腎脾である。本症の下利に関係するのは脾である。脾とは膵藏である。脾は消化管を総括する。

二五　下利

脉沈弦者下重
脉大者為未止
脉微弱數者為欲自止
雖發熱不死

下利して
脉沈弦の者は下《しも》重し
脉大の者は未だ止《や》まずと為《な》す
脉の微弱數の者は自ら止まんと欲すと為す
發熱すと雖も死せず

訳

下利の患者の脈について。

脈が沈弦の場合は直腸下部が詰まったような重苦しい感じがする。脈の大は邪気の勢いの強いことを示しているので、下利は止まない。脈が微弱で数《サク》になると下利は自然に寛解してゆく。微弱は邪気も正気も衰えてきたことを示しており、病勢が緩和になったのである。数は熱であるが、寛解する勢いを止めるほどのことはない。だから発熱はあっても予後は悪くないのである。

注

○**脉沈弦**　沈は病が内藏にあることを意味する。弦は浮にして緊で、冷え、痛みを意味する。下重を起こす所以である。○**下重**　下は直腸下部、肛門部である。この部分が重い感じがするのは炎症が持続しているからである。下利を伴う。○**脉大**　大は実の脈である。病邪の強いことを示す。故に下利が止まないのである。**○脈微弱數**　微弱は邪気（侵襲力）も正気（抵抗力）も衰え、病情が鎮静化してきたことを示している。数は熱である。病情の安定化の下では多少熱があってもぶり返しは起こらない。

二六　下利

手足厥冷無脉者
灸之不温
若脉不還、反微喘者死
少陰負趺陽者為順也

下利して
手足厥冷《ケツレイ》して脉無き者
之に灸するも温まらず
若し脉還《かえ》らず、反って微喘する者は死す
少陰が趺陽に負ける者は順と為すなり

訳

下利の患者の予後について。

手足がひどく冷えて脈（胃土―趺陽、少陰水―太谿）が触れない者に、灸治療を行っても温まらない。この場合、脈が元通りに拍動しないで、軽い喘鳴を起こすようなものは死ぬ。

もし少陰の太谿穴の拍動が趺陽の脈より微弱であれば、経過は順調であると判断する。

注

○手足厥冷無脉者灸之不温　心不全による四肢の循環障害である。少陰の厥逆である。灸して温まらないのは、陽気が衰弱して灸熱に反応しないのである。血行障害の程度が強いのである。**○脉不還反喘**　脈不還は傷害の強いことを示す。喘は肺の鬱血あるいは少陰の厥逆による。**○少陰負趺陽者為順**　趺陽は胃土、少陰は腎水。少陰が趺陽に負けるのは土剋水で胃気即ち生気の存在を意味する。故に順調とする。

二七　下利

下利して

有微熱而渇　　微熱有りて渇し
脉弱者今自愈　　脉弱の者は今自ら愈《い》ゆ

訳

下利して微熱があり、咽が渇く場合、脈が弱のときはだんだん寛解してゆく。

注

○微熱而渇　微熱は陽気の残存を示す。渇は胃熱による。胃気、生気が存在するのは回復のしるしである。**○脉弱**　邪気の衰弱を意味する。故に自愈となる。

二八　下利、脉數　　下利して脉數《サク》

有微熱汗出今自愈　　微熱有りて汗出づる者は今自ら愈ゆ
設脉緊為未解　　設《も》し脉緊なるときは未だ解せずと為す

訳

下利して脈が数である。数は熱を意味する。患者は微熱があり、そして今、発汗している。これは汗解であり、自然寛解の治癒過程にあることを示している。

緊の脈は寒または痛みを意味する。なお寒気が残存している状況で、治癒にはほど遠いことを示している。

二九　下利脉數　　下利して脉數

而渇者今自愈　而して渇する者は今自ら愈ゆ
設不差必清膿血　設し差《い》えざれば必ず膿血を清（圊）す
以有熱故也　熱有るを以ての故なり

訳

下利（脾の虚寒）して脈が数（熱）で、咽が渇く者（胃熱）は治愈過程にある。陽気があるからである。
この状況で治愈しない場合は血膿を下す可能性がある。理由は熱があるからである。この熱は脾胃の回復性のものではなく、強い邪気によるもので、胃腸管の化膿性の熱だからである。

注

○清膿血　清は圊の仮借。圊は音セイ。「かわや」、便所のこと。清膿血は「膿血を便す」と同意。膿血の大便を排泄すること。

三〇　下利　下利して
脉反弦　脉は反って弦
發熱身汗者自愈　發熱し身に汗出づる者は自ら愈ゆ

訳

下利は脾胃の虚による。脈は沈になるのが普通であるが、脈は弦である。弦の脈は浮にして緊である。浮は陽で、緊は陰である。陽気があるのは胃気、精気の存在を意味する。
発熱は陽で、身汗は汗解であり、治愈過程にある。胃気があって自発的な発汗があるので自然に治愈する。

注

○脉反弦　弦の脈は浮にして緊である。また弦は春の脈である。春は陽気が萌す時節で脈も浮く。冬の寒気が残存するので緊がある。

ここは緊の寒気より浮の陽気が強い場合である。

三一　**下利氣者　當利其小便**　　**下利氣の者　當に其の小便を利すべし**

訳　下利ぎみのときは利尿を図るべきである。

注　**○氣**　意味不詳。失気即ち放屁とする解釈もある。臨床的に検討すべき問題である。**○利小便**　腸管から下利として排泄される水分を腎、膀胱に誘導して利尿を図り、下利を寛解させるのである。五苓散等の適応である。

三二　**下利　寸脉反浮數　尺中自濇者　必清膿血**

下利して　寸脉反って浮數　尺中自ら濇《ショク》の者は　必ず膿血を清《セイ》す

訳　六部定位脈診で寸口は右は肺、大腸、左は心、小腸を伺う。下利は裏陰の病であり、脈は当然沈遅となる。ところが、下利で脈浮数はこの原則に反する。浮は表、数は熱を意味し、腸管に熱性病変のあることを示す。尺中は右は腎膀胱、左は命門、三焦の状況を伺う。尺中濇は下焦の虚寒を示す。下焦の虚寒は下利を起こし、大小腸の熱は膿血を生ずる。

注 **○尺中濇**　濇は渋る意味。風の脈は滑、痺の脈は濇である。風は急性で初期一過性の感染症、痺は風に湿が加わって生ずる慢性症である。風熱に対して虚実を意味する。

三三　**下利清穀**　**下利清穀《セイコク》は**

不可攻其表　**其の表を攻む可からず**

汗出必脹満　**汗出でて必ず脹満す**

訳 完穀下利のものは発汗療法を行ってはいけない。表を攻めて汗が出ると必ず腹部の膨満が起こる。

注 **○清穀**　清は圊。穀は飲食物。清穀下利は食べた物がそのままの形で排便されること。不消化便である。**○汗出必脹満**　汗は心の液である。発汗すると心が虚す。小腸は心と表裏の関係にあるので、発汗によって小腸が虚すると血行が障害され、ガスの吸収が侵され脹満が生ずる。

三四　下利　下利して

脉沈而遅　脉は沈にして遅

其人面少赤　其の人、面は少しく赤し

身有微熱
下利清穀者
必鬱冒汗出而解
病人必微熱
所以然者
其面戴陽、下虚故也

身には微熱有り
下利清穀する者は
必ず鬱冒し汗出でて解《カイ》す
病人は必ず微熱す
然《しか》る所以《ユエン》は
其の面戴陽《タイヨウ》し、下虚するが故なり

訳

裏陰の虚寒は下利を起こす。沈の脈は病が裏にあることを意味し、遅は寒である。脈は症に良く対応している。この患者で、顔面が少し赤いのは胃熱の上衝による。陽気のある分、治愈軽快の可能性がある。

身に微熱があり（陽気がある）、完穀下利する場合、頭に帽子を被ったような感じがして（少陰の厥逆あるいは胃気の上逆）、汗が出るときは病症は寛解（汗解）する。

それは、顔面の赤みは胃熱上衝で胃気、精気の存在を意味するからである。下利は脾胃の虚のためである。

注

○戴陽下虚故也　戴は頭に載せること。陽は陽気。ここは胃の陽気が逆上して面（胃経の支配域）を赤くし火照らせること。胃はその精気が上逆してしまうので、それ自身は虚となる。**○鬱冒**　少陰の厥逆あるいは胃気の上逆による。ここは胃の陽気の残存を示しており、その上逆が鬱冒を起こしたのである。**○汗出**　自発的な発汗で自然寛解を意味する。

三五　下利後

脈絶手足厥冷

下利の後
脈絶え手足厥冷す

晬時脉還、手足温者生
脉不還者死

晬時《サイジ》に脉還り、手足の温なる者は生く
脉の還らざる者は死す

訳

下利の後、脈が触れなくなり、手足が冷える場合。一晩経って脈が触れるようになり、手足が温かくなる者は生きる。脈が回復しない者は死ぬ。

注

○晬時　晬は音サイ。「めぐる」意。時を一《ひと》巡りすること。一昼夜。

三六　下利

腹脹滿、身體疼痛者
先温其裏、乃攻其表
温裏宜四逆湯
攻表宜桂枝湯

下利して
腹脹滿し身體疼痛する者は
先ず其の裏を温め、乃ち其の表を攻《おさ》む
裏を温めるには四逆湯に宜《よろ》し
表を攻めるには桂枝湯に宜し

四逆湯方　上に見ゆ（一四条）

桂枝湯方
桂枝三兩　皮を去る　芍藥三兩　甘草二兩　炙る　生薑三兩　大棗十二枚

右五味、㕮咀、水七升を以て微火にて煮て三升を取り滓を去り、寒温を適にし一升を服す、服し已《おわ》って須臾《スユ》にして稀粥一升を啜り以て薬力を助く、温覆すること一時許《いっときばかり》せしむ、遍身に漐漐《シュウシュウ》として微に汗有るに似たるもの益々佳《よ》し、水の淋漓たるが如くならしむ可からず、若し一服して汗出で病差《い》ゆるときは後服を停《とど》む

訳

下利（脾胃の虚）をしていて腹部がガスで膨満し、体が疼痛する場合は次のように対処する。

腹部の膨満は胃腸（裏陰）の虚寒による腸管の循環障害のため、ガスの吸収が悪くなり起こったものである。そこで裏陰を温めるのがよい。これには四逆湯が適応する。

下利は脾胃の虚寒による。筋肉（表）は脾胃と協同関係にある器官であるため、脾胃の虚寒によって、体表ことに筋肉の循環が障害され、疼痛を起こしたのである。表の循環障害を治めるには桂枝湯が適当である。

注

○攻　おさめる、加工する。処置することである。ここは攻撃ではない。**○身體疼痛**　栄血の虚は筋の攣急を起こす（『傷寒論』弁脈法四）。そのために疼痛する。**○四逆湯**　乾姜も附子も温熱作用をもっている。甘草も危急を救う薬剤である。手足の循環を改善する働きがある。**○桂枝湯**　桂枝は生姜とともに表裏の循環を改善し温める働きがある。また大棗とともに補中益気の作用があり、脾胃の虚寒を寛解する。芍薬は筋肉の血行を良くして止痛する。

三七

下利	下利して
三部脉皆平	三部の脉皆平
按之心下堅者	之を按じて心下堅き者は
急下之	急に之を下せ

宜大承氣湯　　大承氣湯に宜し

訳

下利をしていて、寸関尺の脈診上全てバランスが取れていて異常を認めない（この下利は病変としての下利ではなく、腸管内の異物を排除しようとする治愈機転である）。ただ心下部を押えると硬く触れる（裏実）。

この場合にはすぐに瀉下する。大承気湯が適当である（下利を起こしている異物の排除を目的としている）。

注

○三部　寸関尺の脈所。あるいは三部九候診の脈所。**○平**　平衡。バランスが取れていること。全身の藏器機能が平常であることを示す。**○心下堅**　腹筋緊張である。胃腸管に異常のあることを示している。裏実である。**○大黄**　苦寒　蕩滌腸胃、通利水穀／平胃、下気、腸間結熱、下瘀血。**○厚朴**　苦温　頭痛、驚悸、気血痺／大温温中、下気、胸中嘔逆、腹痛、脹満。**○枳實**　苦寒　寒熱結、止利、益気／結実、脹満。**○芒硝**　辛苦寒　朴硝より生ずる　利大小便。**○朴硝**　苦寒　六府積聚、結固留癖／胃中食飲熱結、留血。

三八　下利　　下利して
脉遲而滑者實也　　脉遲にして滑なる者は實なり
利未欲止　　利未だ止まんと欲せざるは
急下之　　急に之を下せ
宜大承氣湯　　大承氣湯に宜し

訳

下利していて脈が遅で滑のものは実である。遅は熱がない（赤痢のような熱性感染症ではない）ことを示し、滑は陽気、生気のあることを意味し、治愈の傾向のあることを示している。

そこで下利が自然に停止しないときは瀉剤で下す。下すには大承気湯が適当である。

注

○**脉遅**　遅は寒あるいは痛みである。ここの遅は熱がないことを意味している。○**脉滑**　風の脈である。陽の盛んなこと、陽気即ち生気のあることを意味する。

三九　下利

脉反滑者當有所去
下乃愈
宜大承氣湯

下利して
脉反って滑なる者は當に去る所有るべし
下せば乃ち愈ゆ
大承氣湯に宜し

訳

下利は裏の虚寒あるいは熱実で起きる。脈は沈（裏）あるいは数（熱）を現すはずである。ところが今、脈滑を示している。これは病勢が軽快に向かっていることを意味する。自然治愈しないときは瀉下すれば治癒する。処方としては大承気湯が適当である。

注

○本条の病理は前条と同じ。陽気の存在による。

四〇　下利已差

至其年月日時復發者

下利已《すで》に差《い》え
其の年月日時に至って復《ま》た發する者は

以病不盡故也　　　　病盡きざるを以ての故なり
當下之　　　　　　　當に之を下すべし
宜大承氣湯　　　　　大承氣湯に宜し

大承氣湯方（痓病中に見る）

訳

下利が一旦治愈した後、年を越えて前回と同じ時期に至って再び下利が起こってくるのは、病邪が残存していて完治していない証拠である。この場合は当然瀉下療法を施して病邪を除去すべきである。それには大承気湯が適当である。

注

〇**至其年月日時**　翌年の同じ時期をいう。病邪の残存による場合も、新規の邪気の侵入によることもある。

四一　下利讝語者　　　下利讝語《センゴ》する者は
有燥屎也　　　　　燥屎《ソウシ》有るなり
小承氣湯主之　　　小承氣湯之を主る

小承氣湯方
大黄四兩　厚朴二兩　炙る　枳實大なる者三枚　炙る

右三味、水四升を以て煮て一升二合を取り、滓を去り、分け温めて二回に服す（利を得れば則ち止む）

訳
下利をしてうわ言を言う者は、腸管中に乾燥した糞便が存在するためである。小承気湯が治療を主宰する。

注
○讝語　音センゴ。うわ言。意識障害時に発する筋道の立たない言葉。○燥屎　乾燥した糞便である。意識障害の原因になると考えられた腸内物質である。実際に燥屎があるかどうかは問題にならない。○本症は意識障害に下利が合併している症例である。既に下利が起こっており、一部治愈機転に入っているのである。故に大ではなく、小承気湯が適応となる。

四二　下利便膿血者　桃花湯主之

下利して膿血を便する者は　桃花湯之を主る

桃花湯方

赤石脂一斤　一半は剉《きざ》み一半は末を篩《ふる》う　乾薑一兩　粳米一升

右三味、水七升を以て煮て米を熟せしめ、滓を去る、温めた七合に赤石脂末方寸匕を内れ、日に三服す、若し一服にて愈ゆるときは餘は服すること勿れ

訳

下利して膿や血を下す場合（赤痢のような出血性腸炎）は、桃花湯が治療を主宰する。

注

○**五石脂**（青石、赤石、黄石、白石、黒石）　甘平　黄疸洩利、利腸澼膿血、陰蝕、下血赤白、邪気癰腫、疽痔悪創、頭瘡疥瘙を主る、久服すれば髄を補い気を益し、肥健にして飢えず、軽身延年、五石脂は各々五色に随い五藏を補う、山谷中に生ずる。○**赤石脂**　甘酸辛　大温、無毒、心気を養い、目を明かにし、精を益し、腹痛、洩痢、下利赤白、小便利、女子の崩中漏下、産難、胞衣不出を主る、済南、射陽、及び太山の陰に生ず、採るに時無し（『名医別録』）。○**赤石脂**　止利、止血の作用があると考えられる。○**乾薑**　辛温　欬逆上気、止血、腸澼下利。

四三　**熱利下重者**　**白頭翁湯主之**　　**熱利して下重き者は白頭翁湯之を主る**

白頭翁湯方

白頭翁二両　黄連三両　黄柏三両　秦皮三両

右四味、水七升を以て煮て二升を取り、滓を去り、一升を温服す、愈えざれば更に服す

訳

下利に際して直腸下部に熱感があり、また窘迫感のある場合（下部直腸炎）は白頭翁湯が治療を主宰する。

注

○**白頭翁**　苦温　逐血、止痛、療金瘡／鼻衄。○**黄連**　苦寒　腸澼、腹痛、下利。○**黄蘗**（蘗木）　苦寒　黄疸、洩利、女子漏下赤白。○**秦皮**（とねりこの樹皮である。モクセイ科の落葉小高木）苦微寒　風寒湿痺、除熱／大寒　男子の少精、女子の帯下、小児の痢、身熱。

四四　下利後更煩　下利の後、更に煩《ハン》し
按之心下濡者　之を按ずるに心下濡《ジュ》なる者は
為虚煩也　虚煩と為す
梔子豉湯主之　梔子豉湯之を主る

梔子豉湯方
梔子十四枚　香豉四合　綿にて裹《つつ》む
右二味、水四升を以て先ず梔子を煮て二升半を得て豉を内れ、一升半を取り、滓を去り、分けて二回に服す、温めて一服を進め吐を得るときは則ち止む

訳

下利が収まった後、それに入れ替わって熱っぽくて胸苦しい感じがする。心下部を押えてみると柔かい（心下痞硬はない）。この場合の熱っぽい胸苦しさは、腹腔臓器に器質的な病変があって起こっているのではない。心下部の鬱血等による異常感覚である。梔子豉湯が治療を主宰する。

注

○**更**　①今までのものを新しいものに替える。更改。更代。②前者に入れ替わって後を受継ぐこと。③更に、一層。ここは②である。下利が終わって煩が現れたのである。○**虚煩**　下利、腸炎のような器質的病変によるのではなく、病変後の鬱血等が残存していて生じたものである。○**濡**　音ジュ。ぬれる、潤う。また軟と同意。ここは軟。○**梔子**　苦寒　胃中熱気、面赤酒皰皶鼻／目熱赤痛、心中煩

熱。〇**豉**　苦寒　煩躁、虚労（『名医別録』）。

四五　下利清穀　下利して穀を清（圊）す
裏寒外熱　裏が寒《ひ》え外が熱す
汗出而厥者　汗が出て厥する者は
通脉四逆湯主之　通脉四逆湯之を主る

通脉四逆湯方
附子大なる者一枚　生で用いる　乾薑三両　強い人は四両可なり　甘草二両　炙る
右三味、水三升を以て煮て一升二合を取り、滓を去り、分け温めて再服す

訳

下利をして食べた物がそのまま排泄されている。これは腸管に冷えがあって消化できないためである。外面における熱候は下利を起こしている邪気の作用である。下利による脱水で心虚を起こし、手足の厥冷と発汗を生じている。

この場合には通脈四逆湯が適応である。裏（脾胃）を温めるのである。

注

〇**下利清穀**　本篇の三三条、三四条参照。〇**裏寒外熱**　裏寒は脾胃の寒である。外熱は面赤、身微熱である（三四条参照）。〇**汗出**　外熱で汗出は治愈機転であるが厥があるので、これは心虚である。汗は心の液である。汗は陽虚あるいは陰実のときに出る。陰実は裏寒を起こし、裏寒は下利清穀を生ずる。〇**厥**　手足の血行障害である。心虚による。〇**附子**　辛温　温中、寒湿痿躄、拘攣膝痛／心腹冷痛、腰脊冷痛、脚疼冷弱、下利赤白。〇**乾薑**　辛温　温中、腸澼下利、風湿痺／霍乱、脹満。〇**甘草**　甘平　寒熱邪気／温中、下

気、煩満、咳嗽、通経脈利血気。

四六　下利肺痛　紫參湯主之

下利して肺痛むは　紫參湯之を主る

紫參湯方

紫參半斤　甘草三兩

右二味、水五升を以て先ず紫參を煮て二升を取り、甘草を内れて煮て一升半を取り、分け温めて三服す（疑うらくは仲景の方に非ず）

訳

下利と肺痛が合併している場合は紫参湯が治療を主宰する。

注

〇下利肺痛　腸結核、肺炎と下利の合併。しかし紫参の薬効との関係が不明。本条は文章に錯誤があるのではないか。解釈不能である。**〇紫參**　苦辛寒　心腹積聚、利大小便／腸胃大熱、唾血、衄血。

四七　氣利　訶梨勒散主之

氣利は　訶梨勒散之を主る

訶梨勒散方

訶梨勒十枚　煨（埋み火で焼く）

右一味、散と為し粥飲に和し頓服す（疑うらくは仲景の方に非ず）

訳

気利の場合は訶梨勒散が治療を主宰する。

注

○**氣利**　未詳。神経性下利か。気を放屁、利を下利とする解釈もある。○**訶梨勒**　苦温　冷気、心腹脹満、下食、交州（北ベトナムのハノイ）、愛州（タン・ホア地方）に生ず（『唐本草』）／胸膈の結気を破る、津液を通利す、止水道、黒髭髪（甄権）。○**煨**　音ワイ。うずみ火。うずみ火で焼くこと。

附方

四八　『千金翼』小承氣湯　『千金翼』の小承気湯は

治大便不通　大便不通

噦　噦

數讝語（方見上）　數讝語《しばしば》するものを治す（方は上を見ゆ）

訳

『千金翼方』の小承気湯は大便の排泄困難あるいは不能（便秘）、しゃっくり、時々うわ言を言う、このような症状の治療に使用する。

注

○小承氣湯　便秘に対しては瀉下作用がある。しゃっくり（胃気上逆）とうわ言（胃気厥逆）ではいずれも逆気を引き下げる働きをする。

四九　『外臺』黄芩湯　『外臺』の黄芩湯は

治乾嘔下利　　乾嘔、下利を治す

外臺黄芩湯方

黄芩三兩　人參三兩　乾薑三兩　桂枝一兩　大棗十二枚　半夏半升

右六味、水七升を以て煮て三升を取り温め分けて三服す

訳

『外臺秘要』の黄芩湯は、からえずきと下利を治療する。

注

○黄芩　苦平　諸熱、黄疸、腸澼下利、下血閉／胃中熱、小腹絞痛。**○桂枝**　辛温　上気、結気、補注益気／心痛、温筋通脈、出汗。**○半夏**　辛平　下気、喉咽腫痛、胸脹咳逆、腸鳴／嘔逆。**○人參**　甘微寒　補五藏、止驚悸／調中、胸脇逆満、心腹鼓痛、霍乱吐逆、消渇、通血脈。**○乾薑**　辛温　欬逆上気、温中、腸澼下利。**○大棗**　甘平　安中、養脾、平胃気、大驚／補中益気。

瘡癰腸癰浸淫病脉證并治 第十八 論一首 脉證三條 方五首

注

○瘡癰 「瘡」は出来物。また切り傷。「癰」は腫れ物。ことに化膿性の腫れ物をいう。**○腸癰** 腸管の局所的化膿症。化膿性虫垂炎等。**○浸淫病** 「浸」は水がしみ込むこと。「淫」は深くしみ込むこと。浸淫でだんだん深くしみ込むこと。浸淫病は第一〇条では浸淫瘡となっている。これは慢性に経過する湿疹様発疹であろう。

一 諸浮數脉應當發熱　　諸々の浮數の脉は應《まさ》に當に發熱すべし
而反洒淅悪寒　　而《しか》るに反って洒淅《サイセキ》として悪寒す
若有痛處當發其癰　　若し痛む處有れば當《まさ》に其の癰を發すべし

訳

脈浮は病が表にあることを示す。数は熱の脈である。そこで浮数の脈状を呈する患者は当然発熱するはずである。ところが患者はぞくぞくと「寒気」がする。もし痛む場所があれば、そこに膿瘍が発生するはずである。

注

○『傷寒論』辨脉法二七に略同文がある。「諸脉浮數、當發熱、而洒淅悪寒、若有痛處、飲食如常者、畜積有膿也（諸々の脉浮數は當に發熱すべし、而るに洒淅として悪寒す、若し痛む處有り、飲食常の如き者は畜積して膿有るなり）」。**○悪寒** 化膿症の初期で全身的な発熱を起こす前の悪寒である。この後に発熱が起こってくる。**○痛** 膿瘍の腫脹による神経刺激である。**○反洒淅悪寒** 「洒」は水を流して洗うこと。「淅」は米を研ぐこと、さらさらと洗うこと。洒淅で水を浴びたようにぞくぞくすることである。悪寒は、病変が炎症の初期で、まだ化膿が完成しない時期にあることを示す。

二　師曰
諸癰腫欲知有膿無膿
以手掩腫上熱者為有膿
不熱者為無膿

師の曰《いわ》く
諸々の癰腫の有膿無膿を知らんと欲するに
手を以て腫上を掩《おお》うて熱ある者は膿有りと為《な》す
熱せざる者は膿無しと為す

注

○熱　炎症性腫瘤の局所的発熱である。赤、腫、熱、痛を炎症の四徴という。

訳

先生がいう。

皮膚の腫瘤で化膿しているか、いないかを判定する方法。手で腫瘤を覆って熱のあるなしをみる。熱のあるときは膿があり、熱のないときは膿はない。

三　腸癰之為病
其身甲錯
腹皮急
按之濡如腫状
腹無積聚
身無熱脉數
此為腹内有癰膿
薏苡附子敗醤散主之

腸癰の病為《た》る
其の身甲錯《コウサク》す
腹の皮は急《ひきつ》る
之を按ずるに濡（軟）にして腫れの状の如し
腹には積聚《シャクジュ》無し
身に熱無きも脉は數《サク》
此を腹内に癰膿有りと為《な》す
薏苡附子敗醤散之を主る

薏苡附子敗醤散方

薏苡仁十分　附子二分　敗醤五分

右三味、杵《きね》にてついて末と為し、方寸匕を取り、水二升を以て煎じて半《なかば》を減らし、頓服す（小便當に下るべし）

訳

腸癰（化膿性虫垂炎）の場合は、腹部の局所の皮膚がかさかさになり、腹の皮は引きつれている（筋性防御）。手で押えてみると（皮肉は）柔かく（深部に）腫瘤状のものを触れる。

腹部には血栓や（癌のような）腫瘤はない。全身的発熱はないが脈は頻数である。これは腸癰が慢性に経過して膿瘍化しているためである。

薏苡附子敗醤散によって、膿をリンパ管あるいは血管内に誘導し肝で処理し排除する。

注

○**腸癰**　化膿性虫垂炎である。小腹即ち下腹部にある。腹部の局所的化膿性炎症としては胆嚢炎、急性膵炎等があるが、部位は心下である。○**甲錯**　甲は甲羅、また「よろい、かぶと」。鱗甲とは鱗のように堅い甲。錯はぎざぎざに重なること。甲錯とは、皮膚が荒れてかさかさになること。病変の陳旧性を示す。○**濡**　音ジュ。しっとり濡《ぬ》れる。「濡れて柔かい」意。○**濡如腫状**　腫れは触れるが柔かい。既に膿瘍化していて炎症性硬結がないことを示す。○**身無熱　脈數**　無熱は全身性の発熱がないことをいう。脈数は、腹部の局所には熱状のものがあることを示している。○**薏苡仁**　甘微寒　筋急拘攣不可屈伸、風湿痺／利腸胃、消水腫。○**附子**　辛温　金瘡、癥堅積聚を破る／霍乱転筋、心腹冷痛。○**敗醤**（おみなえしの根。あるいは、おとこえし）　苦平　火瘡、疥瘙疽痔／癰腫、浮腫。○**方寸匕**　匕は音ヒ、匙である。方寸匕は一寸四方の匙のもつ容量である。

四

腸癰者
少腹腫痞
按之即痛如淋
小便自調
時時發熱
自汗出
復悪寒
其脉遅緊者膿未成
可下之當有血
脉洪數者膿已成
不可下也
大黄牡丹湯主之

腸癰なる者は
少腹腫れて痞《つか》え
之を按ずれば即ち痛むこと淋の如し
小便は自ら調《ととの》う
時々發熱す
自汗出《い》づ
復た悪寒す
其の脉、遅緊の者は膿未だ成らず
之を下す可し、當に血有るべし
脉洪數の者は膿已《すで》に成る
下す可からざるなり
大黄牡丹湯之を主る

大黄牡丹湯方

大黄四兩　牡丹一兩　桃仁五十枚　瓜子半升　芒消三合

右五味、水六升を以て煮て一升を取り、滓《かす》を去り、芒消を内《い》れ、再び煎じて沸《わか》しめ、之を頓服す、膿有れば當に下るべし、如《も》し膿無ければ當に血を下すべし

訳

虫垂炎のような化膿性の腸疾患では下腹部に腫れ物があって痞える感じがする。これを押すと淋病即ち尿道炎のような痛みが起こる。しかし小便は正常に排泄されている（膀胱炎や尿道炎はない）。時々熱が出たり、自然に発汗したり、また寒気がしたりする。

脈が遅緊のときは未だ化膿していない。このようなときは瀉下療法を行うべきである。血便が出るが、瀉下によって瘀血を腸管内に誘導し排除する。脈が洪数のときは既に化膿が完成しているので、瀉下療法を行ってはいけない。下すには大黄牡丹湯が治療を主宰する。

注

○痞　音ヒ。痞《つか》える。胸や腹に「しこり」、「かたまり」があって痞えること。**○淋**　水が絶えずたらたらと垂れること。淋雨はしとしとと降り続く長雨。ここは淋病、尿が絶え間なく垂れること。膀胱炎や尿道炎である。**○脈遅緊**　遅は寒または痛みである。緊も寒あるいは痛みである。いまだ炎症の真っ盛り、発熱悪寒の時期で、化膿が完成していない状態を示す。**○脈洪數**　洪は大きい脈である。夏と心の脈である。数は熱の脈である。洪数は化膿が完成して敗血症を起こしていることを示す。心藏が激しく反応している状況である。**○大黄**　苦寒　下瘀血血閉、通利水穀。**○牡丹**　辛寒　驚癇、瘀血。**○桃仁**　苦平　主瘀血血閉／通月水。**○白瓜子**（冬瓜《とうが》の種。とうがんはウリ科の一年草果菜）　甘平　令人悦澤。甘瓜子　腹内結聚、膿血を破壊、冬瓜子　小腹水脹、利小便（『名医別録』）。**○芒消**　辛苦　五藏積聚、利大小便及び月水（『名医別録』）。○大黄牡丹湯は下腹部の循環障害を改善し、脱肛、直腸炎、尿路結石等を軽快治愈させる。

五

問曰　　問《と》うて曰く
寸口脉浮微而澁　　寸口の脉浮微にして澁
然當亡血若汗出　　然れば當に亡血、若《も》しくは汗出づべし
設不汗者云何　　設《も》し汗出でざる者は云何《いか》に
答曰　　答えて曰く
若身有瘡　　若し身に瘡有れば

被刀斧所傷亡血故也　刀斧を被《こうむ》って傷つき亡血するが故なり

訳

質問。

寸口の脈が浮微で濇である。この脈状は当然亡血あるいは心虚による汗出を意味している。もし汗が出ないときはどういう場合か。

答え。

もし体に外傷があれば、刃物で切られて出血を起こしたためである。

注

○**浮微**　浮は一般に病が表にあることを意味する。ここは精気の虚を示す。芤に近い脈である。微も虚を意味する。○**澁**　濇と同意。病が慢性化したか、心の虚の場合の脈状である。○**汗出**　汗は心の液である。心が虚すると汗が出る。○**不汗**　汗は精気から作られる。亡血により精気が消耗したために汗を作れなくなったのである。

六　病金瘡　　金瘡を病むときは

王不留行散主之　　王不留行散之を主る

王不留行散方

王不留行十分　八月八日に採る　蒴藋《サクテキ》細葉十分　七月七日に採る

桑東南根白皮十分　三月三日に採る　甘草十八分　川椒三分　目及び口を閉じたるものを除き、汗を去る　黄芩二分　乾薑二分　芍薬　厚朴　各二分

右九味、桑根皮以上の三味は焼いて灰として性を存す、灰をして過ぎしむること勿れ、各々別に杵ついて篩

い、之を合せ治して散と為し、方寸匕を服す、小さい瘡には即ち之を粉ふり、大きい瘡には但之を服す、産後も亦服す可し、如し風寒なら桑の東根は之を取ること勿れ、前の三物は皆陰乾《かげぼし》百日

訳

切り傷には王不留行散が適応である。

注

○王不留行（どうかんそうはナデシコ科の一年草または二年草、ふしぐろ） 苦平 金瘡、止血、痛みを逐《お》い刺《とげ》を出す／鼻衄（鼻血）、癰疽、悪瘡。**○蒴藋細葉**（くさにはとこの葉） 酸温 有毒、癮瘆、身癢、湿痺（『名医別録』）。**○桑東南根皮**（桑根白皮） 傷中、崩中脈絶、羸痩／唾血、水腫。**○黄芩** 苦平 諸熱、悪瘡、疽、蝕、火傷、血閉／胃中熱、小腹絞痛。**○芍薬** 苦平 腹痛、堅積、疝瘕／通順血脈、悪血、水気。**○乾薑** 辛温 温中、下利。**○厚朴** 苦温 驚悸、血痺／下気、腹痛、脹満。**○甘草** 甘平 金瘡、解毒。**○川椒**（蜀椒） 辛温 温中、骨節皮膚の死肌を逐う／大熱、有毒、寒冷。

七 〔排膿散方〕

枳實十六枚 芍藥六分 桔梗二分

右三味、杵にて散と為し、雞子黄一枚を取り、藥散を以て雞黄と相等しくし、揉み和して相得しめ、飲に和して之を服す、日に一服す

訳

略す。

注

○枳實 苦寒 寒熱結／破結実、脹満。**○桔梗** 辛微温 腹満、驚

恐悸気／喉咽痛。

参考

〔尤〕枳実は苦寒、熱を除き滞《とどこおり》を破る、君（薬）と為《な》す、芍薬を得るときは則ち血を通ず、桔梗を得るときは則ち気を通ず、而して尤も鶏子黄の甘潤に頼って以て膿を排し毒を化すの本と為すなり。

八

〔排膿湯方〕

甘草二兩　桔梗三兩　生薑一兩　大棗十二枚

右四味、水三升を以て煮て一升を取り、五合を温服す、日に再服す

訳

略す。

参考

〔尤〕此れ亦た気血を行《や》り営衛を和するの剤なり。（多紀元簡）案ずるに以上の二方、徐註は瘡瘍概治の方と為す、沈云う、耑《もっぱ》ら躯殻の内、腸胃の癰を治するにして設く、魏云う、排膿散は瘡瘍将に成らんとして未だ成らざるを治理するの法と為すなり、排膿湯の桔梗と甘草は即ち桔梗湯なり、蓋し上部の胸喉の間、瘡瘍を成さんと欲するの機有るとき即ち当に急に服すべきものなり、数説未だ孰《いずれ》か是なるを知らず、程本、（医宗）金鑑、並びに此の両方を載せず、見る所有るに似たり（『金匱要略輯義』）。

○尤怡　『金匱要略心典』、**○魏荔彤**　『金匱要略本義』、**○沈明宗**　『金匱要略編註』、**○程林**　『金匱要略直解』、**○金鑑**　『医宗金鑑』。

九　浸淫瘡

浸淫瘡

従口流向四肢者可治
従四肢流来入口者不可治

口従り流れて四肢に向かう者は治す可し
四肢従り流れ来て口に入る者は治す可からず

訳 浸淫瘡は口から手足の方向に流れて行く場合は治療可能である。手足のほうから流れて来て口に入るものは予後が悪く、治療できない。

注 ○**浸** 水がじわじわとしみ込むこと。○**淫** 深入りする。じわじわと深くしみ込むこと。○**瘡** 傷。出来物。腫れ物。○**浸淫瘡** 皮膚上の出来物、湿疹様の発疹が後から後からと増え拡がること。

参考 〔医宗金鑑〕浸淫瘡、浸は浸浸の謂い（意味）、淫は已《や》まざるの謂い、此の瘡を浸淫と謂うのは留連して已まざればなり、口より流れて四肢に向かう者の軽きは内より外に走るを以てなり、四肢より流れ走って口に入る者の重きは外より内に走るを以てなり、故に治す可からずと曰う、〔魏〕治す可からずとは当に之を不治に委ねるべきには非ざるなり。

〔多紀元簡〕案ずるに（『素問』）玉機眞藏論（第十九）に、身熱膚痛而為浸淫（身熱、膚痛にして浸淫と為る）と。『漢書』の五王伝の師古の註に浸淫は猶《なお》漸染のごときなりと。巣元方の『諸病源候論』の浸淫瘡の候に云う、浸淫瘡は是れ心家（心藏病の人）に風熱有りて肌膚に発するなり、初生のときは甚だ小さし、先《はじめ》は痒く後に痛む、而して瘡を成せば汁が出て肌肉を侵潰す、浸淫漸く闊《ひろ》く乃ち體（体）に徧《あまね》し、其の瘡、若し口より出でて四肢に流れ散る者は軽し、若し四肢より生じて然る後に口に入る者は則ち重し、其の漸漸として増長するを以てなり、因って浸淫と名づくるなり。『千金（要方）』に云う、浸淫瘡は、浅掻（軽い痒み）の蔓延長して止まず、掻痒する者は初め疥の如く、之を掻けば汁を生じ相い連なって著くもの是なり、又云う、瘡の表裏相当る者浸淫瘡と名づく、乃ち此れ瘑疥濕瘡の屬なるを知る。沈云う、脱疽、遊丹の類と。『金鑑』に云う、猶今の癩癘の類と。皆非なり（外臺秘要方は七方を載す、参考すべし）（『金匱要略輯義』）。

一〇　浸淫瘡
黄連粉主之（方未見）

浸淫瘡は
黄連粉之を主る（方は未だ見ず）

訳

浸淫瘡は黄連粉で治療する。内服も局所適用もあると思う。

注

○黄連　苦寒　目の痛み、傷／口瘡（口内炎）。

参考

〔尤〕方は未見、大意は此れ濕熱浸淫の病為るを以ての故に黄連一味を取って粉と為し之を粉（かける）す、苦は以て濕を燥かし寒は以て熱を除くなりと。〔魏〕案ずるに『外科精要』に一味の黄柏散を以て調え塗る、此に本づく（徐、沈、並びに黄連一味を以て粉と為すの方と為す）（『金匱要略輯義』）。

趺蹶手指臂腫轉筋陰狐疝蚘蟲病脉證治　第十九　論一首　脉證一條　方四首

注

○趺蹶　趺は音フ、足の甲。跗と音、訓ともに同じ。蹶は音ケツ。厥と同じ。けつまずくこと。厥は足の循環障害による冷えである。趺蹶は足の循環障害による歩行異常である。なお趺を跌に作る本がある。跌は音テツ、「つまずく」意である。**○轉筋**　転は円を描いて転がること。転筋は筋肉の痙攣である。**○陰狐疝**　鼡径部ヘルニア。**○蚘蟲**　蛔虫。

一　師曰
病趺蹶
其人但能前不能却
刺腨入二寸
此太陽經傷也

師曰く
趺蹶《フケツ》を病むとき
其の人は但能く前《すす》むも却《しりぞ》く能わず
腨《セン》（ふくらはぎ）を刺して二寸を入れよ
此れ太陽經の傷《やぶれ》なり

訳

先生がいう。
趺蹶の病では、病人は前に進めるが、後ろへ退くことができない。これは太陽膀胱経の傷害である。治療としてはふくらはぎの承山、承筋穴あたりに深さ二寸刺鍼する。

注

○能前不能却　前は前進、却は退却である。陽明胃経（下腿外側面）は前進、太陽膀胱経（下腿背面）は後退に働く。今、太陽膀胱経が傷害されているために後退ができないのである。パーキンソン病の突進歩行に似ている。**○腨**　ふくらはぎ。腓腹筋である。ここは太陽膀胱経上の承山、承筋穴あたりに取穴することである。

二　病人常以手指臂腫動　　病人常に手指臂《ヒ》（うで）腫れて動く
此人身體瞤瞤者　　此の人身體瞤瞤《ジュンジュン》たる者は
藜蘆甘草湯主之　　藜蘆《リロ》甘草湯之を主る

藜蘆甘草湯方（未だ見ず）

訳

手や腕が腫れて絶えず動いている病人がある（ヒョレア、アテトーゼ等）。この場合、体のあちこちでもピクピクと軽い痙攣を起こしているときには藜蘆甘草湯が治療を主宰する。

注

○臂　上肢。また前腕を臂といい、上腕を臑《ドウ》ということもある。膊《ハク》も上肢。髆は肩胛骨。**○瞤**　音ジュン。眼瞼痙攣。全身的な繊維性攣縮のこともある。その際は体のあちこちの筋肉が微細にピクピク痙攣する。**○藜蘆**（しゅろ草の根）辛寒　蠱毒、欬逆、腸澼、悪瘡／苦微寒　有毒　啘（噦）逆、喉痺、鼻中息肉（『御覧』は梨蘆に作る）。**○甘草**　甘平　解毒／下気、通血脈、利血気。

三　轉筋之為病　　轉筋の病為《た》る
其人臂脚直　　其の人臂脚直《チョク》
脉上下行微弦　　脉上下に行き微弦
轉筋入腹者　　轉筋の腹に入る者は
雞屎白散主之　　雞屎白散之を主る

雞屎白散方

雞屎白

右一味、散と為し、方寸匕を取り、水六合を以て和し温服す

訳　転筋の病では手足の筋肉が強直し、局所的に痙攣して真っ直ぐになる。寸口の脈も上下に直線状に触れ、脈状は少しく弦で緊張が強い。腹直筋等、腹部の筋肉に痙攣が及ぶことがある。雞屎白散が治療を主宰する。

注　**○轉筋**　『倭名類聚鈔』には「転筋、コムラカヘリ」とある。「こむら」とは腓腸筋のことである。ここは臂脚直とあるから腓腸筋だけでなく、手足各所の筋肉の局所的痙攣をいうのであろう。『霊枢』經筋第十三には、手足の十二経筋における転筋が記載されている。**○脉上下行微弦**　上下行は寸口部で動脈が怒張して盛り上がっている様である。弦は緊である。また春、肝の脈である。筋は肝の協同器官である。故に転筋で現れる。**○轉筋入腹**　腹部筋肉の痙攣である。転筋の疼痛が腹部に響くことだという解釈もある。**○雞屎白**（丹雄雞の屎白）　消渇／矢白　微寒、石淋、転筋、利小便、止遺尿。屎は糞である。矢も糞である。白は糞の上に排泄された尿である（『金匱要略講話』大塚敬節著）。

四　陰狐疝氣者　　陰狐疝氣の者は

偏有小大　　偏って小大有り

時時上下　　時々上下す

蜘蛛散主之　　蜘蛛散之を主る

蜘蛛散方

蜘蛛十四枚　熬って焦す　桂枝半兩

右二味、散と為し、八分一匕を取り、飲《イン》に和して服す、日に再服す、蜜にて丸とするも可《よ》し

訳　陰嚢ヘルニアの場合、左右の陰嚢の大きさが違う。時々ヘルニア内の腸管が上下することがある。

蜘蛛散が治療を主宰する。

注

○陰狐疝　鼡径部あるいは陰嚢ヘルニアである。『霊枢』經脈第十に「肝、足の厥陰の脈……是れ主肝生ずる病は……狐疝、遺溺《イニョウ》閉《ヘイ》癃《リュウ》（尿閉による膀胱腫瘤）」とある。なお腎が下垂すると狐疝となることがある。これは下垂腎である（『霊枢』本藏第四十七）。**○蜘蛛**　微寒　大人小人の㿉（陰嚢ヘルニア）を治す。また小児の大腹を療す（『名医別録』）。荒木性次氏は、夏時日中網を張る大形の蜘蛛が宜しいという（『新古方薬嚢』）。

五　問曰　　問《と》うて曰く

病腹痛有蟲　　腹痛を病んで蟲有るときは

其脉何以別之　　其の脉何を以て之を別つ、と

師曰　　師の曰く

腹中痛　　腹中痛むときは

其脉當沈若弦反洪大　　其の脉當に沈若しくは弦なるべきに反って洪大なり

故有蚘蟲

蚘蟲《カイチュウ》有るが故なり

訳

質問。

腹痛の病のなかに蟲によって起こるものがある。脈を診て蟲による腹痛とその他の腹痛を区別するには何によって行うか。

先生の答。

腹の中が痛む場合、脈は当然沈あるいは弦となるはずである。それが実際には洪大の脈状を呈する。これは腹中に蛔虫がいるためである。

注

○**脉沈若弦**　沈は病裏にある。弦は緊であり、緊は冷えあるいは痛みである。腹痛は裏の病であるため沈で、痛みがある。故に弦となる。柴胡剤の適応である。○**洪大**　洪は夏、心の脈であり、心は小腸と表裏をなす。蛔虫は小腸に寄生するため、心の脈である洪大の脈を呈するのである。

六　蚘蟲之為病

令人吐涎

心痛發作有時

毒藥不止

甘草粉蜜湯主之

蚘蟲の病為る

人をして涎を吐き

心痛發作時有らしむ

毒藥にて止まざるときは

甘草粉蜜湯之を主る

甘草粉蜜湯方

甘草二兩　粉一兩重　蜜四兩

右三味、水三升を以て先ず甘草を煮て二升を取り、滓を去って粉蜜を内れ、攪《かきまぜ》て和せしめ、煎じて薄い粥の如くす、一升を温服す、差《い》えれば即ち（直ちに）止む

訳

蛔虫の病ではよく涎を吐く。時々発作的に心下部の疼痛を起こす。毒薬で蟲を除去できないときは甘草粉蜜湯が治療を主宰する。

注

○涎　蛔虫が胃に入ったとき、吐き気を起こすまでには至らないで涎を出す。**○心痛發作有時**　心痛は心下部の痛みである。ここは胃痛であろう。蛔虫が胃に入り、個数が多かったり、動きが激しかったりして、刺激が強いときは胃痛を起こす。蟲が小腸に下れば心痛は寛解する。**○毒藥**　劇薬であろう。**○粉**　米粉である。**○攪**　音コウ（漢音）。カクは慣用音。かき乱すこと、かき混ぜること。

七　蚘厥者當吐蚘　　蚘厥の者は當に蚘を吐くべし

令病者靜而復時煩　　病者をして靜かにし復た時に煩せしむ

此為藏寒蚘上入膈　　此を藏寒《ひ》え蚘上って膈に入ると為《な》す

故煩須臾復止　　故に煩するも須臾《シュユ》にして復た止む

得食而嘔又煩者　　食を得て嘔して又煩す者は

蚘聞食臭出　　蚘、食臭を聞いて出づるなり

其人當自吐蚘　　其の人當に自ら蚘を吐くべし

訳

蛔虫によって胃気の逆上があるときは当然蛔虫を吐くはずである。病人は安静にしていると、時々むかむかして煩わしい思いをすることがある。

煩悶は内藏が冷えて蟲が動いて胃に上ってきたためであり、蟲が小腸に下れば煩悶もすぐに止まって病人は安静になる。

蛔虫が寄生している人が食事をすると吐いたり、むかむかして煩悶する。これは蛔虫が食物の臭いを嗅いで胃に上ってくるからである。蟲が胃に上ってくるときには当然蟲を吐くことがある。

注

〇藏寒　蛔虫による内藏の血液循環障害による冷えである。

八　蚘厥者　　蚘厥の者は

烏梅丸主之　　烏梅丸之を主る

烏梅丸方

烏梅三百枚　細辛六兩　乾薑十兩　黄連一斤　當歸四兩　附子六兩　炮る　川椒四兩　汗を去る　桂枝六兩

人參六兩　黄蘗六兩

右十味、異（別々）に搗（きねでつ）いて篩い合わせて之を治す、苦酒を以て烏梅を漬けること一宿、核を去り、之を五升米下に蒸す、飯熟せば擣いて泥（状）と成し、薬を和して相得しめ、臼の中に内れ、蜜と與《とも》に杵《きね》つくこと二千下、丸じて梧子大の如くし、食に先立って十丸を飲服す、日に三服す、稍加えて二十丸に至る、生、冷、滑、臭等の食を禁ず

訳

蛔虫による胃気の上逆（嘔吐、吐蛔虫）には烏梅丸が適応である。

注

○烏梅（梅）　酸平　下気、除熱煩満、肢体痛、偏枯不仁／下利、口乾、好唾（未熟の梅の果皮を燻して乾燥させたもの。ふすべうめ。染料にも用いる）。**○細辛**　辛温　欬逆、頭痛／温中、下気、行痺。**○乾薑**　辛温　欬逆上気、温中、下利、止血／霍乱。**○黄連**　苦寒　熱気、目痛、下利／消渇、大驚、益胆。**○當歸**　甘温　欬逆、上気、婦人漏下／温中、中悪。**○附子**　辛温　欬逆、温中／心腹冷痛、下利。**○川椒**（蜀椒）　辛温　欬逆、温中、下気／大熱、下利。**○桂枝**（牡桂）　辛温　欬逆、結気、補中益気／心痛、温筋通脈。**○人参**　甘微寒　補五藏、止驚悸／心腹鼓痛、調中、消渇、通血脈。**○黄蘗**（蘖木）　苦寒　腸胃中結熱、黄疸、下利／肌膚熱赤起、目熱赤痛、口瘡。

金匱要略方論　巻下

仲景全書二十六

漢　長沙守　張　機仲景述
晋　太醫令　王叔和　集
宋　尚書司封郎中充秘閣校理臣　林　億　詮次
明　虞山人　趙開美　校刻

婦人妊娠病脉證并治　第二十　證三條　方八首

注

○妊　壬《ジン》は、腹の膨れた糸巻の象形文字。妊は腹の中に子供を抱きかかえて膨れること。はらむ、みごもる。**○娠**　辰は貝の振れる舌。娠は胎児が腹内で振動すること。

一①師曰
婦人得平脉
陰脉小弱
其人渴
不能食
無寒熱
名妊娠
桂枝湯主之（方見利中）

師の曰《いわ》く
婦人、平脉を得
陰脉小弱
其の人渴し
食する能わず
寒熱無し
妊娠と名づく
桂枝湯之を主る（方は利中に見ゆ）

訳

先生がいう。

婦人の脈が正常で、病的な変化はない。陰の脈（即ち尺の部位の脈）が陽の脈（即ち寸）に比べて小さくて弱い。この人は咽が渇いて食欲がない。悪寒、発熱という感染症の症状はない。このような場合は妊娠と判断する。治療は桂枝湯が主る。

注

○婦人　成人女性。嫁あるいは妻。婦の漢音はフウ。フは慣用音。夫にぴたりと付き添っている人の意。付と同源。**○陰脉小弱**　寸口診では寸関尺を区別し、寸は陽を診る。尺は陰を診て、関は陰陽の間を診る。陰脉小弱は寸に比べて小弱ということである。逆に言うと陽気が強いということである。胎児が加わったので、その分、陽気が強くなるのである。**○渇**　胎児の陽気が加わったからである。**○不能食**　妊娠で経血が絶えると血は肝に藏《こも》る。肝木が実して脾土を剋するので、脾胃の虚を起こす。そこで食欲不振になる。

②於法六十日當有此證
設有醫治逆者却一月
加吐下者則絶之

法に於いて六十日當に此の證有るべし
設《も》し醫治逆する者有れば一月却《しりぞ》く
吐下を加えるときは則ち之を絶《た》つ

訳

原則として妊娠六十日で当然以上の症状が現れる。もし医者が妊娠と知らずに誤った治療を施すようなときは、六十日ではなく、一ヵ月戻って三十日でこの症状が現れる。更に吐下の治療を行えば妊娠は中絶する。

注

○却　①退く。後に戻る。②かえる。元へ戻す。ここは六十日より一ヵ月前に戻ってこの一①の証が現れるという意味であろう。通説は逆治を一ヵ月続けることとするのは従い難い。**○絶之**　之は妊娠を指す。絶は断絶である。断ち切ること。ここは妊娠の中絶である。

二①婦人宿有癥病
經断未及三月
而得漏下不止
胎動在臍上者
為癥痼害妊娠

婦人宿《もと》癥病《チョウビョウ》有り
經断って未だ三月に及ばず
而《しこう》して漏下《ロウゲ》を得て止まず
胎の動じて臍の上に在るものは
癥痼《チョウコ》、妊娠を害すと為《な》す

訳

前々から子宮の腫瘤（筋腫等）をもっていた婦人の場合。月経が止まって（妊娠）三ヵ月にならないうちに性器出血が始まって止まらない。胎児の動きが臍の上で感じる。この早期の胎動と性器出血は筋腫等が妊娠を障害しているのである。

注

○**宿**　年を経ること。前々から、かねて。○**漏下**　子宮出血である。○**癥痼**　癥は下から盛り上がってきた腫瘤。痼は音コ。ながわずらい、しこり。ここは「しこり」。癥痼は子宮筋腫あるいは子宮癌。○**胎動**　通常、妊娠五ヵ月頃から感じる。本例の三ヵ月で臍の上で感じるというのは異常である。これは子宮腫瘤のためだというのである。

②六月動者　六月にして動くものは

前三月經水利時胎也　前三月經水利するときの胎なり

下血者後斷三月衃也　下血する者は斷ちて後三月の衃《ハイ》なり

訳

月経閉止後六ヵ月で胎動を感じ、出血のある場合は妊娠三ヵ月である。今から三ヵ月前、最後の月経があったときの胎児である。性器出血は月経停止（妊娠）後、三ヵ月間に溜まった凝血が排泄されたものである。

注

○**衃**　凝血。○この項は、かなり言葉を補わないと筋の通った解釈ができない。文章に錯誤、欠落があるのではないかと思う。

③所以血不止者　血止まざる所以の者は

其癥不去故也　　其の癥去らざるが故なり
當下其癥　　當に其の癥を下すべし
桂枝茯苓丸主之　　桂枝茯苓丸之を主る

桂枝茯苓丸方
桂枝　茯苓　牡丹　心を去る　桃仁　皮尖を去り熬る　芍藥　各等分
右五味、之を末とし煉り蜜に和し、丸めて兎屎大の如くし、毎日食前に一丸を服す、知らざれば加えて三丸に至る

訳

性器出血が止まらないのは、子宮腫瘤（筋腫等）が存在しているためである。治療法としてはその腫瘤を下して除去すべきである。それには桂枝茯苓丸が適応である。

注

○**癥**　腹部の腫瘤である。子宮筋腫、卵巣嚢腫また癌等を含む。○**桂枝**（牡桂）辛温　上気、補中益気／温筋、通脈。○**茯苓**　甘平　胸脇逆気、心下結痛、利小便／伐腎邪、長陰。○**牡丹**　辛寒　除癥堅瘀血。○**桃仁**　苦平　瘀血、血閉瘕／破瘕癥、通月水。○**芍藥**　苦平　除血痺、破堅積、腹痛／通順血脈、散悪血。

三　婦人懐妊六七月　　婦人懐妊して六七月
脉弦發熱　　脉弦、發熱し、

其胎愈脹、腹痛悪寒者
少腹如扇
所以然者子藏開故也
當以附子湯温其藏
（方未見）

其の胎愈《いよいよ》脹り、腹痛悪寒する者は
少腹扇の如し
然る所以の者は子藏開くが故なり
當に附子湯を以て其の藏を温むべし
（方は未だ見ず）

訳

妊娠六、七ヵ月の婦人。脈が弦で発熱している。子宮はますます腫大して、それにつれて腹痛と悪寒がする。下腹部は団扇のように丸く膨らんでいる。

以上の症状は子宮口開大（切迫早産）のためである。治療法としては附子湯で子宮を温めるべきである。

注

○發熱　切迫早産では不規則な子宮収縮や発熱等の細菌感染症状を認めることがある。**○弦**　浮にして緊の脈である。浮は風、緊は痛み、冷えを意味する。また肝の脈。肝経は子宮に流注している。今、子宮に病変があるので弦の脈を示すのである。**○扇**　中国の扇は団扇《うちわ》である。折り畳み式の扇ではない。これは明代に日本から輸入した。また、扇いで風を送ること。ここは下腹部が「うちわ」のように丸く膨れている状態をいう。「おうぎ」であおいで冷やすという通説には従いにくい。**○子藏開**　子宮口の開大である。切迫流産による。

四　師曰
婦人有漏下者
有半産後

師曰く
婦人に漏下（性器出血）する者有り
半産（早産）の後

因續下血都不絶者
有妊娠下血者
假令妊娠腹中痛為胞阻
膠艾湯主之

因って續いて下血都《すべ》て絶えざる者有り
妊娠にて下血する者有り
假令《もし》妊娠して腹中痛むは胞阻と為す
膠艾湯之を主る

芎歸膠艾湯方（一方は乾薑一兩を加える、胡氏の治婦人胞動には乾薑無し）
芎藭二兩　阿膠二兩　甘草二兩　艾葉三兩　當歸三兩　芍藥四兩　乾地黄六兩
右七味、水五升、清酒三升を以て、合せて煮て三升を取り、滓を去り膠を内れて消盡せしめ、一升を温服す、日に三服す、差《い》えざれば更に作る

訳

先生がいう。

性器出血のある婦人で早産の後、引き続いて子宮出血の止まらない者がある。また、妊娠中に子宮出血する者がある。妊娠中に腹中が痛む者は胞疽であり、胞疽とは胎児の皮膜にできた出来物である。胞状奇胎等がこれで、子宮腫大や不正出血がある。

これらの子宮出血は膠艾湯が適応である。

注

○都　者は柴を燃やして火力を集中すること。都は人の集中する場所である。ここは集る意から「すべて」を意味する。**○胞疽**　胞は子宮である。疽は腫れ物、出来物である。胞疽は胎児の皮膜にできた出来物である。胞状奇胎のようなものと考えられる。子宮腫大と不正出血を伴う。**○芎藭**　辛温　婦人血閉無子、頭痛、寒痺／心腹堅痛、卒急腫痛、温中。**○阿膠**　甘平　心腹内崩、女子出血、安胎、勞極、四肢痠痛、腰腹痛。**○艾葉**　苦温　婦人漏血、下利、吐血（『名医別録』）。**○當歸**　甘温　婦人漏下絶子、金創／温中、止

痛、除客血。○**芍藥**　苦平　除血痺、破堅積、腹痛、止痛／通順血脈。○**乾地黄**　甘寒　逐血痺、塡骨髄、長肌肉／五労七傷、破悪血、通血脈。○**清酒**　薬物による胃のもたれを去る作用がある（『金匱要略講話』大塚敬節、創元社、一九七九年）。

五　婦人懐娠腹中疞痛　婦人、懐娠して腹中疞痛《コウツウ》するものは

當歸芍藥散主之　當歸芍藥散之を主る

當歸芍藥散方

當歸三兩　芍藥一斤　茯苓四兩　白朮四兩　澤瀉半斤　芎藭半斤　一に三兩に作る

右六味、杵ついて散と為し、方寸匕を取り、酒に和して日に三服す

訳　婦人が妊娠して腹部が絞るように痛む場合は当帰芍薬散が主治する。

注　○**疞痛**　疞の漢音はコウ。キュウは呉音。絞るように痛むこと。子宮周辺の循環障害と水腫によって生じたものであろう。当帰芍薬散は血と水の薬からできている。○**白朮**　苦温　風湿痺、消食／風眩、頭痛、消痰水、風水、結腫、霍乱。○**澤瀉**　甘寒　風湿痺、消水／補虚損、起陰気、停水。○**當歸、芍藥、芎藭**には鎮痛作用がある。第四条の注参照。

六　妊娠嘔吐不止　妊娠にて嘔吐止まざるは

乾薑人參半夏丸主之　　乾薑人參半夏丸之を主る

乾薑人參半夏丸方

乾薑一兩　人參一兩　半夏二兩

右三味、之を末とし、生薑の汁を以て糊として丸と為し、梧子大の如くし、十丸を飲服す、日に三服す

訳

妊娠して嘔吐が止まらない者は乾姜人参半夏丸が主治する。

注

○**嘔吐**　悪阻《つわり》は妊娠中毒による。胎児の代謝産物が肝藏を傷害し、そのために胃に鬱血等を起こして嘔吐を生ずる。○**乾薑**　辛温　温中、欬逆上気、風湿痺、腸澼下利／霍乱。○**人參**　甘微寒　止驚悸、補五藏／心腹鼓痛、霍乱吐逆、消渇、通血脈、調中。○**半夏**　辛平　下気、頭眩、咽喉腫痛、胸脹欬逆、心下堅、腸鳴／嘔逆。○つわりには、小半夏加茯苓湯も使う。これらの処方はつわりに限らず、嘔吐一般に使う。冷飲が良い（大塚敬節氏）。

七

妊娠小便難　　妊娠にて小便難し

飲食如故　　飲食は故《もと》の如し

當歸貝母苦參丸主之　　當歸貝母苦參丸之を主る

當歸貝母苦參丸方　（男子は滑石半兩を加う）

當歸　貝母　苦參　各四兩

右三味、之を末とし煉り蜜にて丸めて小豆大の如くにし、三丸を飲服す、加えて十丸に至る

訳

妊娠して小便の出が悪く、飲食は元のままである（胃腸には異常がない）。

当帰貝母苦参丸が主治する。

注

○妊娠小便難　腫大した妊娠子宮によって尿道が圧迫されるために起きる機械的排尿障害である。出産すれば回復する。治療としては尿道周辺の循環を改善して子宮による圧迫を緩和することである。**○當歸**　甘温　婦人漏下／温中、客血内寒。**○貝母**（あみがさゆりの鱗茎）辛平　淋瀝／苦微寒、目眩、咳嗽、項直、心下満、腹中結実。**○苦參**（くららの根）苦寒　溺有餘瀝、心腹結気、駆水／小便黄赤。**○滑石**　甘寒　利小便、蕩胃中積聚寒熱、女子乳難癃閉／通九竅。

八　妊娠有水氣身重　　妊娠にて水氣有って身重し
小便不利　　小便利せず
洒淅惡寒　　洒淅《サイセキ》として惡寒す
起即頭眩　　起てば即ち頭眩す
葵子茯苓散主之　　葵《キ》子《シ》茯苓《ブクリョウ》散《サン》之を主る

葵子茯苓散方

葵子一斤　茯苓三兩
右二味、杵ついて散と為し、方寸匕を飲服す、日に三服す、小便利すれば則ち愈ゆ

訳
妊娠で水気があり、体が重い。小便の出が悪く、ぞくぞくと寒気がする。立ち上がるとき、目の前が真っ暗になる（起立性調節障害）。
この場合は葵子茯苓散が主治する。
注
○水氣　妊娠腎である。妊娠中毒で腎障害を起こしたのである。
○起即頭眩　起立性眩暈である。少陰腎経の上逆である。**○洒淅惡寒**　感染症が存在するのではないかと考えられる。**○葵子**『名医別録』に冬葵子と葵根の芽がある。**○冬葵子**　婦人乳難内閉（乳難は出産困難）（『名医別録』）。**○葵根**　甘寒　利小便、治淋（『名医別録』）。**○茯苓**　甘平　利小便、胸脇逆気、驚邪恐悸／水腫、淋結、（茯神）風眩。
九　婦人妊娠　　婦人妊娠は
宜常服當歸散主之　　宜しく常に當歸散を服して之を主るべし
當歸散方
當歸　黄芩　芍藥　芎藭　各一斤　白朮半斤
右五味、杵ついて散と為し、酒にて方寸匕を飲服す、日に再服す、妊娠常に服すれば即ち産易く、胎に苦疾無

し、産後の百病悉く之を主る

訳 婦人が妊娠したときは、いつも当帰散を服用するようにするべきである。

注 **○當歸、芍藥、芎藭** この三者にはいずれも婦人漏下、通順血脈、止痛、温中の作用がある。妊娠時の腹部の血液循環の正常化に有利である。**○黄芩** 苦平 下血閉／大寒 胃中熱、女子血閉、腹部の鬱血による熱を去り、当帰等とともに子宮の血行改善にも働く。**○白朮** 苦温 除熱／消痰水、利腰臍間血、血行を良くして熱と水気を除く。

一〇 妊娠養胎　白朮散主之

妊娠にて胎を養うには白朮散之を主る

白朮散方 （外臺に見ゆ）

白朮　芎藭　蜀椒三分　汗を去る　牡蠣

右四味、杵つきて散と為し、酒にて一錢匕を服す、日に三服、夜に一服、但し苦痛するものは芍藥を加う、心下毒痛は芎藭を倍加す、心煩吐痛して食飲する能わざるは細辛一兩、半夏大なるもの二十枚を加う、之を服して後、更に醋漿水を以て之を服す、若し嘔するときは醋漿水《サクショウスイ》を以て之を服す、復た解せざる者は小麥

汁にて之を服す、已《すで》にして後に渇する者は大麥の粥にて之を服す、病愈《い》ゆと雖も之を服して置くこと勿れ

訳

妊娠時、胎児を正常に発育させるには白朮散を服用するのがよい。

／女子字乳（出産）餘疾、通血脈。**○牡蠣**　鹹平　傷寒寒熱、驚恚怒気、除拘、女子帯下／煩満、心痛気結、除老血。**○醋漿水**　漿水と同じ。酢のことである。

注

○養胎　胎児の発育を順調にすることである。**○蜀椒**　辛温　温中

一一

婦人傷胎
懷身腹滿
不得小便
從腰以下重如有水氣状
懷身七月太陰當養
不養此心氣實
當刺瀉勞宮及關元
小便微利則愈（見玉函）

婦人胎を傷《やぶ》る
懷身（妊娠）にて腹滿し
小便を得ず
腰從り以下重く水氣有る状の如し
懷身七月は太陰當に養うべし
養わざるは此れ心氣の實なり
當に勞宮と關元を刺して瀉すべし
小便微《すこ》しく利すれば則ち愈ゆ（玉函に見ゆ）

訳

婦人、妊娠異常を生じた。子宮腫大により腹部膨満し、小便の排泄が悪い（子宮の圧迫による）。腰から下が浮腫のために重く感ずる（妊娠子宮による静脈圧迫のためである）。妊娠中、胎児の養育

を担当する藏府経脈がある。妊娠七ヵ月は太陰肺経が担当である。今、心気が実すると、心火が肺金を剋するために太陰肺経の機能が衰え、胎児を正常に養えないことになる。

そこで治療法としては、心気の実を瀉するために労宮穴と関元穴に瀉法を施す。その結果小便が多少でも出るようになれば、直ちに病態は改善する。

注

○懐身七月太陰當養　西晋の太医令王叔和の『脉經』の巻九、平妊娠胎動血分水分吐下腹痛証第二に「婦人懐胎、一月之時、足厥陰脉養、二月足少陰脉養……七月手太陰脉養……」とある。なお『霊枢』五音五味第六十五に「上商と右商と同じ。穀は黍、畜は鶏、果は桃、手の太陰、藏は肺、……時は秋」とある。商は五音の内で金に属する。五行の金に属する人に対応する食物、五藏、季節は上記のごとくである。ここで手の太陰肺経は秋に配当されている。秋は七月、八月、九月である。そこで妊娠の場合も七月は太陰肺経が胎児の養育をするというのであろう。**○心氣實**　心の機能の亢進ではない。邪気の実で、心の機能減弱である。そのために肺に鬱血を生じて太陰肺経の機能不全を起こしたのである。心気実は妊娠による循環障害のためである。**○勞宮**　厥陰心包経のツボである。手掌の中央にある。**○關元**　任脈のツボである。腹部正中線上で臍の下三寸にある。

婦人産後病脉證治　第二十一　論一首　證六條　方七首

一①問曰　　問うて曰く
新産婦人有三病　　新産の婦人に三つの病有り
一者病痓　　一つは痓を病む
二者病鬱冒　　二つは鬱冒を病む
三者大便難　　三つは大便難し、と
何謂也　　何の謂《いい》（意味）ぞや

訳

質問。
お産を終えたばかりの女性には三つの病気がある。第一は痙攣。第二は頭に何かを被ったようなうっとうしい感じがすること。第三は大便の排泄が困難なこと。どういう意味か。

注

○痓　痓と同意で痙攣のこと。ここは産褥子癇である。**○鬱冒**　鬱は木がこんもりと茂ること。「こもる、ふさがる」意。心が晴れ晴れとしないこと。冒は上に被せること。鬱冒で頭冒感。出産時の出血による貧血によって起きる。

②師曰　　師の曰く
新産血虚　　新産は血虚す（出産時の出血等）
多汗出喜中風　　汗多く出で《い》喜《しばしば》風に中《あた》る

故令病痓　故に痓を病ましむ

訳

先生の言葉。

お産は出血のために貧血を起こす（血虚）。また、出産に際してたくさん汗をかき（陽虚）、局所を露出して風に中りやすい（寒）。そこで痙攣を起こさせるのである。

注

○**多汗出**　出産時の力みによる。多量の発汗により脱水が起こる。○**痓**　子癇である。また血虚は筋急す（『傷寒論』辨脈法四）。急とは引きつれ、痙攣である。○**中風**　感染症である。気道、消化器の他、子宮からの感染がある。しかし破傷風の他、痙攣を伴うものは少ない。

③亡血　血を亡《うしな》い（出血）
復汗寒多　復《また》汗して寒《ひえ》ること多し
故令鬱冒　故に鬱冒せしむ
亡津液胃燥　津液を亡い胃燥《かわ》く
故大便難　故に大便難し

訳

出血しまた発汗し、よく冷える。そこで鬱冒が起こる。出血、発汗で体液が消耗し、体液は胃で生産されるので、その消耗が激しければ胃が乾燥する。腸管の水分が減少するので大便の排泄が困難になる。

注

○**寒多**　汗は血の液である。多汗により表陽が虚す。陽虚により悪寒が起こる。**○鬱冒**　亡津液によって生じた少陰腎経の厥逆である。出産時の出血性貧血による頭の血行障害である。**○大便難**　亡血と多汗により津液を失う。故に腸管の水分を吸収して体液不足を補う。そのために大便は水分が少なく硬くなり排便困難となる。

二①**産婦鬱冒**　　産婦鬱冒し
其脉微弱　　其の脉微弱
嘔不能食　　嘔して食すること能《あた》わず
大便反堅　　大便反って堅し
但頭汗出　　但だ頭汗出づ

訳

産婦に以下のような症状の出ることがある。頭に何か被っているような感じがしている。脈は微弱であり、吐き気がして物を食べられない。大便は硬く、頭にだけ汗が出る。

注

○脉微弱　亡血、発汗により循環血量が減少し心の機能不全が起きる。そのために脈が弱くなるのである。

②**所以然者**　　然る所以は
血虚而厥　　血虚して厥《ケツ》し
厥而必冒　　厥すれば必ず冒す
冒家欲解　　冒家解せんと欲すれば
必大汗出　　必ず大いに汗出づ

訳

以上の症状の出る理由は次の通りである。亡血と発汗によって体液を消耗したために、少陰腎経の厥逆が生じた。厥逆のために頭冒感が起き、頭冒感が解消するときは必ず大いに汗が出るのである。

注

○厥　血管運動神経の障害による上逆感である。下腹部から上に突き上げるような感じがする。同時に下肢の冷え、頭部ののぼせを起こす。少陰腎経は血管系の主幹をなしている。厥はここに起こる血管運動異常である。**○冒家欲解必大汗出**　頭部の循環障害が寛解するとき循環血液量が増え陰実となる。陰実のときは冷えと発汗が起こる。

③以血虚下厥
孤陽上出
故頭汗出

血虚を以て下厥し
孤陽上に出づ
故に頭汗出づ

訳

血虚と下肢の厥冷によって頭部では陽気だけが盛んになる。そこでこれを緩和するために汗が出るのである。

注

○頭汗　血気の上逆により頭に陽気が上る。これを寛解するには陰気が増すか、陽気が虚す必要がある。汗は陰実、陽虚で出る。即ち頭汗は孤陽を解消するための治愈機転である。

④所以産婦喜汗出者
亡陰血虚陽氣獨盛

産婦の喜《よ》く汗出づる所以は
亡陰、血虚し陽氣獨り盛ん

故當汗出陰陽乃復　**故に當に汗出でて陰陽乃ち復《フク》すべし**

訳

産婦によく汗が出る理由。

出血で陰血が虚し、陽気だけが盛んである。汗は陽虚あるいは陰実で出る。陰実の発汗により陽とバランスが取れるようになり、正気の回復が図られる。即ち発汗は治愈機転である。

注

○汗　陽虚あるいは陰実で出る（『素問』陰陽應象大論第五）。

⑤大便堅　**大便堅く**
嘔不能食　**嘔して食すること能わざるは**
小柴胡湯主之（方見嘔吐中）　**小柴胡湯之を主る（方は嘔吐中に見ゆ）**

訳

大便が硬く、吐き気がして食欲がないものは小柴胡湯の適応である。

注

○不能食　肝は藏血器官であり、またホルモン代謝を通じて子宮と関係がある。妊娠、出産時は肝の機能が障害されやすい。そのために木剋土で胃腸が障害されて食欲不振等の症状が出る。**○小柴胡湯**　柴胡、黄芩は肝機能を改善する。また柴胡には推陳致新の働きがある。半夏、生姜は吐き気を除く。人参、大棗は脾胃を補う。**○柴胡**　苦平　腸胃中の結気を去る、寒熱の邪気、推陳致新／心下煩熱、痰熱結実。**○黄芩**　苦平　諸熱黄疸、腸澼、下血閉／胃中熱、利小腸、腹痛。**○半夏**　辛平　頭眩、咽喉腫痛、胸脹欬逆、心下堅、下気／嘔逆、心下急痛。**○人参**　甘微寒　止驚悸、補五蔵／心腹鼓痛、霍乱吐逆、調中。**○生薑**　辛温　欬逆上気／止嘔吐。**○大棗**　甘平　安中、養脾、平胃気、補津液／補中益気。

三　病解能食
七八日更發熱者此為胃實
大承氣湯主之（方見痓中）

病解して能く食す
七八日して更に發熱する者は此を胃實と為す
大承氣湯之を主る（方は痓中に見ゆ）

訳
病が寛解して食欲が出てきた。七八日経過してまた発熱を起こしてくるものは胃実のためである。大承気湯の適応である。

注
○更發熱　更は「新たに、改めて、新しく」の意。「更に、一層」の意味ではない。一旦寛解した後、改めて発熱したということ。再発症あるいは後遺症、ぶり返しである。邪気の残存か、新たに邪の侵襲があったかである。ここは前者であろう。『素問』熱論篇第三十一に傷寒熱病の後遺症についての記事がある。「帝曰く、熱病已《すで》に愈え時に遺す所（ぶり返し）有る者は何ぞや、岐伯曰く、諸々の遺す者は熱甚だしきに強いて之（患者）に食らわせしが故に遺す所有るなり、此の如き者は病已に衰えるも熱には藏する所有り、其の穀気（無理に食べさせられた食物の精気）と相薄り、両熱相合うが故に遺す所有るなり」とある。無理に食べさせられたり、回復期の食欲亢進で食べ過ぎたりするのが再発の原因だというのである。**○胃實**　邪気が胃に残存しているということ。**○大承氣湯**　腹満、便秘、譫語に用いる。ここは胃腸内に残存する邪気を掃滌するのである。

四　産後腹中疞痛
當歸生薑羊肉湯主之
并治腹中寒疝虛勞不足
當歸生薑羊肉湯方（見寒疝中）

産後腹中疞痛《コウツウ》するは
當歸生薑羊肉湯之を主る
并せて腹中寒疝、虛勞不足を治す
當歸生薑羊肉湯方（寒疝中に見ゆ）

訳

産後腹部が絞るように痛むものは、当帰生薑羊肉湯が適応である。腹部の冷えによる疼痛や疲労症候群で精気の不足するものにも有効である。

注

○**疞**　漢音はコウ。キュウは呉音。絞痛と同じ。○**當歸**　甘温　婦人漏下絶子／温中、客血内塞を除く。○**羊肉**　止痛　利産婦（孫思邈）、羊肉は栄養があり（程林『金匱要略直解』）産後の虚を補う。○**生薑**（乾薑）　辛温　温中／寒冷腹痛、脹満。

五　産後腹痛　　産後腹痛し
煩滿不得臥　　煩滿して臥するを得ざるは
枳實芍藥散主之　　枳實芍藥散之を主る

枳實芍藥散方
枳實　燒いて黒くならしむ、太過すること勿れ　芍藥　等分
右二味、杵にてついて散と為し方寸匕を服す、日に三服す、并せて癰膿を主る、麥の粥を以て之を下す

訳

産後、腹が痛み、脹満して煩わしく、横になって寝られない場合は枳実芍薬散の適応である（化膿症にも有効）。

注

○**枳實**　苦寒　寒熱結を除く／結実を破る、脹満を消す、逆気。○**芍藥**　苦平　腹痛、血痺を除く／通順血脈、悪血を散す。○**桔梗**　辛微温　胸脇痛、腹満腸鳴／治喉咽痛。○**癰膿を主る**　枳実、芍薬に桔梗を加えると排膿散になる。化膿症に有効。

六　師曰
産婦腹痛
法當以枳實芍薬散
假令不愈者
此為腹中有乾血着臍下
宜下瘀血湯主之
亦主經水不利

師曰く
産婦の腹痛は
法として當に枳實芍薬散を以てすべし
假令《もし》愈《い》えざる者は
此れ腹中に乾血有りて臍の下に着くと為す
宜しく下瘀血湯之を主るべし
亦た經水不利を主る

下瘀血湯方
大黄二兩　桃仁二十枚　䗪蟲二十枚　熬《い》って足を去る
右三味、之を末とし煉蜜に和して四丸と為す、酒一升を以て一丸を煎じて八合を取り之を頓服す、新血下ること豚肝の如し

訳

先生の話。
産婦の腹痛は原則として枳実芍薬散の適応である。しかしながら、もし治愈しないときは、腹中に乾血（血栓）があって臍の下（腸間膜血管あるいは腹部の静脈）に附着しているためである。下瘀血湯が適当であり、この処方は経水の不利（月経不順）にも適応がある。

注

○**大黄**　苦寒　瘀血、血餅を下す、蕩滌腸胃、通利水穀／調胃、心腹脹満、女子寒血閉脈。○**桃仁**（桃核人）苦平　瘀血、血閉、瘕、邪気／桃核、通月水。○**䗪蟲**　鹹寒　血積（血栓）、癥瘕、下

血閉。

七①産後七八日
無太陽證、少腹堅痛
此悪露不盡
熱※在裏、結在膀胱也

産後七八日
太陽の證無く少腹堅痛するは
此れ悪露《おろ》盡きざるなり
熱、裏に在り、結ぼれて膀胱に在り

訳

産後七八日経過して太陽膀胱経の症状がなく、下腹が硬く緊張して痛むのは、悪露が残存しているのである。悪熱が膀胱に結ぼれてあるためである（桃核承気湯が適応である）。

注

〇**無太陽證**　頭痛、悪寒、発熱等太陽膀胱経上の病状がない。〇**少腹堅痛**　少腹は子宮、卵巣の部位である。ここは子宮の病変が硬く触れ疼痛があること。〇**惡露**　産後に子宮や腟から排出される分泌物。四週ないし六週で止まる。子宮後屈等で悪露が子宮、腟に滞留すると延長する。これに細菌感染があると発熱する。

校

※熱在裏、結在膀胱也　七②の文末にあるものを意によってここに移した。瘀血が子宮、腟内に残っているためである。桃核承気湯の適応症状である。「太陽病不解、熱結膀胱、其人如狂、血自下……少腹急結者、乃可攻之、宜桃核承氣湯（太陽病解せず、熱が膀胱に結び、其の人は狂うが如し、血自ら下る……少腹急結する者は乃ち之を攻むるべし、桃核承氣湯に宜し）」（『傷寒論』太陽中一〇六）。また「少陰病、八九日、一身手足盡熱者、熱在膀胱、必便血也（少陰病、八九日、一身手足盡く熱する者は熱が膀胱に在り、必ず便血するなり）」（同書、少陰二九三）が参考になる。

②不大便
煩躁發熱
切脉微實
再倍發熱
日晡時煩躁者不食
食則讝語
至夜即愈
宜大承氣湯主之
（方見痓病中）

大便せず
煩躁發熱す
脉を切するに微實
再び倍して（いや益しに）發熱す
日晡時に煩躁する者は食せず
食すれば則ち讝語《センゴ》（うわ言）す
夜に至れば愈ゆ
宜しく大承氣湯之を主るべし
（方は痓病中に見ゆ）

訳

大便を排泄しない。暑くて煩わしく、手足をばたつかせる。発熱のためである。脈診をするとわずかに実で、陽明胃家実の状態である。

その後、更にますます発熱し、午後四時頃暑苦しくて手足をばたばたと落ち着きなく動かす者は、陽明胃家実が前より進んだ状況である。そのために食欲がなくなる。食べると更に実してうわ言を言うようになる。病人は胃熱の状態で煩躁しているが、夜になると陰気が増してくるので暑苦しさは緩和され、落ち着いてくる。

このような陽明胃家実の状態には大承気湯が適応である。

注

○**倍**　二倍になる。ここは副詞として、「前より一層増して、ますます」の意味。○**晡**　音ホ。夕暮れ。申の刻。午後四時頃。陽明経が旺（実）する時刻である。

八　産後風
續之數十日不解
頭微痛
悪寒時時有熱
心下悶
乾嘔汗出
雖久陽旦證續在耳
可與陽旦湯
（即桂枝湯見下利中）

産後の風
之に續いて數十日解《カイ》せず
頭微《わず》かに痛み
悪寒して時時熱有り
心下悶《もだ》え
乾嘔して汗出づ
久しと雖も陽旦の證續いて在るのみ
陽旦湯を與う可し
（即ち桂枝湯なり、下利中に見ゆ）

訳

産後、風の病を患い、数十日軽快しない。少し頭痛がし、寒気がして時々熱が出る。

心下部が苦しく不快感がある（胃）。吐き気があり（胃）、汗が出る（陽虚）。

以上のような症状が久しく続いても、これは陽旦湯の症状が継続しているのである。陽旦湯を与えれば宜しい。

注

○風　感冒様の軽症熱病である。悪寒、軽度の発熱、頭痛、食欲不振等の症状がある。私の経験例。一ヵ月、三十七度ないし七度半の発熱が持続した患者。感冒様であるが経過が長過ぎる。もしやと腸チフスを疑い、血液検査をしたら陽性で伝染病棟に収容した。パラチフス等ではしばしばみられる現象である。**○心下悶乾嘔**　胃障害である。桂枝には補中益気の作用があり、陽明胃経を補う。**○陽旦湯**　桂枝湯である。

九　産後中風
發熱面正赤
喘而頭痛
竹葉湯主之

産後の中風
發熱して面正赤
喘して頭痛す
竹葉湯之を主る

竹葉湯方
竹葉一把　葛根三兩　防風　桔梗　桂枝　人參　甘草各一兩　附子一枚　炮ず（あぶる）　大棗十五枚　生薑五兩

右十味、水一斗を以て煮て二升半を取り、分け温めて三服す、温覆して汗を出だしむ、頸項の強《こわ》ばるときは大附子一枚を用う、之を破り豆大の如くし、煎薬より揚げて沫を去る、嘔する者は半夏半升洗うを加う

訳
産後、風に中《あた》り、発熱し、顔面が真っ赤である。喘鳴がし、頭痛がある。治療は竹葉湯が主宰する。

注
○**桂枝**（牡桂）辛温　上気／温筋、通脈、出汗。○**葛根**　甘平　大熱／中風頭痛、解肌出汗（項背強、太陽と陽明の合病の自下利）。○**桔梗**　辛温　胸脇痛、腹満腸鳴／寒熱風痺、咽喉痛。○**竹葉**　苦平　欬逆上気、補中益気／煩熱、喉痺、嘔逆。○**防風**　甘温　風邪、頭眩痛／脇痛。○**人参**　甘微寒　補五藏／心腹鼓痛、胸脇逆満、霍乱、調中、止消渇、通血脈。○**附子**　辛温　温中、寒湿痿躄、拘攣膝痛。○**中風**　発熱、頭痛。上気道の感染症における太陽膀胱経の症状。桂枝、葛根、防風の適応である。○**頭痛、面正赤**　顔の正面は陽明胃経の支配領域である。頭痛、面赤は陽明胃経の上逆である。この赤は熱ではなく、胃寒の上逆で冷えている（しもやけ様）。○**竹葉湯**　桂枝、葛根、大棗には補中益気の作用がある。

桔梗、竹葉、人参は調中、附子は温中、胃寒を温補する。

一〇　婦人乳中虚　　婦人乳中に虚し
煩亂嘔逆　　煩亂して嘔逆す
安中益氣　　中を安んじ氣を益すに
竹皮大丸主之　　竹皮大丸之を主る

竹皮大丸方
生竹茹二分　石膏二分　桂枝一分　甘草七分　白薇一分
右五味、之を末とし、棗肉に和し彈子大に丸め飲《イン》を以て一丸を服す、日に三たび、夜に二服す、熱の有る者は白薇を倍にす、煩喘する者は柏實一分を加う

訳

婦人が出産で体が弱り、暑苦しく（熱）、安臥できず（心煩）、嘔吐する（胃虚）。

この場合には、胃腸を安定させ精気（栄養素）の吸収をよくするようにする。竹皮大丸の適応である。

注

○乳　出産である。「人及び鳥が子を生むのを乳と曰う、獣では産と曰う」（『説文』）。**○竹茹**　微寒　嘔啘《オウエツ》、寒熱、吐血、崩中（『名医別録』）。**○石膏**　辛微寒　中風寒熱、心下逆気、驚喘、口乾舌焦、腹中堅痛／身熱、腹脹、喘息。**○桂枝**　辛温　上気、補中益気／通脈、出汗。**○白薇**（ふなばらそうの根）　苦平　中風、身熱、不知人、寒熱酸疼／傷中、淋露、下水気。**○柏實**　甘平　驚悸、益

気（鎮静）、安五藏／恍惚、虚損。

一一　産後下利虚極　白頭翁加甘草阿膠湯主之

産後、下利して虚極まる　白頭翁加甘草阿膠湯之を主る

白頭翁加甘草阿膠湯方

白頭翁　甘草　阿膠各二兩　秦皮　黄連　蘗皮各三兩

右六味、水七升を以て煮て二升半を取り、膠を内れて消盡せしめ、分け温めて三服す

訳

出産の後、下利して体が弱って疲れが激しい場合は、白頭翁加甘草阿膠湯が適応である。

注

○**虚極**　出産（血虚―心虚、肝虚）と下利（脾虚）により血気ともに衰弱する。極は「極端に」、あるいは「甚だしい疲れ」である。

○**白頭翁**　苦温　寒熱、逐血、止痛／鼻衄。○**秦皮**　苦微寒　風寒湿痺、熱／男子少精、婦人滞下、小児癇。○**黄連**　苦寒　目痛、腸澼、婦人陰中腫痛／大驚、膿血、口瘡。○**蘗皮**（蘗木）　苦寒　腸胃中結熱、黄疸、洩利、女子漏下／驚気、肌膚熱赤起、口瘡。○**阿膠**　甘平　心腹内崩、勞極、四肢痠痛、女子下血／虚労、羸瘦、養肝気、陰気不足。

附方

一二　『千金』三物黄芩湯

治婦人在草蓐　　『千金』の三物黄芩湯

自發露得風　　婦人、草蓐に在り

四肢苦煩熱　　自ら發露して風を得

頭痛者　　四肢煩熱に苦しむものを治す

與小柴胡湯　　頭痛する者は

頭不痛但煩者此湯主之　　小柴胡湯を與う

頭痛まず但だ煩する者は此の湯之を主る

三物黄芩湯方

黄芩一兩　苦參二兩　乾地黄四兩

右三味、水八升を以て煮て二升を取り一升を温服す、多くは蟲を吐下す

訳

『千金要方』の三物黄芩湯。

婦人が産褥（血虚）にあって、風に罹り、手足が熱感でだる煩わしく（脾虚）、頭痛のあるときは小柴胡湯を与える。もし頭痛がなく、ただだるく煩わしいだけのときは、三物黄芩湯が適応である。

注

○**草蓐**　蓐は「しとね、しきもの」。草蓐は草で作ったしとね。ここは産褥。○**苦參**　苦寒　腹中寒熱積聚。○**乾地黄**　甘寒　傷中、逐血痺、作湯除寒熱積聚／男子五労七傷、悪血、通血脈。

一三　『千金』内補當歸建中湯　『千金』の内補當歸建中湯

治婦人産後虚羸不足　婦人産後、虚羸《キョルイ》不足
腹中刺痛不止　腹中刺痛止まず
吸吸少氣　吸吸として少氣し
或苦少腹中急　或は少腹中急《ひきつれ》を苦しむ
※摩痛引腰背　摩痛、腰背に引く
不能飲食　飲食すること能わざるを治す
産後一月　産後一月
日得服四五劑為善　日に得《え》て四五劑を服するを善しと為す
令人强壯宜　人をして强壯ならしむに宜し

『千金』内補當歸建中湯方
當歸四兩　桂枝三兩　芍藥六兩　生薑三兩　甘草二兩　大棗十二枚

右六味、水一斗を以て煮て三升を取り、分け温めて三服す、一日に盡くさしむ、若し大いに虚するには飴糖六兩を加う、湯成りて之を内れる、火上にて煖めて飴を消《とか》せしむ、若し去血過多にして、崩傷内衄止まざるものは地黄六兩、阿膠二兩を加え、合せて八味とす、湯成りて阿膠を内れる、若し當歸無ければ芎藭を以て之に代う、若し生薑無ければ乾薑を以て之に代う

校

※摩　『千金要方』に「摩」の字なし。

訳

『千金要方』内補當歸建中湯方。

婦人が産後、気血が消耗して体力が弱り、痩せて元気がない。腹中が刺すように痛んで止まらない。ハアハアと息をしている。下腹が引きつれて痛み、腰や背中に響く。食欲がなくて飲食ができない（このようなときには『千金要方』の内補当帰建中湯が適応である）。

産後は一ヵ月間毎日四、五回本方を服用すると良い。元気が出て、体が丈夫になる。

注

○虚羸不足　出産時の出血により貧血を起こす。血虚は心虚、肝虚を生ずる。羸は「疲れ、痩せ、ぐったりすること」である。不足は全身的な元気の不足である。**○腹中刺痛、少腹中急、摩痛引腰背、不能飲食**　月経困難症と共通の機転によるものと考えられる。子宮の循環障害、血管痙攣、ホルモン異常、自律神経傷害等による。**○桂枝**　血行を良くし、痛みを緩和する。補中益氣。**○芍藥**　血行を良くし、痙攣を緩和する。**○生薑**　温中。**○大棗**　補中益氣。栄養状態を改善する。**○當歸**　瘀血を除き、血行を良くする。

婦人雜病脉證并治　第二十二　論一首　脉證合十四條　方十六首

一 婦人中風七八日
續来寒熱
發作有時
經水適断
此為熱入血室
其血必結
故使如瘧状發作有時
小柴胡湯主之
(方見嘔吐中)

婦人、風に中りて七八日
續いて寒熱を来す
發作時有り
經水適《たまた》ま断つ
此れ熱、血室に入ると為《な》す
其の血必ず結ぼる
故に瘧状の如く發作時有らしむ
小柴胡湯之を主る
(方は嘔吐中に見ゆ)

訳

成人した女性で風に罹患（感冒様熱性疾患）して七八日経過したが、引き続いて悪寒発熱がある。悪寒発熱は持続的にではなく、発作的に起こる（菌血症あるいはウイルス血症）。

このとき、たまたま月経が中断することがある。これは熱（邪）が血室、肝藏に入ったのである。その結果、血液が肝に滞留して経血として下らない。肝に入った熱邪のためにマラリアのような症状を呈して、発作性の悪寒発熱を生じたのである（少陽の往来寒熱に近い）。

この場合は小柴胡湯が適応である。肝の鬱血を瀉し障害を除くのである。

注

○適　真っ直ぐ、一筋に、まともに向かうこと。ここは副詞で、たまたま、まさにと読む。「ちょうど……する」の意。**○血室**　肝である。肝は血を藏する藏器である。**○小柴胡湯**　柴胡、黄芩は肝の熱を取る。半夏、人参、大棗、生姜は胃腸の働きを改善する。

二　婦人傷寒發熱
經水適来
晝日明了
暮則讝語
如見鬼状者
此為熱入血室
治之無犯胃氣及上二焦
必自愈

婦人、傷寒にて發熱し
經水適ま来る
晝日には明了
暮には則ち讝語《センゴ》（うわ言）し
鬼を見る状の者の如し
此れ熱、血室に入ると為す
之を治するには胃氣及び上の二焦を犯すこと無くんば
必ず自ら愈ゆ

訳

婦人が寒に傷られて発熱している。ちょうどそのとき月経が始まった。寒は風より傷害力が強い。そこで昼間は陽気が盛んなので意識が明瞭であるが、夕方になって陰気が強くなると意識が明瞭さを欠いてうわ言を言うようになる。幻覚が起こって亡霊を見ているような状態である。これは熱が肝藏に入ったのである。意識は脾胃によって維持されている。今、肝が侵されると脾胃が傷害されて意識の混濁が起こるのである。また肝は魂を藏しており、肝の傷害により魂も侵されて精神の異常を起こす。

治療に当たっては吐方で胃腸を侵したり、発汗して上焦を傷ったり、瀉下で中焦を傷ったりしないようにする。そうすれば月経で血が下っているので自然に治愈する。

注

○寒　細菌類である。重症の感染症を起こす。**○風**　ウイルス類である。軽症の感染症を起こす。**○讝語**　音はセンゴ。うわ言である。意識障害時に発する言葉で、意味不明のことが多い。陽明胃経の障害時に見る。**○鬼**　亡霊である。見鬼状とは一種の幻視、幻覚である。**○胃氣**　胃の機能状態。胃は消化、栄養を担当する藏器である。その機能が衰えると生命の危険が起こる。そこで胃気は広く生命力を意味することがある。ここの「胃氣を犯す」とは吐法を行うこと。**○上二焦**　上焦は肺に当たる。肺は皮毛と表裏の関係にあり、皮毛は発汗を起こす。中焦は脾胃に当たる。「上焦を犯す」とは発汗、「中焦を犯す」とは瀉下のことである。なお『素問』『霊枢』では、上焦は衛気（リンパ液）を作り、中焦は営気（乳糜）を作る。ともに全身を栄養する。営気は左静脈角で血管中に入り血液となる。『傷寒論』や『金匱要略』とは意味が違うことに注意する必要がある。

三　婦人中風發熱悪寒
經水適来
得七八日
熱除脉遲身涼和
胸脇滿如結胸状
譫語者此為熱入血室也
當刺期門
隨其實而取之

婦人の中風、發熱悪寒し
經水適ま来る
之を得ること七八日
熱除かれ脉遲身涼和す
胸脇滿ちて結胸の状の如し
譫語する者は此れ熱、血室に入ると為すなり
當に期門を刺すべし
其の實に隨って之を取る

訳

婦人が風に罹患して発熱と悪寒を起こした。たまたま月経が始まり、血が下って肝の血行が良くなり、脾胃の働きも良くなった。七八日経過して熱も下がり、脈も正常化し、体もさっぱりして気分が良くなった。ところが心下や脇腹は充満して結胸のような状況である。

このような状況でうわ言を言うのは、熱が血室に入ったためである。そのときは、上腹部にある肝の募穴である期門を刺すべきである。瀉血を行って肝に残存充実している邪気を排除する。

注

○結胸　太陽病を誤下したため、胃気が空虚となり、客気が上逆し、心下が硬くなり、圧痛を生ずる。これを結胸という（『傷寒論』太陽下一二八、一三四参照）。**○期門**　肝の募穴。第九肋骨の先端に

ある。上脘と同じ高さに取る。「期門を刺す」とは瀉血であろう。

四　陽明病下血讝語者
此為熱入血室
但頭汗出
當刺期門
隨其實而瀉之
濈然汗出者愈

陽明病にて下血し讝語する者は
此れ熱、血室に入ると為す
但だ頭汗出づるものは
當に期門を刺すべし
其の實に隨って之を瀉す
濈然《シュウゼン》として汗出づる者は愈ゆ

訳

陽明病で下血してうわ言を言う者は、熱が血室に入ったのである。このとき、頭汗だけが出る者は期門を刺すのがよい。邪気の充実した肝に瀉法を施し、じとじとと汗が出れば治愈する。

注

○陽明病　陽明胃経、陽明大腸経の病である。胃腸系に傷害が出る。よく意識障害を起こし、うわ言を言う。大、小の承気湯の適応となる。**○頭汗**　頭は手足の陽明経の始発する所である。肝の鬱血により胃熱を生じ、これが上逆して頭熱発汗を起こしたのである。**○濈然**　音シュウゼン。じとじとと汗の出ること。

五　婦人咽中如有炙臠
半夏厚朴湯主之

婦人、咽中に炙臠《シャレン》の如きもの有り
半夏厚朴湯之を主る

半夏厚朴湯方（千金は「胸滿、心下堅、咽中怙怙として炙肉有るが如し、之を吐けども出ず、之を呑めども下らず」に作る）

半夏一升　厚朴三両　茯苓四両　生薑五両　乾蘇葉二両

右五味、水七升を以て煮て四升を取り、分け温めて四服す、日に三、夜に一服す

訳

婦人で咽に炙った肉が引っかかったような感じのする（咽喉頭炎）ときは半夏厚朴湯が適応である。

注

○炙臠　音シャレン。臠は音レン。細かく切れ目を入れた肉の切り身。炙臠で炙った肉。いわゆるヒステリー球様の症状である。**○半夏**　辛平　下気、咽喉腫痛、胸脹欬逆。**○厚朴**　苦温　気痺血痺／温中、益気、下気、除驚、腹痛脹満。**○茯苓**　甘平　胸腋の逆気、心下結痛、咳逆／膈中痰水。**○生薑**　辛温　欬逆上気、温中。**○蘇葉**　辛温　下気（『名医別録』）。

六　婦人藏躁
喜悲傷欲哭
象如神靈所作
數欠伸
甘麥大棗湯主之

婦人藏躁
喜《よ》く悲傷し哭せんと欲す
象は神靈の作《な》す所の如し
數《しばし》ば欠伸《ケッシン》（あくび）す
甘麥大棗湯之を主る

甘草小麥大棗湯方

甘草三兩　小麥一升　大棗十枚

右三味、水六升を以て煮て三升を取り、温め分けて三服す、亦脾氣を補う

訳

婦人が藏躁の病で悲しんで大声で泣き騒ぐことがある。その様子は神霊が憑いているような状態である（自然な感情の発露とは違う病的な感じがする）。しばしばあくびをする（悲傷とは違和感がある）。

治療は甘草小麦大棗湯が主宰する。

注

〇**藏躁**　ヒステリー発作。「藏は心藏なり、心静なるときは則ち神藏す、若し七情の傷る所と為《な》れば、則ち心静を得ず、而して神躁擾して寧《やす》からざるなり」（『医宗金鑑』）。〇**喜**　「よく……する、しばしば……する」の意。〇**哭**　音コク。大声を上げて泣くこと。哭は肺に属する（『素問』陰陽應象大論篇第五）。また「肺気盛んなるときは則ち夢に哭す」（『素問』脉要精微論篇第十七）とある。〇**神靈**　霊妙不可思議な人外境の存在。〇**欠伸**　あくび。肺気の虚。肺は悲憂と関係するが、ここは悲しみという感情とあくびという行動の乖離を見るべきであろう。この悲しみが病的なもので相応する行動が伴わないことを示している。大塚敬節氏は「あくび」を目標にして本方を使用した例を記している（『金匱要略講話』）。〇**甘草**　甘平　五藏六府寒熱邪気／下気、煩満、咳嗽、通経脈、利血氣。〇**小麥**　甘微寒　肝気を養う（肝は魂を藏す）（『名医別録』）。〇**大棗**　甘平　安中、養脾、平胃気、大驚／補中益気、除煩悶。

七　婦人吐涎沫　　婦人、涎沫を吐く

醫反下之心下即痞　　醫反って之を下し心下即ち痞す

當先治其吐涎沫　當に先ず其の涎沫を吐くを治すべし
小青龍湯主之　小青龍湯之を主る
涎沫止乃治痞　涎沫止めば乃ち痞を治す
瀉心湯主之　瀉心湯之を主る

小青龍湯方（肺癰中に見ゆ）
瀉心湯方（驚悸中に見ゆ）

訳

婦人が涎や唾、痰を吐く場合。医者が脾胃の病と誤診して瀉下を施した。そこで胃が空虚となり客気の上逆が起こり心下に痞えが生じた。

治療としてはまず涎や唾、痰を吐く症状を処置する。それが止まったら心下の痞えを治療する。涎唾の治療には小青龍湯が、心下痞には瀉心湯が適応である。

注

○**吐涎沫**　涎はよだれ。沫は細かい水滴、泡や粒。吐涎沫は脾胃の虚で起こる。また少陰腎経の厥逆でも生ずる。○**小青龍湯**　心下に水気有り、気上衝して乾嘔、喘咳、また利、小便不利、溢飲に使用する。ここの涎唾は水気の上逆である。故に小青龍湯の適応となる。○**瀉心湯**　各種の瀉心湯があるが、いずれも心下の痞を去る効能がある。大黄黄連瀉心湯、半夏瀉心湯、生薑瀉心湯、甘草瀉心湯等。

八①婦人之病　婦人の病は
因虚積冷結氣　虚、積冷、結氣に因って

為諸經水断絶　諸々《もろもろ》の經水断絶を為《おこ》す
至有歴年　歴年有るに至って
血寒積結胞門　血寒《ひえ》て胞門に積結し
寒傷經絡　寒、經絡を傷《やぶ》る

訳

婦人の病気は体力の消耗、冷えの蓄積、気の結ぼれというような事柄が原因となって生じ、その際、月経閉止を伴う。長い年月に亘って冷えた血が子宮に積り積もり、その冷えが経絡（血管）を傷害するからである。

注

〇結氣　結は物の入った袋の口を閉めることである。中に入っている物が気である。結気で「腫瘤」の意となる。ここでは子宮筋腫や卵巣嚢腫等の腫瘤で、癌も含む。精神の鬱屈を結気というかどうか不明。ここは前者であろう。**〇諸經水断絶**　月経閉止や月経異常を起こす原因疾患はいろいろある。これを諸経水といったのである。断絶は閉止であるが、その他、各種の性器出血、月経不順等も含めて良いであろう。

②凝堅在上嘔吐涎唾　凝堅が上に在れば嘔吐、涎唾し
久成肺癰　久しくして肺癰を成し
形體損分　形體損分す

訳

凝り固まったもの、炎症や血栓等が胸部にあれば嘔吐や喀痰が出る。慢性化すれば肺の化膿性疾患になり、体は痩せ衰えてくる。

注

○凝堅　①の結気である。炎症や血栓を含む。**○上**　肺あるいは胸部である。

---

③在中盤結繞臍寒疝　　中に在りて盤結すれば臍を繞《めぐ》って寒疝す
或兩脇疼痛與藏相連　　或は兩脇疼痛し藏と相連なり
或結熱中痛※在關元　　或は中に結熱して痛、關元に在り
脉數無瘡肌若魚鱗　　脉は數なるも瘡無く、肌《はだ》は魚鱗の若し
時着男子非止女身　　時に男子に着く、止《ただ》に女身のみに非ず

校

※痛　兪橋本は「病」に作る。

訳

凝堅が腹部にあって鬱滞すると、結気は臍の回りに生じ、寒疝となる。各種の血栓、結石や腸閉塞等である。あるいは両脇が疼き痛む。これは肝藏、脾藏、膵藏等に炎症や血栓等が波及すると起こる。また、熱をもった病変（膿瘍等の化膿性疾患）が生じて痛みを起こす。反応は臍下三寸の関元穴に出る（血栓症等も否定できない）。その際、熱によって脈は頻数になるが、おできのような創はない。肌は荒れて魚の鱗のようになる（瘀血）。この病症は女性だけではなく、男性にも起こることがある。

注

○盤結　盤は丸い大皿。また、「わだかまる」意。蛇がとぐろを巻く様子。**○寒疝**　冷えによる腹部、ことに下腹部の有痛性疾患。腸閉塞、胆石、尿石、ヘルニア等である。**○兩脇疼痛與藏相連**　両脇には肝藏、脾藏がある。肝藏や胃の背部には膵藏がある。これらの藏器に病変があるときは両脇疼痛が生ずる。

④在下未多經候不勻
冷[※]陰掣痛少腹悪寒
或引腰脊下根氣街
氣衝急痛膝脛疼煩
奄忽眩冒状如厥癲
或有憂慘悲傷多嗔
此皆帯下非有鬼神
久則羸瘦脉虚多寒

下に在りては未だ多からず、經候勻《ととの》わず
陰冷え掣痛して少腹悪寒す
或は腰脊に引き下は氣街に根ざし
氣衝《つ》き急痛し膝脛疼煩す
奄忽《エンコツ》として眩冒し状は厥癲の如し
或は憂慘、悲傷、多嗔するもの有り
此れ皆帯下にして鬼神有るに非ず
久しければ則ち羸瘦し脉虚して寒多し

校

※冷　医統本は「令」に作る。

訳

凝堅が下半身にあれば、月経血は多く出ず、いろいろな月経不順による症状が出る。陰部は引きつれるように痛み、下腹が冷える。

痛みが気街（鼡径部）から起こって腰や背中に響いたり、また痛みは下って膝や脛に放散し熱感を生じて煩わしい。あるいは気街から少陰腎経の厥逆によって急に頭に上って癲疾のようにめまいや頭冒感を生じたりする。また、精神に異常を来して、憂い悲しんだり、むかっ腹を立てて怒ったりする。

これらの症状は皆いわゆる婦人病によって生ずるのであって、鬼神が憑いたわけではない。慢性化すると、肉体的にも消耗して痩せてくるし、脈も弱くなり冷えが多くなる。

注

○未多　月経の量が少なくなること。**○氣街**　鼡径部にあるツボの名。気衝穴ともいう。陽明胃経のツボである。大腿動脈の拍動を触れる。**○氣衝**　衝とは町を突き抜ける大通りである。ここでは気が上下に突き抜けることである。上に向かえば眩冒、癲厥や精神異常となり、下に向かえば急痛、膝脛煩疼となる。経脈の上逆や厥冷である。ここはツボの名ではない。**○奄忽**　奄は「覆う、ふさぐ」の意味。忽は「たちまち、いつの間に」。奄忽で「気付かないうちに、ふと、にわかに」の意味になる。**○帯下**　女性性器からの分泌物。ここは広く婦人病を指す。『史記』扁鵲伝に、扁鵲《ヘンジャク》が邯鄲《カンタン》に行ったとき、その土地の人が婦人を貴ぶことを聞き、帯下医となったことが記されている。即ち婦人科医である。

---

⑤三十六病千変萬端　　三十六病千変萬端す
審脉陰陽虚實緊弦　　脉の陰陽、虚實、緊弦を審《つまびらか》にし
行其鍼藥治危得安　　其の鍼藥を行《や》れば危を治し安《やす》きを得《う》
其雖同病脉各異源　　其の病は同じと雖も脉は各々源を異《こと》にす
子當辯記勿謂不然　　子當に辨記し然らずと謂うこと勿れ

訳

婦人の病には三十六種の変化があって様々に姿を変えて現れる。診断に当たっては脈診を審らかに行って陰陽、虚実や緊弦の判別を丁寧に行う。鍼灸治療や薬物治療によって危険な症状を除き安楽の結果を得るようにする。

本体は同じ病であるが、人ごとに体質も病症も異なるので脈状も違っている。医者はそれらを正確に弁別すべきである。「然らず」と言ってはならない。

注

○**三十六病**　多種類の病情であるが、その実体は未詳。

九①問曰　　問うて曰く
婦人年五十所　　婦人、年五十所《ばかり》
病下利數十日不止　　下利（血）を病んで數十日止まず

暮即發熱
少腹裏急、腹滿
手掌煩熱
唇口乾燥、何也

暮には即ち發熱し
少腹裏急し腹滿す
手掌煩熱す
唇口乾燥するは何ぞや

訳

質問。

五十歳位の婦人で、数十日間下血を病んで止まらない。夕方になると熱が出る。また、下腹部の中が引きつれ、腹部は膨満する。手の平が熱っぽく煩わしく、唇が乾燥する。

これらの症状はどのようにして起こるのか。その理由と病理。

注

○下利　下血の誤りであろう。下利では意味が通じない。**○所**　ばかり。数字の後につけて「おおよそいくつ位」の意味を表す。

②師曰
此病屬帶下
何以故
曾經半産
瘀血在少腹不去
何以知之
其證唇口乾燥、故知之
當以温經湯主之

師曰く
此の病は帶下に屬す
何を以ての故に
曾《かつ》て半産を經て
瘀血少腹に在りて去らず
何を以て之を知るか
其の證唇口乾燥するが故に之を知る
當に温經湯を以て之を主るべし

温經湯方

呉茱萸三兩　當歸二兩　芎藭二兩　芍薬二兩　人參二兩　桂枝二兩　阿膠二兩　生薑二兩　牡丹皮二兩　心を去る　甘草二兩　半夏一升　麥門冬一升　心を去る

右十二味、水一斗を以て煮て三升を取り、分け温めて三服す、亦婦人少腹寒え久しく受胎せざるを主る、兼ねて崩中去血、或いは月水来ること過多、及び期に至るも来らざるを取る

訳

先生の答え。

これは帯下の仲間である。なぜそのように言えるのかというと、この病人は以前、流産を経験し、瘀血が下腹に残存して除かれていないのである。

何によってそれがわかるのか。

その証拠になる症状として唇が乾燥している。治療法としては温経湯を投与すべきである。

注

○半産　流産である。**○其證唇口乾燥**　本書の驚悸吐衄下血胸満瘀血一〇に「病人胸満、唇萎《しな》び、舌青く（鬱血）、口燥《はしゃ》ぐ、但だ水を嗽《すす》ぐを欲し嚥《の》むを欲せず、寒熱無し……腹満たず、其の人は我満つと言う、瘀血有りと為す」、また同篇一一に「病者熱状の如く、煩満し、口乾燥して渇す、其の脈反って熱無し……是れ瘀血なり、當に下すべし」とある。口や唇の乾燥が瘀血の一証として挙げられている。内外頸静脈領域の鬱血や血栓等による循環障害に基づくと考えられる。全身性の血栓症の部分症状である。**○温經湯**　大塚敬節氏は本方の使用目標として手掌煩熱を挙げている。

一〇　帯下經水不利　帯下、經水利せず

少腹満痛　　少腹満ちて痛む
經一月再見者　　經（水）、一月に再見する者は
土瓜根散主之　　土瓜根散之を主る

土瓜根散方（陰癩腫も亦之を主る）

土瓜根　芍藥　桂枝　䗪蟲各三兩

右四味、杵ついて散と為し、酒にて方寸匕を服す、日に三服す

訳

帯下の病で月経が正常でない。下腹が充満して痛む。月経が一ヵ月に二度ある者は、土瓜根散の適応である。

注

○本症は子宮内の瘀血による病症である。○**土瓜根**（王瓜）苦寒　消渇、瘀血月閉、益気愈聾、一名土瓜／婦人帯下不通、小便数。○**芍藥**　苦平　腹痛、血痺、疝瘕／通順血脈、悪血、水気。○**桂枝**　辛温　上気、補中益気／温筋、通脈、出汗。○**䗪蟲**　鹹寒　血積癥瘕、血閉（血栓を溶解する作用がある）。○**陰癩腫**《インタイシュ》　未詳。外陰部の腫れる病という。

二一　寸口脉弦而大　　寸口の脉弦にして大
弦則為減、大則為芤　　弦は則ち減と為す、大は則ち芤と為す
減則為寒、芤則為虚　　減は則ち寒と為す、芤は則ち虚と為す

寒虚相搏、此名曰革
婦人則半産漏下
旋覆花湯主之

寒虚相搏《う》つ、此を名づけて革と曰う
婦人なるときは則ち半産漏下なり
旋覆花湯之を主る

旋覆花湯方
旋覆花三両　葱十四莖　新絳少許

右三味、水三升を以て煮て一升を取り、之を頓服す

訳

寸口の脈が弦で大である。弦は減と判断し、大は芤と判定する。減は寒《ひえ》、芤は虚である。寒と虚が並存する状態を革と名づける。婦人の場合は、流産や性器出血のときに現れる脈状である。旋覆花湯が適応である。

注

○芤　葱の葉のように中空の脈状をいう。精気の虚の状態に対応する。**○弦**　浮にして緊の脈状である。春、肝（藏血）の脈。緊は寒また痛である。ここは寒。**○減**　陽気の減少である。故に寒とする。**○旋覆花**（おぐるまの花）鹹温　脇下満、驚悸、除水／胸上痰結唾如膠漆を消す、血脈を通ず。**○葱**（葱実）辛温　補中不足、其茎は出汗、中風面目腫／葱白　喉痺不通、安胎。**○新絳**（茜根）苦寒　寒湿風痺、黄疸、補中／止血内崩、下血、以て絳を染む可し。絳は赤い色。新絳は新しい赤く染めた布。○本文は血痺虚勞一四に「脉弦而大……婦人則半産漏下、男子則亡血失精」とあり、また驚悸吐衄下血胸滿瘀血八にも略同文がある。いずれも旋覆花湯主之の文字がない。

一二　婦人陷經漏下

黑不解

膠薑湯主之

（臣億等校諸本、無膠薑湯方、

想是妊娠中膠艾湯）

婦人、陥經、漏下

黒、解せざるは

膠薑湯之を主る

（臣億等諸本を校するも膠薑湯の方無し、

想うに是は妊娠中の膠艾湯ならん）

訳

婦人、経脈が陥下して出血が止まらない。下血の色が黒色を帯びているものは瘀血である。膠姜湯が治療を主宰する。乾姜で子宮を温め阿膠で止血する処方である。

注

○この条は、文字に過誤あるいは脱漏があるのではないかと考えられる。意を汲んで一応の解釈を記した。**○陥経**　経脈が陥没していることであろう。月経に関係する経脈は肝経、腎経、脾経であろう。この経脈が病的に陥没しているのである。高齢の女性では三陰交、陰谷、陰陵泉、陰包、血海等のツボの辺りがよく陥没している。卵巣、子宮の萎縮を反映していると考えられる。ここは子宮の病変に対応した陥没であろう。**○黒不解**　瘀血の色は黒い。新鮮血は鮮明な赤色を呈する。

一三　婦人少腹滿如敦狀

小便微難而不渴

生後者

此爲水與血倶結在血室也

大黃甘遂湯主之

婦人、少腹満ちて敦《トン》状の如し

小便微《すこ》しく難けれども渇せず

生後の者は

此れ水と血と倶に結ぼれて血室に在りと為す

大黄甘遂《カンスイ》湯之を主る

大黄甘遂湯方

大黄四兩　甘遂三兩　阿膠二兩

右三味、水三升を以て煮て一升を取り、之を頓服す、其の血當に下るべし

訳

婦人の下腹が腫れて盛り土のようになっている。小便の出が少し困難で、咽は渇かない。

もし出産後でこのような症状を示す場合は、水と血が同時に血室即ち肝に溜まっているのである。大黄甘遂湯の適応である。

注

○敦　建物や城壁のずっしりとした盛り土である。また食物を盛るお盆をいう。**○少腹満如敦状**　尿道閉塞による膀胱腫瘤、子宮筋腫等が考えられる。少腹に限局した浮腫は考えにくい。**○小便微難**　尿道の不完全閉塞によるか。原因は未詳。**○生後**　出産後では妊娠子宮による腫大は考えなくてよいであろう。**○水與血倶結在血室**　膀胱腫瘤と小便難が水、子宮腫瘤が血に当たる。この水と血が肝にあると考えたのであろう。**○大黄**　苦寒　瘀血を下す、水穀を通利す／女子の寒血閉脹。**○甘遂**（なつとうだいの根）　苦寒　腹満、面目浮腫、水穀の道を利す／五水を下す、膀胱の留熱を散す。**○阿膠**　甘平　心腹内崩、女子下血／虚労羸痩。**○大黄甘遂湯**　本症は排尿障害による膀胱腫瘤である。小便難なのでその水分を腸管から排除しようという処方である。利尿剤ではない。

一四　婦人經水不利下

抵當湯主之

（亦治男子膀胱滿急、有瘀血者）

婦人、經水利下せず

抵當湯之を主る

（亦男子の膀胱滿急し瘀血有る者を治す）

抵當湯方

水蛭三十箇　熬る　䖟蟲三十枚　熬る、翅足を去る　桃仁二十箇　皮尖を去る　大黄三兩　酒に浸す

右四味、末と為し水五升を以て煮て三升を取り、滓を去り一升を温服す

訳

婦人で月経の出が悪い場合は抵当湯が適応となる。

注

○抵當湯　瘀血を溶解する強力な薬方である。単なる経水不利に適用するものではない。重症の瘀血が存在する症例に対する処方である。**○水蛭**　鹹平　悪血瘀血月閉を逐う、血瘀積聚、無子、利水道／堕胎を主る。**○䖟蟲**（木虻）　苦平　瘀血血閉。**○桃仁**（桃核人）　苦平　瘀血血閉／通月水。**○大黄**　苦寒　瘀血血閉、蕩滌腸胃／平胃、下気、心腹脹満、女子寒血閉脹。

一五　婦人經水閉不利　藏堅癖不止　中有乾血下白物　礬石丸主之

婦人經水閉じて利せず　藏の堅癖止まざるは　中に乾血有り、白物を下すは　礬石丸之を主る

礬石丸方

礬石三分　焼く　杏仁一分

右二味、之を末とし煉り蜜に和《くわ》え丸めて棗の核の大きさにして藏中に内れる、劇しき者は再び之を内れる
（膣内挿入薬、坐薬）

訳

婦人、月経が閉止して発現せず、子宮が堅く凝って腫瘤として触れる。これは子宮に瘀血があるためである。白帯下を下す礬石丸が治療を主宰する。

注

○**藏堅癖** 癖《へキ》は腹部腫瘤である。藏は卵巣、子宮で、藏堅癖はその堅い腫瘤である。○**白物** 白色帯下。○**礬石**（古く涅石に作る、デッセキ） 酸寒 泄利白沃、陰蝕悪創／骨髄の固熱、鼻中息肉。○**杏仁**（杏核人） 甘温 産乳金創、寒心奔豚、咳逆上気／驚癇、心下急。

一六　婦人六十二種風　　婦人、六十二種の風
及腹中血氣刺痛　　及び腹中血氣刺痛するは
紅藍花酒主之　　紅藍花酒之を主る

紅藍花酒方（疑うらくは仲景の方に非ず）
紅藍花一兩

右一味、酒一大升を以て煎じて半ばを減じ一半を頓服す、未だ止まざれば再び服す

訳 婦人の六十二種の風及び腹部の神経性、あるいは循環障害による刺痛には紅藍花酒が適応である。

注 **○六十二種風** 未詳。風は一般に軽症一過性の疾患群である。多くは表在性である。頭痛その他の脳神経疾患、皮膚病、四肢の運動、知覚の傷害等を含む。**○紅藍花** 紅花である（『図経本草』）。辛温 産後血暈、口噤、腹内の悪血尽きずして絞痛、胎（児）腹内に死するを主る（『証類本草』）。

一七 婦人腹中諸疾痛 當歸芍藥散主之

婦人の腹中の諸々の疾痛は當歸芍藥散之を主る

當歸芍藥散方（前の妊娠中に見ゆ）

訳 婦人の腹部が疼痛する諸々の場合、当帰芍薬散が適応である。

注 **○當歸** 甘温 婦人漏下絶子／温中、止痛、客血内塞。**○芍藥** 苦平 除血痺、止痛、腹痛／通順血脈、散悪血。**○芎藭** 辛温 婦人血閉無子、頭痛／温中内寒。**○地黄** 甘寒 逐血痺、填骨髄、長肌肉／五労七傷、破悪血、通血脈。**○茯苓** 甘平 胸脇逆気、心下結痛、利小便／止消渇、水腫、風眩。**○朮** 苦温 風寒湿痺、消食／消痰水、風水、霍乱、腰臍間血を利す。**○澤瀉** 甘寒 風寒湿痺、乳難（難産）、消水／消渇。**○當歸芍藥散** この薬方の適応する病変は瘀血と水腫である。当帰、芍薬、川芎は血液循環を良好にし、子宮周辺の血液の鬱滞を取り、瘀血を除去する。また、合わせてそれらによる疼痛を緩和する。茯苓、朮、澤瀉は瘀血による水腫を消去する。なお本方を蓄膿症に使った例がある。（『新撰類聚方』龍野一雄）参照。

一八　婦人腹中痛小建中湯主之

婦人、腹中痛むは小建中湯之を主る

小建中湯方　（前の虚労中に見ゆ）

訳

婦人の腹中痛は小建中湯が適応である。

注

○**桂枝**　辛温　補中益気／心痛、温筋通脈。○**生薑**（乾薑）辛温　温中、下利／寒冷腹痛。○**大棗**　甘平　心腹邪気、安中、養脾／補中益気。○**膠飴**（飴糖）　虚乏を補う（『名医別録』）。○**小建中湯**　本方は虚労の薬方である。虚労は脾腎の虚によって起こり、桂枝は少陰腎経と太陰脾経に帰経する。故に桂枝湯加減が適応となる。芍薬も血と水の代謝に関係し、鎮痛作用がある。膠飴は糖質（甘味）を以て脾胃の虚を補うものである。

一九①問曰

婦人病飲食如故
煩熱不得臥而反倚息者
何也

問うて曰く
婦人の病、飲食故《もと》の如く
煩熱して臥するを得ず而るに反って倚息《イソク》する者は
何ぞや

訳

質問。
婦人の病で、飲食は正常、熱が煩わしく横になって休むことができないで、物に寄り掛かって起座呼吸をしている。これはなぜか。

注

○煩熱　表証の熱ではない。ここは化膿性膀胱炎から腎盂腎炎に及ぶ感染症を考えるべきものである。腎盂腎炎ではくず折れて立っていられない。更に敗血症にまで及んでいる可能性もある。倚息はそのための症状かもしれない。**○不得臥**　不得臥は胃の不和あるいは肺の呼吸障害で起こる。ここは腎の熱のために煩躁して起臥ともに不安定となった状況である。**○倚息**　倚は寄り掛かること。息は呼吸。倚息で起座呼吸である。喘息等で起こる。一種の呼吸障害である。

②師曰

此名轉胞不得溺也
以胞系了戻故致此病
但利小便則愈
宜腎氣丸主之

腎氣丸方

乾地黄八兩　薯蕷四兩　山茱萸四兩　澤瀉三兩　茯苓三兩　牡丹皮三兩　桂枝一兩　附子一兩　炮ず

師の曰く
此れ轉胞と名づく、溺（尿）を得ず
胞系了戻するを以ての故に此の病を致す
但だ小便を利すれば則ち愈ゆ
宜しく腎氣丸之を主るべし

右八味、之を末とし煉り蜜に和え丸めて梧子大とし酒にて十五丸を下す、加えて二十五丸に至る、日に再服す

訳

先生の答え。

これは転胞と名づける病である。排尿ができない。胞系（輸尿管）がねじれて（尿路が閉塞し）、この病を生じたのである。小便

が出るようにすれば治愈する。腎気丸を与えると宜しい。

注

○胞系　輸尿管である。系は物をぶら下げる紐状の構造物をいう。輸尿管は膀胱をぶら下げることができる。尿道ではない。**○轉胞**　胞は膀胱であり、子宮や卵管ではない。轉は回転である。輸尿管が回転して閉塞し尿の通過障害を起こした。これにより膀胱に尿が貯留したと考えたのである。貯尿による膀胱腫瘤に化膿菌が感染して膀胱炎を生じ、更に腎盂腎炎を起こし、敗血症に発展したものであろう。本症は腎盂腎炎兼敗血症である。**○腎氣丸**　利尿と駆瘀血作用がある。下腹部の循環を改善して貯尿の排除を行う。

二〇　蛇床子散方　　蛇床子散の方

温陰中坐薬　　陰中を温める坐薬

蛇床子散方

蛇床子仁

右一味、之を末とし白粉（米粉）少し許《ばかり》を以て和して相得しめ棗の大きさの如くす、綿に裹《つつ》んで之を内れる、自然に温まる

訳

蛇床子散は膣内の挿入薬である。陰部を温める作用がある。

注

○蛇床子　本体未詳。苦平　婦人陰中腫痛。

二一

少陰脉滑而數者　少陰の脉、滑にして數の者は
陰中即生瘡　陰中に即ち瘡を生ず
陰中蝕瘡爛者　陰中蝕瘡の爛れる者は
狼牙湯洗之　狼牙湯にて之を洗う

狼牙湯方
狼牙三兩
右一味、水四升を以て煮て半升を取り、綿を以て筯《はし》を纏《まと》って繭の如くし、湯に浸して陰中を瀝《ひた》す、日に四遍

訳

少陰の脈（足の内果の後の太谿穴の拍動）が、滑（風）で、数（熱）である。これは陰部（腟内）に創が生じたのである。潰瘍状で化膿して爛れている。狼牙湯で洗浄するのがよい。

注

○狼牙　『神農本草經』、『名医別録』には牙子として記載されている。**○牙子**（和産はバラ科のミツモトソウの根）苦寒　邪気の熱気、疥瘙悪瘍瘡痔を主る、一名狼牙（荒木性次氏は龍牙草の根を代用するという）。

二二

胃氣下泄　胃氣下泄し
陰吹而正喧　陰を吹いて正に喧《かまびす》しきは
此穀氣之實也　此れ穀氣の實なり

膏髪煎導之　膏髪煎にて之を導く

膏髪煎方（黄疸中に見ゆ）

訳

胃気（消化管のガス）が肛門から放出されるものを放屁という。これが肛門からではなく、陰部（膣）から放出されプウプウとやかましく音がする。これは穀物のガスである。膣と腸管が癒着して開通しているのである。膏髪煎で処置をする。

注

○陰吹　腸内のガスが膣から出ること。膣と腸管が癒着して開通したのである。**○正喧**　喧は音ケン。かまびすし。やかましい、さわがしい。**○膏髪煎**　猪膏髪煎である。本書の黄疸病脉證并治第十五に見える。

二三　〔小兒疳蟲蝕齒方〕（疑うらくは仲景の方に非ず）

雄黄　葶藶

右二味、之を末とし臘月《ロウジツ》の猪脂を取って鎔《とか》し槐《えんじゅ》枝を以て綿にて頭を裹むこと四五枚、藥を點じて之を烙《や》く

訳

小児の疳の虫や虫歯の治療。

注

○臘月　臘祭の日。冬至から数えて三度目の戌の日。

雜療方 第二十三 論一首 證一條 方二十三首

一 退五藏虛熱

五藏の虛熱を退ける

〔四時加減柴胡飲子方〕

四時加減柴胡飲子方

四時加減柴胡飲子方

冬三月加　柴胡八分　白朮八分　蔯皮五分　大腹檳榔四枚　皮子并せて用いる　生薑五分　桔梗七分

春三月加　枳實　減白朮　共に六味

夏三月加　生薑三分　枳實五分　甘草三分　共に八味

秋三月加　蔯皮三分　共に六味

右各㕮咀分為三貼

右各々㕮咀《フソ》し、分って三貼《チョウ》と為す

一貼以水三升煮取二升

一貼を水三升を以て煮て二升を取り

分温三服

分け温めて三服す

如人行四五里進一服

人の四五里を行く如きときに一服を進む

如四體壅

如《も》し四體壅するときは

添甘草少許

甘草少許（少しばかり）を添えて

每貼分作三小貼

每貼を分って三つの小貼に作《な》し

每小貼以水一升煮

每小貼を水一升を以て煮て

取七合温服
再合滓為一服
重煮都成四服（疑非仲景方）

七合を取り温服す
再び滓を合せて一服と為し
重ねて煮て都《すべ》て四服と成す（疑うらくは仲景の方に非ず）

訳

略す。

注

○**五藏虚熱**　五藏に虚（機能低下）を来す熱。処方の名称が柴胡飲子となっており、柴胡が君薬と考えられるので、この虚熱は少陽胆経の発熱と思われる。○**四時加減**　五藏には季節によって機能の盛衰がある。機能亢進する時期を旺時という。肝は春、心は夏、脾は土用、肺は秋、腎は冬がこれに当たる。本方の季節による薬物の加減と藏の旺時とには関係が認められない。○**㕮咀**　噛み砕くこと。○**貼**　音チョウ。テンは慣用音。貼り付けること。薬の包みを数えることば。○**四體壅**　壅はふさがる、内外不通になること。四體は身体。四體壅は体調不良のこと。○**柴胡**　苦平　心腹（肝脾）を主る、腸胃中の結気、寒熱の邪気を去る／心下の煩熱。○**白朮**　苦温　除熱／心下急満（肝）、霍乱、風眩頭痛。○**蔯皮**（陳橘皮、橘柚）　辛温　胸中の瘕熱逆気／下気、嘔咳を止める、利小便（胸は心下を含む。瘕は腫瘤、ここは心下の腫瘤で肝の腫脹も考えられる）。○**檳榔**　辛温　痰癖を除く、消穀、逐水（痰癖とは腫瘤のこと）（『名医別録』）。○**生薑**（乾薑）　辛温　胸満、咳逆上気、下利／霍乱、脹満。○**桔梗**　辛微温　胸脅痛、腹満腸鳴／喉咽痛、五藏腸胃を利す。○**枳實**　苦寒　寒熱の結を除く／酸微寒　胸脇の痰癖を除く、心下痞痛、消脹満。○以上の薬物は全て前胸下部、心下に作用点をもっている。ここは心、胃、肝の反応が出る場所である。

二 〔長服訶梨勒丸方〕　長く訶梨勒丸を服する方

（疑非仲景方）　　（疑うらくは仲景の方に非ず）

長服訶梨勒丸方

訶梨勒《カリロク》　煨《ワイ》（埋み火、埋み火で焼く）　蔯皮　厚朴各三兩

右三味、之を末とし煉り蜜にて梧子大の如く丸とし酒にて二十丸を飲服し、加えて三十丸に至る

訳

略す。

注

○訶梨勒　苦温　心腹脹満、食を下す（『唐本草』）。使君子科の「からかし（唐樫）」。広州に産する。皮を削り去って肉を取り、剉《きざ》み焙《ホウ》じて用いる（『本草綱目』第三十五巻）。訶黎勒とも書く。**○厚朴**　苦温　寒熱驚悸、頭痛／温中、下気、腹痛、脹満、霍乱。**○訶黎勒丸**　慢性の下利腸炎の薬方かと思われる。**○蔯皮**　陳皮に同じ。ミカン科植物の果皮。

三　〔三物備急丸方〕　　三物備急丸方

（見千金　　（千金に見ゆ

司空裴秀、為散用亦可　　司空の裴秀《ハイシュウ》は散として用ゆるも亦可なりと為す

先和成汁、乃傾口中　　先ず和して汁となし、乃ち口中に傾け

令従齒間得入、至良驗）　　齒の間従り入るを得しむ、至って良驗あり、と）

三物備急丸方

大黄一兩　乾薑一兩　巴豆一兩　皮と心を去りて熬《い》る、外を研《す》って脂の如くす

右藥は各々精新なるものを須《もち》う、先ず大黄、乾薑を擣《つ》いて末と為し、巴豆を研って中に内れ、合治して一千（回）杵でつき、用《も》って散と為す、蜜に和して丸とするも亦佳し、密器中に之を貯う。（氣を）歇《つ》きさしむ莫《な》かれ

主心腹諸卒暴百病　心腹の諸《もろもろ》の卒暴の百病を主る

若中悪客忤　若しくは中悪《チュウオ》、客忤《カクゴ》

心腹脹滿　心腹脹滿し

卒痛如錐刺　卒《にわか》に痛んで錐にて刺すが如し

氣急口噤　氣急（痙攣）にして口噤《つむ》ぐ

停尸卒死者　停尸《テイシ》卒死の者を主る

煖水若しくは酒を以て大豆許《ばか》り（の大きさのもの）三四丸を服す、或《も》し下らざれば頭を捧げて起《おこ》し、灌《そそ》いで咽を下らしむ、須臾《シュユ》（暫時）にして當に差《い》ゆべし、如し差えざれば更に三丸を與う、當に腹中鳴るべし、即ち吐下すれば便《すなわ》ち差ゆ、若し口噤すれば須《すべから》く歯を折りて之を灌ぐべし

訳

心藏（精神を主る）から腹部全体に及ぶ範囲の急性に発病する病の治療を主宰する。

あるいは急性の精神異常や腹部の膨満腫脹で、錐で刺すような急

激な痛みを起こしたり、神経筋肉の痙攣発作で口が開かなくなったり、また急性の意識消失で死んだようになったりするものに適応がある。

注

○司空　三公の一。土地、人民を司る。**○大黄**　苦寒　瘀血を下す、腸胃を蕩滌《トウテキ》す（洗い流す）／平胃、下気。**○乾薑**　辛温　温中／中悪、霍乱。**○巴豆**　辛温　水穀の道を利す。**○莫令歇**　『千金要方』巻十二は「莫令歇氣」に作る。「氣」とは薬物の気味、効用である。**○三物備急丸**　この処方は激しい瀉下作用をもっている。瀉下により血液と神経を脳から腹部に誘導して脳症を軽減しようとするものである。**○卒暴百病**　突発性の諸々の病である。卒も暴も「にわか、突然」の意。**○中惡客忤**　中は「当たる」意。悪は不正の事物。不正の気に中って生ずる急性、突発性の脳神経性疾患で厥逆、人事不省等の症状を示す。「客忤」も同意。客は外からの訪問また侵入するものである。忤は「もとる、さからう」意。正常状態から外れること。『肘後方』の救卒客忤死方には「客忤とは中悪の類なり、多くは道の門や門外（城外）で之を得、人をして心腹絞痛脹満し、気心胸を衝かしむ、即ち（直ちに）治せざれば亦人を殺す」とある。**○停尸卒死**　停は「とどまる、やめる」こと。尸は死体。停尸で正常状態を停止して死体のようになること。卒死も突然人事不省になること。意識が回復すれば生きるが、回復しなければ本物の死となる。

四　治傷寒令愈不復　傷寒を治し愈えて復せざらしむ（再発を防止する）

〔紫石寒食散方〕（見千金翼）　紫石寒食散方（千金翼に見る）

紫石寒食散方

紫石英　白石英　赤石脂　鐘乳碓錬　括蔞根　防風　桔梗　文蛤　鬼臼　各十分　太一餘粮十分　焼く　乾薑

附子　炮《あぶ》って皮を去る　桂枝　皮を去る　各四分

右十三味、杵ついて散と為し酒にて方寸匕を服す

注

○白石英 甘微温 欬逆、益気／肺痿を治す、下気、補五藏。**○赤石英** 赤端のものは赤石英と名づく（効能の記載なし）（『名医別録』）。**○赤石脂** 心気を養う、腹痛、下利赤白を治す（『名医別録』）。**○鍾乳**（石鍾乳） 甘温 欬逆上気、益精、安五藏／補虚損、脚弱疼冷。**○碓錬** 碓は石臼。錬は練って不純物を除くこと、精錬。**○括蔞根** 苦寒 消渇、補虚安中／腸胃中の痼熱を除く。**○防風** 甘温 頭眩痛、悪風、骨節疼痛。**○桔梗** 辛微温 腹満腸鳴、驚恐悸／五藏腸胃を利す、寒熱風痺を除く。**○鬼臼** 辛温 蠱毒、鬼注を除く（メギ科、八角蓮の根茎『中薬大辞典』）。**○太一餘粮** 甘平 欬逆上気、癥瘕血閉漏下、邪気を除く／肢節不利。

五〔救卒死方〕 卒死を救う方

救卒死方

薤《カイ》（にら）の搗き汁を鼻の中に灌ぐ

又方

雄雞冠を割いて血を取り管にて鼻の中に吹き内る

猪の脂、雞子大の如きを苦酒（酢）一升にて煮て沸かせて喉中に灌ぐ

雞の肝及び血を面上に塗り、灰を以て四旁を圍む、立ちどころに起つ

大豆二七粒、雞子白を以て酒に并せて和し（加える）盡く以て之を呑む

訳

略す。

注

○薤 辛温 金瘡瘡敗／寒熱を除く、水気を去る（その辛辣の気味が気付けとして作用するのであろう）。にら、らっきょう。

六〔救卒死而壮熱者方〕　卒死して壮熱する者を救う方

救卒死而壮熱者方

礬石半斤

水一斗を以て半ばまで煮て消《へら》し、以て脚を漬けて踝《くるぶし》を没せしむ

注

○礬石（涅石、旧は礬石に作る）酸寒　寒熱を主る／痼熱の骨髄にあるを除く。**○壮熱**　壮は壮年をいう、また盛んなこと。壮熱は盛んな熱で高熱のことである。

訳

略す。

七〔救卒死而目閉者方〕　卒死して目の閉じる者を救う方

救卒死而目閉者方

牛に騎り面に臨む、薤を搗いた汁を耳の中に灌ぐ、皁莢の末を鼻の中に吹く、立ちどころに効く

注

○騎牛臨面　「牛に騎る」の解釈がまちまちである。患者を牛の背

訳

略す。

に乗せるというもの、牛の背に馬乗りに騎るというものとがあるが、いずれも従い難い。治療者が牛に騎り、牛の鼻を患者の顔面に近づけ、牛の鼻息を吹きかけて病人を刺激するのであろうか。未詳。○皁莢《ソウキョウ》（さいかちの果実）辛鹹温　精物を殺す／腹脹満、咳嗽（その気味が神経を刺激して覚醒せしめるものであろう）。

八　〔救卒死而張口反折者方〕　卒死して口を張り反折（そり反り）する者を救う方

救卒死而張口反折者方
手足の兩爪の後に灸すること十四壮し了《おわ》って、飲むに五毒諸膏散を以てす

訳
略す。

注
○五毒諸膏散　〔程〕五毒諸膏散は方未見。「案ずるに……裴氏五毒神膏は百病備急散膏に見ゆ、（方中に）巴豆無し、而して千金は巴豆、莽草、薤白を加えて裴公八毒膏となす、所謂五毒諸膏散は蓋し此の類なり、五毒とは石胆、丹砂、雄黄、礬石、慈石なり（『金匱要略輯義』）。

九　〔救卒死而四肢不收失便者方〕　卒死して四肢収まらず（麻痺）、便を失する者を救う方

救卒死而四肢不收失便者方
馬屎一升を水三斗にて煮て二斗を取り以て之※を洗う、又牛洞（稀糞なり、軟便）一升を取り温酒にて口中に灌

ぐ、心下一寸、臍上三寸、臍下四寸に灸すること各々一百壮すれば差ゆ

校

※之『外臺秘要』は「足」に作る。

訳

略す。

一〇〔救小兒卒死而吐利不知是何病方〕　小兒の卒死して吐利し是の何の病たるかを知らざるを救う方

救小兒卒死而吐利不知是何病方

狗屎（犬の糞）一丸、絞って汁を取り之を灌ぐ、濕り け無き者は水にて乾ける者を煮て汁を取る

訳

略す。

一一〔尸蹷脉動而無氣氣閉不通故靜而死也、治方〕　尸蹷して脉は動ずるも氣（意識）は無きを治する方氣が閉じて通ぜず、故に靜にして死せるなり

尸蹶脉動而無氣、氣閉不通、故靜而死也、治方
菖蒲屑、鼻の兩孔中に内れて之を吹く、人をして桂の屑を以て舌下に着《つ》けしむ、又方、左の角の髪方寸を剔《えぐ》りて焼いて末とし酒に和し、灌いで喉に入らしむ、立ちどころに起つ

注

〇尸蹶　音シケツ。尸厥と同じ。尸は死体。厥は経脈（血管神経複合体）の病である。血行障害や脳神経疾患を含む。ここは一過性脳虚血発作である。**〇脉動而無氣**　生きているので脈動はある。無気は意識消失である。故に煩躁はなく、病人は静である。

訳

略す。

一二　〔救卒死客忤死還魂湯主之、方〕　卒死、客忤死を救う方　還魂湯之を主る

千金方に云う、卒忤鬼撃飛尸《ヒシ》、諸々の奄忽《エンコツ》（にわか）に氣絶して復覚ること無きものを主る、あるいは已に脉無く、口噤《つぐ》み拗《ねじ》れて開かざるものは齒を去って湯を下す、湯を口に下すも（咽を）下らざる者は病人の髪を左右に分け、捉えて肩を揄《おお》って之を引けば藥下る、復増して一升を取る、須臾《シュユ》にして立ちどころに甦《よみがえ》る

還魂湯
麻黄三兩　節を去る、一方は四兩　杏仁七十箇　皮尖を去る　甘草一兩　炙る　千金は桂心二兩を用う

右三味、水八升を以て煮て三升を取り滓を去り、分けて之を咽《のま》しむ、通じて諸々の感忤を治す

又方、韮根一把　烏梅二十枚　呉茱萸半升　炒る

右三味、水一斗を以て煮る、病人の櫛を以て中に内れ三沸す、櫛の浮く者は生く、沈む者は死す、煮て三升を取り滓を去り、分けて之を飲ましむ

訳

略す。

注

○鬼撃『諸病源候論』の鬼撃の項には「鬼撃とは、鬼厲の気が人を撃着するなり、之を得れば無漸、卒着、人は刀矛を以て刺すが如く、胸脇、腹内、絞急切痛し、抑按す可からず、或は吐血、或は鼻中出血、或は下血す」とある。**○飛尸**　急激に発病し、心腹刺痛し気息喘急、腹部脹満、心胸上衝する病である（『金匱要略辞典』）。卒死、客忤、鬼撃、飛尸という病の本体については、心筋梗塞や腸閉塞、また腸間膜血栓症や各種の結石症等が考えられる。**○搨**　音トウ。覆いかぶせること。

一三〔救自縊死

旦至暮雖已冷必可治

暮至旦少難也

恐此當言陰氣盛故也

然夏時夜短於晝

自ら縊死《イシ》（首つり自殺）せるを救う方

旦より暮に至って已《すで》に冷ゆと雖も必ず治す可し

暮より旦に至るは少しく難きなり

恐らくは此れ當に陰氣盛んなるが故と言うべきなり

然れども夏時の夜は晝よりも短し

又熱猶應可治
又云心下若微温者
一日以上猶可治之、方」

徐徐抱解
不得截繩
上下安被臥之
一人以脚踏其兩肩
手少挽其髮
常弦弦勿縱之
一人以手按據胸上
數動之
一人摩将臂脛
屈伸之
若已殭
但漸漸強屈之
并按其腹
如此一炊頃
氣従口出、呼吸眼開
而猶引按莫置

又熱あれば猶應《なおまさ》に治すべし
又云う、心下若し微温なる者は
一日以上なるも猶之を治すべし、と

徐々に抱いて（繩を）解《と》く
繩を截《き》ることを得ず
上下の被（着物）を安《やす》んじて之を臥せしむ
一人は脚を以て其の兩肩を踏み
手にて少しく其の髪を挽《ひ》き
常に弦弦（ぴんと引っ張る）として之を縦《ゆる》めること勿れ
一人は手を以て按じて胸の上に據り
數《しばしば》之を動ず（心藏マッサージ）
一人は臂脛《うですね》を摩《マ》（なでる）将《ラッ》（ひっぱる）し
之（手足）を屈伸す
若し已《すで》に殭《キョウ》（かた）きときは
但だ漸漸《ゼンゼン》（ゆっくり）と強く之を屈《まげ》る
并《あわ》せて其の腹を按《さす》る
此の如くすること一炊頃《ばかり》すれば
氣が口従り出で、呼吸し眼開く
而れども猶引き按って置く（中止する）こと莫れ

亦勿苦勞之
須臾可少桂湯及粥清含與之
令濡喉漸漸能嚥
及稍止
若向令兩人
以管吹其兩耳罙好
此法最善無不活也

亦之を苦勞（過労）せしむる勿れ
須臾にして少しの桂湯及び粥清を含んで之を與え
喉を濡《うる》おさしめ、漸漸に能く嚥《の》ましむ
稍《しばらく》に及んで止む
若しくは兩人をして向き合わせ
管を以て其の兩耳を吹かしむるは罙《いよいよ》好し
此の法最も善し、活（生き返ら）ざる無し

訳

略す。

一四　〔凡中暍死
不可使得冷
得冷便死
療之方〕
屈草帶繞暍人臍
使三兩人溺其中
令溫

凡《すべ》て中暍《チュウエツ》（熱中）死は
冷えを得しむる可からず
冷えを得るときは便《すなわ》ち（直ちに）死す
之を療する方
草を屈（曲）げた帶にて暍人の臍を繞《めぐら》せ
三兩人をして其の（囲んだ）中に溺（尿）せしめて
（臍と腹部を）溫めしむ

亦可用熱泥和屈草　亦た熱い泥を用《も》って屈草に和（加える）す可し
亦可扣瓦椀底　亦た瓦の椀の底を扣《たた》き割り（臍に被せる）
按※及車缸　及び車の缸《コウ》（くさび）を脱《はず》し
以着暍人取令溺　以て暍人に着け、溺《ニョウ》せしめ
須（不）得流去　須《すべ》からく流れ去るを得ざらしむべし
此謂道路窮卒無湯　此れ道路にて窮卒（急場）にして湯無きとき
當令溺其中　當に其の中に溺せしむべしと謂うなり
欲使多人溺取令温　多くの人をして溺せしめ、温めしむるを取らんと欲す
若湯便可與之　若し湯有らば便ち之を與う可し
不可泥及車缸恐此物冷　泥および車の缸は不可なり、此の物の冷たきを恐る
暍既在夏月　暍は既に夏月に在り
得熱泥土煖車缸亦可用也　熱き泥土、煖かな車缸を得るときは亦た用うるも可なり

校

※按及　『外臺秘要』は「若脱」に作る。訓はこれに従う。

訳

略す。

一五　〔救溺死方〕　溺死を救う方

救溺死方
竈の中の灰、兩（二）石餘りを取り、以て人を埋ずめ、頭より足に至る、水が七孔より出づれば即ち活く

訳

略す。

注

○石　音コクは慣用音。一石は十斗。周代では約十九・四リットル。

一六　右療自縊溺暍之法
並出自張仲景為之
其意殊絶
殆非常情所及、本草所能關
實救人之大術矣
傷寒家、數有暍病
非此遇熱之暍（見外臺肘後目）

右、自縊《くびれ》、溺（死）、暍を療するの法は
並びに張仲景の之を為《つく》るより出づ
其の意、殊絶《シュゼツ》（特別に優れている）
殆ど常情の及ぶ所、本草の能く關する所に非ず
實に人を救うの大術なり
傷寒家、數《しばしば》暍病有り
此の遇熱の暍には非ず（外臺、肘後の目に見ゆ）

訳

以上の首吊り自殺、溺死、熱中症の治療法は全て張仲景の考えたものである。その着想は非常に優秀である。平凡な人間の及ぶところではないし、薬物療法の関知するところでもない。
傷寒の病人の中にはしばしば熱中症が混じっているが、ここにいう、高熱に遇って発病する日射病ではない。

注

○非此遇熱之暍　第一四条の暍は遇熱の暍であり、傷寒の暍とは別物である、という。どう違うのかは未詳。本条の暍は熱中症である

が、傷寒の暍は感染症の一型である、ということであろうか。

一七 〔治馬墜及一切筋骨損方〕（見肘後方）
馬（よりの）墜（落）及び一切の筋骨の損（傷）を治する方（肘後方に見ゆ）

治馬墜及一切筋骨損方

大黄一兩　切りて浸す　湯成りて下す　緋帛《ヒハク》　手大の如くす　燒いて灰とす　亂髪　雞子大の如くす　燒いて灰として用う　久しく用いた炊單布《スイタンプ》　一尺燒いて灰とす　敗蒲一握り三寸　桃仁四十九枚皮尖を去って熬《い》る　甘草　中指の節の如きもの　炙って剉む

右七味、童子の小便多少を量れる（適量）を以て煎じて湯成れば酒一大盞《サン》（杯）を内れ、次に大黄を下す、滓を去り、分け温めて三服す

先ず敗蒲の席半領を剉《きりきざ》み、煎じた湯にて浴《ゆあみ》す、衣被にて蓋覆《ガイフク》（おお）う、斯須《シシュ》（間もなく）（大小便が）通利すること數行あり、痛楚立ちどころに差ゆ、利及び浴水赤し、怪しむ勿れ、即ち瘀血なり

訳

略す。

注

○緋帛　緋は音ヒ。鮮やかな赤色。帛は音ハク。絹。**○炊單布**　炊は炊事。単は単衣。炊事用の薄い布切れ。**○敗蒲席**　敗は破れた使い古し。蒲席は蒲《がま》で編んだ敷物、むしろ。

禽獣魚蟲禁忌并治　第二十四　論辨二首　合九十法　方二十二首

一①凡飲食滋味以養於生
食之有妨反能為害
自非服藥煉液
焉能不飲食乎

凡そ滋味を飲食して以て生を養う
之を食して妨げ有れば反って能く害を為す
（不老長生の）煉液を服薬するに非ざるよりは
焉《いずくん》ぞ能く飲食せざらんや

訳

一般に、人間は美味しい栄養のあるものを食べたり飲んだりして生命を養っている。しかし栄養の妨げになるようなものを食べれば、かえって傷害を起こす。だからと言って飲食をしないわけにはゆかない。不老長生の仙薬でも飲むというのなら別であるが。

②切見時人不閑調攝
疾疢競起
若※不因食而生
苟全其生
須知切忌者矣

時人を切見するに調攝に閑《なら》わず
疾疢《シッチン》（病が）競い起こる
食に因って生ぜざる莫《な》し
苟《いや》しくも其の生を全くせんとならば
須《すべか》らく切忌（禁忌）を知るべし

校

※若「莫《なし》」の誤り。訓はこれに従う。

訳

今時の人々の生活を丁寧に観察すると、欲望を調節したり摂生の規律を守ることに慣れ親しんでいるようには見えない。そのためにいろいろな病気が次々と起こってくる。その原因も食事によらないものはない。もし生命を全うしたいと思うのならば、大切な飲食の禁忌をしっかり知っておくべきである。

注

○**切見**　切は懇切丁寧の意。見は観察。○**調攝**　調節と摂生。体の具合を調えて健康を保つこと。○**閑**　牛馬の小屋の入口の門に懸ける「かんぬき」の棒である。「規制、決まり」の意味。ここでは「ならう、慣れる」。規制に慣れること。

---

③所食之味
有與病相宜
有與身為害
若得宜則益體
害則成疾
以此致危例皆難療

食する所の味
病と相宜しき有り
身と害を為す有り
若し宜しきを得るときは則ち體に益《エキ》あり
害するときは則ち疾を成す
此を以て危を致せば例《なら》べて皆療し難し

訳

食物のもっている五味即ち五つの栄養素には病気と相性が良いものと体に害をなすものとがある。相性が良い場合は体に有益である。害をなすものは病気を生ずる。食べ物の害で危険な状況を起こした場合は、一般に治療が難しい。

④凡煮薬飲汁以解毒者　凡そ薬を煮、汁を飲んで以て毒を解せんとする者は
雖云救急不可熱飲　急を救うと云うと雖も熱飲す可からず
諸毒病得熱更甚　諸々の毒の病は熱を得るときは更に甚だし
宜冷飲之　宜しく之を冷飲すべし

訳

一般に薬を煎じ、その汁を飲んで、病毒を解消するときは、救急の場合でも熱い薬を飲んではいけない。多くの毒に当たった病は熱い薬を飲むと一層病勢が激しくなる。薬を冷やしてから飲むべきである。

二①肝病禁辛　肝（木）の病は辛（金の味）を禁ず（金剋木）
心病禁鹹　心（火）の病は鹹（水の味）を禁ず（水剋火）
脾病禁酸　脾（土）の病は酸（木の味）を禁ず（木剋土）
肺病禁苦　肺（金）の病は苦（火の味）を禁ず（火剋金）
腎病禁甘　腎（水）の病は甘（土の味）を禁ず（土剋水）

訳

肝の病のときは、辛の味をもったものを食べることを禁止する。
肝は五行の木に属し、辛は肝木を剋する肺金の味だからである。
心の病のときは、鹹の味をもったものを食べることを禁止する。
心は五行の火に属し、鹹は心火を剋する腎水の味だからである。
脾の病のときは、酸の味をもったものを食べることを禁止する。
脾は五行の土に属し、酸は脾土を剋する肝木の味だからである。
肺の病のときは、苦の味をもったものを食べることを禁止する。

肺は五行の金に属し、苦は肺金を剋する心火の味だからである。
腎の病のときは、甘の味をもったものを食べることを禁止する。

腎は五行の水に属し、甘は腎水を剋する脾土の味だからである。

---

②春不食肝
夏不食心
秋不食肺
冬不食腎
四季不食脾

春は肝を食《くら》わず
夏は心を食わず
秋は肺を食わず
冬は腎を食わず
四季は脾を食わず

訳

春は五行の木に属するが、同じく木に属する肝を食べない。夏（火）には心（火）を食べない。秋（金）は肺（金）を食べない。冬（水）は腎（水）を食べない。土用の季節には脾（膵藏）を食べない。

注

○四季　春夏秋冬の四季、それぞれの末十八日間。五行の土に属する。

---

③辯曰
春不食肝者為肝氣王脾氣敗
若食肝則又補肝
脾氣敗尤甚不可救

辯じて曰く
春に肝を食わざるは肝氣王し脾氣敗れるが為なり
若し肝を食えば則ち又肝を補い
脾氣の敗るること尤も甚だしく救う可からず

又肝王之時不可以死氣入肝恐傷魂也
若非王時即虛以肝補之佳
餘藏準此

又肝の王する時には死氣を以て肝に入れる可からず（肝の藏する）魂を傷《やぶ》ることを恐れるなり
若し王時に非ず即ち虛するときは肝を以て補するは佳
餘（その他の）藏は此に準ず

訳

その理由を説明する。

春に肝を食べないのは、春は肝の機能が亢進して脾の機能を低下させるからである。もし春に肝を食べると、季節的に亢進している肝を更に補うことになり、脾を抑制する力が増して、脾の機能低下は更に強くなり、救うことができなくなる。

また、肝の機能が亢進している季節には動物の藏器がもつ死気を肝に入れてはいけない。肝の藏する魂を傷つけることを恐れるからである。機能亢進の季節ではないとき、即ち機能が低下しているとき（秋が最低）には、動物の肝で人の肝の機能を補うのは結構なことである。

肝以外の四つの藏器についてもこの原則に準じた取り扱いをする。

注

○**辯**　言葉で物事を切り分ける、説明すること。○**死氣**　死んだ動物の藏器がもつ障害因子。○**非王時**　肝木の機能は秋、肺金の王する季節に最低になる。金剋木。

三　凡肝臟自不可輕啖
自死者彌甚

凡そ肝臟は自ら輕々しく啖《くら》う可からず
自死せる者は彌《いよいよ》甚だし

訳

一般的に、肝藏は当然軽々しく食べてはいけないものである。ことに病死した動物の肝藏の場合は一層食べてはいけない。

注

○肝臟自不可輕噉　肝は解毒器官である。他の藏器に比べて有毒物を含む可能性が大きい。**○自死**　病死である。健康な動物を屠殺したものではないので病毒の存在が疑われる。

四　凡心皆為神識所舍
勿食之
使人来生復其報對矣

凡そ心は皆神識の舍《やど》る所と為《な》す
之を食《くら》うこと勿れ
人の来生に其の報對を復せしめん

訳

一般的に、心藏は精神が宿っている所だと考えられている。これを食べてはいけない。来世に報いを受けることになる。

五　凡肉及肝落地不着塵土者
不可食之

凡そ肉及び肝の地に落ちて塵土を着けざる者は
之を食う可からず

訳

一般に肉や肝で、地面に落ちて塵や土が着かないものは食べてはいけない。乾燥して古くなっている。

六　猪肉落水浮者不可食　　猪の肉の水に落ちて浮く者は食う可からず

訳

豚肉で、水の中に落ちて浮かぶものは食べてはいけない（腐敗、ガスが発生している）。

七　諸肉及魚　　諸々の肉及び魚
若狗不食鳥不啄者　　若し狗が食わず、鳥が啄《ついば》まざる者は
不可食　　食う可からず（腐敗している）

訳

様々な肉や魚で、犬も食べず、鳥も啄ばまないものは食べてはいけない。

八　諸肉不乾火炙不動　　諸々の肉の乾かず、火に炙って動かず
見水自動者不可食之　　水を見て自ずから動く者は之を食う可からず

訳

様々な肉で乾燥していない、火に炙っても動かない、水をつけると自然に動くものは食べてはいけない。

注

○**見水自動者**　腐敗した肉内のガスや水分の排出により動く。

九　肉中有如朱點者不可食之　　肉の中に朱點の如き有るものは之を食う可からず

訳

肉に赤い点々のあるもの（凝血であろう）は食べてはいけない。

一〇　六畜肉熱血不断者不可食之　　六畜の肉、熱血断たざる者は之を食う可からず

訳

六畜の肉で、熱い血がまだ出ているものは食べてはいけない。

注

○**六畜**　牛馬豚羊犬鶏。○**熱血不断**　熱い血の滴ること。血が凝血しないものである。血液疾患の疑いがある。

一一　父母及身本命肉
食之令人神魂不安　　父母及び（本人の）身の本命の肉は
之を食えば人の神魂をして不安ならしむ

訳 父母や本人の本命に当たる動物の肉を食べると、精神に異常を起こす。

注 **○本命肉** 本命は生まれた年の干支。ここは十二支をいう。本命の肉とは子の年は鼠、丑は牛等をいう。子年の人は鼠を食べてはいけないということ。

一二 **食肥肉及熱羹不得飲冷水**

肥肉及び熱き羹《コウ》（あつもの）を食うときは冷水を飲むことを得ず

訳 脂肪の多い肉や熱い吸い物を食べるときは、冷水を飲んではいけない（消化を悪くする意味か）。

一三 **諸五臓及魚投地塵土不汚者不可食之**

諸々の五臓及び魚は地に投じて塵土にて汚れざる者は之を食う可からず

訳 いろいろな動物の五藏や魚で、地面に投げ出して塵や土の着かないものは食べてはいけない。

一四　穢飯餒肉臭魚食之皆傷人　穢《ワイ》（よごれた）飯、餒《あざれる》肉、臭う魚は之を食えば皆人を傷る

訳

よごれた飯や腐った肉、悪臭のする魚は食べると傷害が起こる。

注

○**餒**　音ダイ。あざる（魚が腐って肉がただれること）。また飢え。○『論語』郷党第十に「魚餒而肉敗不食（魚の餒れ、肉の敗《やぶ》れたるは食わず）」とある。

一五　自死肉口閉者不可食之　自死せる肉、口閉じたる者は之を食う可からず

訳

自然に死んだ（病死の可能性が高い）動物の肉や、死後口を閉じたまま（異常）の動物を食べてはいけない。

一六　六畜自死皆疫死則有毒不可食之　六畜の自死せるものは皆疫死なり、則ち毒有り之を食う可からず

訳
六畜で自然に死んだものは皆流行病である。つまり有毒なので、食べてはいけない。

一七　獣自死北首及伏地者食之殺人

獣の自死して北首し及び地に伏する者は之を食えば人を殺す

訳
獣が自然に死んで頭を北に向けているとき、また腹臥位でいるときは、これを食べると人を殺す。

注
○**北首**　人が死んで葬るとき、頭を北に向ける。これを北首という。死また死人の象徴。

一八　食生肉飽飲乳変成白蟲
（一作血蠱）

生肉を食い飽きて乳を飲むと変じて白蟲と成る
（一に血蠱に作る）

訳
生肉を食べて乳汁をたくさん飲むと、変化して白虫になる。三八条とほぼ同文。

注
○**白蟲**　寸白虫である。「寸白虫は九虫の一である。長さは一寸で色が白い。形は小褊《ショウヘン》（巾が狭い）である。……亦云う、生魚を食べた後直ぐに乳酪を飲むと之を発生させる、と」（『諸病源候論』巻十八、寸白虫の候）。

一九　疫死牛肉

食之令病洞下亦致堅積

宜利藥下之

疫死した牛肉は

之を食えば洞下を病ましむ、亦た堅積を致す

宜しく利藥をもって之を下すべし

訳

疫病で死んだ牛の肉を食べると「つつ下し（完穀下利）」を起こしたり、腹部の硬い「しこり」を生ずる。下剤で瀉下するのが宜しい。

注

○洞下　下利。**○堅積**　腹部腫瘤。

二〇　脯藏米甕中有毒

及經夏食之發腎病

脯《ほじし》、米甕《かめ》中に藏するは毒有り

及び夏を經て之を食えば腎病を發す

訳

干した肉を米を入れた甕に貯蔵すると、（温熱に蒸されて腐敗し）有毒になる。この肉を食べたり、また夏を経過した後に食べると腎臓病になる。

注

○脯　音ホ。蒸して平らに伸ばし干した肉。**○甕**　音オウ。かめ。土製あるいは陶器の壺型の貯蔵器。水や酒を貯える。**○經夏食之發腎病**　夏の湿熱は肉を腐敗させる。（腐敗した）肉は脾土に属しており、土剋水で腎を傷る。

二一　〔治自死六畜肉中毒方〕　自死せる六畜の肉の中毒を治する方

治自死六畜肉中毒方
黄蘗の屑を擣いて方寸匕を服す

訳
略す。

注
○**黄蘗**（蘗木）苦寒　五藏腸胃中の結熱、黄疸／肌膚熱赤起、目熱赤痛、口瘡。

二二　〔治食鬱肉漏脯中毒方〕　鬱肉、漏脯を食して中毒せるを治する方

（鬱肉、密器蓋之
隔宿者是也
漏脯、茅屋漏下沾着者是也）

（鬱肉とは密器にて之を蓋し
宿を隔てたる者是なり
漏脯とは茅屋の漏下に沾着《テンチャク》せる者是なり）

治食鬱肉漏脯中毒方
犬の屎《シ》（糞）を焼き酒にて方寸匕を服す、毎（その度）に人の乳を服するも亦良し、生の韮《にら》の汁三升を飲むも亦得たり

訳

略す。

注

○鬱肉　長く器の中に貯蔵して腐敗した肉。**○漏脯**　茅屋（茅葺の屋根）の漏下（雨漏り）で脯肉を沾着（湿らせ腐敗）したもの。**○沾着**　沾は「うるおす」、着は附着。**○盖**　音カイ。おおう。ふたをする。**○宿**　一晩。一夜の泊り。

二三〔治黍米中藏乾脯食之中毒方〕　黍米の中に藏した乾脯之を食いて毒に中れるを治する方

治黍米中藏乾脯食之中毒方

大豆、濃く煮た汁を数升飲めば即ち解す、亦た狸の漏脯等の毒を治す

訳

略す。

注

○大豆（生大豆）　煮汁飲めば鬼毒を殺し痛を止める／甘平　水脹、傷中、烏頭毒を消す。

二四〔治食生肉中毒方〕　生の肉を食いて中毒せるを治する方

治食生肉中毒方

地を掘ること深さ三尺にして其の下の土三升を取り水五升を以て煮て數沸し澄清の汁一升を飲む、即ち愈ゆ

訳
略す。

二五 〔治六畜鳥獸肝中毒方〕 六畜鳥獸の肝の中毒を治する方

治六畜鳥獸肝中毒方
水に浸した豆豉（黒大豆の納豆）を絞って汁を取り數升を服すれば愈ゆ

訳
略す。

二六 馬脚無夜眼者不可食之 馬脚に夜眼《ヤガン》無き者は之を食う可からず

訳
馬の脚に夜眼のないものは食べてはいけない。

注
○**夜眼** 馬の膝の上にある碁石大の無毛の黒点。これによって馬は

夜行くことができる。

二七　食酸馬肉不飲酒則殺人　酸馬の肉を食うときは酒を飲まざれば則ち人を殺す

訳

酸馬（駿馬）の肉を食べたとき、酒を飲まないと死ぬ。

二八　馬肉不可熱食傷人心　馬の肉は熱食す可からず、人の心を傷る

訳

馬の肉は熱して食べてはいけない。心藏を悪くする。

注

○**傷人心**　馬は陽物である。熱気が強い。熱を加えるとますます陽気が強くなる。これを食えば心を傷る。「心は熱を悪《い》む」（『素問』宣明五氣篇第二三）。

二九　馬鞍下肉食之殺人　馬の鞍の下の肉は之を食えば人を殺す

訳

馬の鞍の下の肉は、食べると死ぬ。

三〇　白馬黒頭者不可食之　白馬で黒い頭の者は之を食う可からず

訳

白馬で頭の黒いものは食べてはいけない。

三一　白馬青蹄者不可食之　白馬で青い蹄の者は之を食う可からず

訳

白馬で蹄《ひづめ》の青いものは食べてはいけない。

三二　馬肉豚肉共食飽酔臥大忌　馬肉と豚肉を共に食い飽きて酔臥するは大忌なり

訳

馬肉と豚肉を一緒に飽食し、酒を飲んで寝ることは大きな忌みごとで、してはいけない。

三三　驢馬肉合猪肉食之成霍亂　驢馬肉は猪肉と合せて之を食えば霍亂と成る

訳
驢馬の肉と猪肉を一緒に食べると霍乱（急性の嘔吐下利症）を発生する。

三四　馬肝及毛不可妄食中毒害人　馬の肝及び毛は妄りに食す可からず、中毒して人を害す

訳
馬の肝と毛は妄りに食べてはいけない。中毒を起こして障害となる。

三五〔治馬肝毒中人未死方〕　馬の肝の毒、人に中って未だ死なざるを治する方

治馬肝毒中人未死方
雄の鼠の屎二七粒、之を末とし水に和して服す、日に再服す（屎の尖れる者是）
又方……人の垢、方寸匕を取って之を服すれば佳なり

訳
略す。

三六　〔治食馬肉中毒欲死方〕　馬の肉を食い毒に中って死せんと欲するを治する方

治食馬肉中毒欲死方
香豉二兩　杏仁三兩
右二味、蒸すこと一食頃、熟せば杵ついて之を服す、日に再服す
又方……蘆の根の汁を煮て之を飲むも良し

訳
略す。

三七　疫死牛或目赤或黄　疫死せる牛、或は目赤く（心の傷害）、或は黄（肝の傷害）なるは
食之大忌　之を食うこと大忌なり

訳
疫病で死んだ牛で、赤や黄色の目をしたものは、心や肝に傷害があるから、大いに慎んで、これを食べてはいけない。

三八　牛肉共猪肉食之必作寸白蟲　牛肉は猪の肉と共に食えば必ず寸白蟲を作《おこ》す

訳
牛肉と豚肉を一緒に食べると、必ず寸白虫になる。一八条とほぼ同文。

三九　青牛腸不可合犬肉食之　青い牛の腸は犬の肉に合わせて之を食う可からず

訳
青牛の腸は犬の肉と一緒に食べてはいけない。

四〇　牛肺従三月至五月　牛の肺、三月従《よ》り五月に至って
其中有蟲如馬尾　其の中に蟲有りて馬の尾の如きものは
割去勿食食則損人　割って去り食うこと勿れ、食えば則ち人を損す

訳
牛の肺は三月から五月の間は、その中に尾に似た蟲（各種の寄生虫である）が入っている。肺を割いて蟲を取り去り、これを食べないようにする。食べると傷害を起こす。

四一　牛羊猪肉
皆不得以楮木桑木蒸炙
食之令人腹内生蟲

牛羊猪の肉は
皆、楮木、桑木を以て蒸し炙ることを得ず
之を食えば人腹内に蟲を生ぜしむ

訳
牛、羊、猪（豚）の肉は楮《こうぞ》の木や桑の木で蒸したり炙ったりしてはいけない。そうしたものを食べると腹の中に寄生虫が発生する（理由は不明）。

四二　噉蛇牛肉殺人
何以知之
噉蛇者毛髪向後順者是也

蛇を噉《くら》いし牛の肉は人を殺す
何を以て之を知るか
蛇を噉える者は、毛髪後を向いて順《なび》く者是なり

訳
蛇を食べた牛の肉は人を殺す。それを知る方法。蛇を食べたものは毛髪が後ろに向かってなびくものである。これによって知ることができる。

四三〔治噉蛇牛肉食之欲死方〕　蛇を噉いし牛の肉、之を食いて死せんと欲するを治する方

治噉蛇牛肉食之欲死方

人の乳汁一升を飲めば立ちどころに愈ゆ
又方……泔《カン》（米のとぎ汁）を以て頭を洗い、一升を飲めば愈ゆ
牛の肚（腹）を細かに切り水一斗を以て煮て一升を取り、煖めて之を飲む、大いに汗出づる者は愈ゆ

訳

略す。

四四　〔治食牛肉中毒方〕　牛肉を食いて中毒せるを治する方

治食牛肉中毒方
甘草の煮汁、之を飲めば即ち解す

注

○甘草　甘平　解毒／百薬の毒を解す。

訳

略す。

四五　羊肉其有宿熱者不可食之　羊肉、其の宿熱有る者は之を食う可からず

訳

元々発熱していた羊の肉は食べてはいけない。

注

○羊肉　甘大熱　無毒、補中益気、安心止驚（『名医別録』）。○宿熱　前々から発熱してること。感染症の疑いがある。

四六　羊肉不可共生魚酪食之害人　　羊肉は生魚、酪と共に之を食う可からず、人を害す

訳

羊の肉は活き魚や乳酪と一緒に食べると傷害を起こす。

四七　羊蹄甲中珠子白者名羊懸筋食之令人癲　　羊蹄甲の中にある珠子の白き者を羊懸筋と名づく之を食えば人をして癲（頭の病）せしむ

訳

羊の蹄の甲の中にある白い珠玉は、羊懸筋と名づける。これを食べると頭痛、癲癇等、頭の病気になる。

四八　白羊黒頭、食其脳、作腸癰　　白羊の黒頭のもの、其の脳を食えば腸癰を作す

訳

頭の黒い白羊の脳を食べると、腸癰（腸の化膿性の病）を起こす。

四九　羊肝共生椒食之　羊の肝は生の椒《はじかみ》と共に之を食えば
破人五藏　人の五藏を破る

訳

羊の肝藏を生の山椒と一緒に食べると、五藏を傷害する。

五〇　猪肉共羊肝和食之　猪の肉は羊の肝と共に和して之を食えば
令人心悶　人の心をして悶せしむ

訳

豚肉は羊の肝と一緒に食べると、心悶（心の苦悶）を発生する。

五一　猪肉以生葫荽同食　猪の肉は生の葫荽《コスイ》を以て同（一緒に）食すれば
爛人臍　人の臍を爛らす

訳

豚の肉と生の葫荽を一緒に食べると、臍が爛れる。

注

○葫荽　荽は音スイ。コエンドロ、またコリアンダー。胡荽とも書く。セリ科の一年草で、芳香があり香料とする。また健胃、駆風剤として薬用にする。葫は音コ。にんにく。

五二　**猪脂不可合梅子食之**　**猪の脂は梅の子《たね》と合わせて之を食う可からず**

訳

豚の脂は梅の実と一緒に食べてはいけない。

五三　**猪肉和葵食之少氣**　**猪の肉は葵に和して之を食えば少氣す**

訳

豚肉は葵と一緒に食べると、息切れが起こる。

五四　**鹿人不可和蒲白作羹食之發惡瘡**　**鹿人（肉）は蒲白に和して羹を作る可からず之を食えば悪瘡を發す**

訳 鹿の肉は蒲白（蒲の新芽）と一緒に羹を作ってはいけない。これを食べると悪性の発疹、出来物が発生する。

五五　**麋脂及梅李子**
若妊婦食之令子青盲
男子傷精

麋《なれしか》の脂及び梅李の子《たね》
若し妊婦が之を食えば子をして青盲ならしめ
男子は精を傷る

訳 麋の脂と梅や李の種は、妊婦がこれを食べると子供が青盲になる。男子の場合は精液を傷つける。

注 **○麋**　音ビ。大鹿の一種。**○青盲**　あおぞこひ。

五六　**麞肉**
不可合蝦及生菜梅李果食之
皆病人

麞《ショウ》（のろ、くじか）の肉は
蝦《えび》及び生菜、梅、李の果を合わせて之を食う可からず
皆人を病ましむ

訳 麞の脂は蝦、生野菜、梅や李の果実と一緒に食べてはいけない。　皆、人を病気にする。

五七　瘧疾人不可食熊肉
令終身不愈

瘧疾の人は熊の肉を食う可からず
終身愈えざらしむ

訳
慢性の病気を抱えた人は熊の肉を食べてはいけない。一生直らない病気になる。

五八　白犬自死不出舌者
食之害人

白犬の自死して舌を出さざる者は
之を食えば人を害す

訳
病死した白犬で舌を出していないものを食べると、人に傷害を起こす。

五九　食狗鼠餘
令人發瘻瘡

狗や鼠の餘（食い余し）を食えば
人をして瘻瘡を發せしむ

訳
犬や鼠の食べ残しを食べると瘰癧を起こす。

注
○**瘻瘡**　瘻は瘰癧あるいは佝僂病。ここは瘰癧。瘡は出来物。瘻瘡で瘰癧の腫れ物である。

六〇　〔治食犬肉不消
心下堅或腹脹、口乾大渇
心急發熱、妄語如狂
或洞下方〕

犬の肉を食って消《こな》れず
心下堅、或は腹脹、口乾大渇
心急（ひきつれ）、發熱、妄語狂うが如く
或は洞下（下利）するを治する方

治食犬肉不消、心下堅或腹脹、口乾大渇、心急、發熱、妄語如狂、或洞下方
杏仁一升　皮を合せ熱せしめ研《す》って用う
右一味、沸湯三升を以て和して汁を取り、分けて三服す、肉片を利下すれば大いに験《しるし》有り

注

○**熱**　杏仁と杏の皮を良く擂り混ぜて区別ができないほどにすること。

訳

略す。

六一　婦人妊娠不可食
兎肉山羊肉及鱉雞鴨
令子無聲音

婦人妊娠のときは食う可からず
兎肉、山羊肉、及び鱉《ベツ》、雞、鴨は
子をして聲音を無からしむ

訳

妊娠した女性は兎の肉、山羊の肉、スッポン、鶏、鴨を食べてはいけない。子供の声が出なくなる。

注

○鱉　音ベツ。スッポン。鼈と同じ。

六二　兎肉不可合白雞肉食之　令人面發黄

兎肉は白い雞の肉に合わせて之を食う可からず　人をして面に發黄せしむ

訳

兎の肉は白い鶏の肉と一緒に食べてはいけない。顔面が黄色くなる。

六三　兎肉着乾薑食之成霍亂

兎肉は乾薑を着けて之を食えば霍亂と成る

訳

兎の肉は乾姜に着けて食べると、急性の嘔吐下利症になる。

六四　凡鳥自死　口不閉翅不合者不可食之

凡そ鳥の自死して　口閉じず、翅合わざるものは之を食う可からず

訳 一般的に自然に死んだ鳥で、口が閉じておらず、翅の合わさっていないものは食べてはいけない。

六五　諸禽肉肝青者食之殺人　諸々の禽（鳥）肉の肝の青き者之を食えば人を殺す

訳 いろいろな鳥肉のうち、肝の青いものは、これを食べると死ぬ。

六六　雞有六翮四距者不可食之　雞の六翮四距有る者は之を食う可からず

訳 鶏で羽根が六つ、蹴爪が四つあるものは食べてはいけない。

注 ○翮　音カク。羽根、つばさ。○距　音キョ。蹴爪。

六七　烏雞白首者不可食之　烏雞の白首の者は之を食う可からず

訳 黒い鶏で首の白いものは食べてはいけない。

六八　雞不可共葫蒜食之滯氣

雞は葫蒜と共に之を食う可からず、氣を滯《とどこお》らす（一に云う、雞子と）

訳

鶏は葫蒜《コサン》（にんにく）と一緒に食べてはいけない。気が滞る（胸なら息切れ、腹なら胃の停滞、腸のガス貯留）。（ある本では鶏の卵という）。

六九　山雞不可合鳥獣肉食之

山雞は鳥獣の肉と合わせて之を食う可からず

訳

山鶏は他の鳥や獣の肉と一緒に食べてはいけない。

七〇　雉肉久食之令人痩

雉の肉は久しく之を食えば人をして痩せしむ

訳

雉の肉は長く食べていると、体が痩せる。

七一　鴨卵不可合鱉肉食之　鴨の卵は鱉の肉と合わせて之を食う可からず

訳

鴨の卵はスッポンの肉と一緒に食べてはいけない。

七二　婦人妊娠食雀肉　婦人妊娠して雀の肉を食えば
令子淫亂無恥　子をして淫亂無恥ならしむ

訳

妊娠している女性が雀の肉を食べると子供が淫乱（性的放縦）で　厚顔無恥になる。

七三　雀肉不可合李子食之　雀の肉は李の子《たね》と合わせて之を食う可からず

訳

雀の肉は李の種と一緒に食べてはいけない。

七四　燕肉勿食
入水為蛟龍所噉　　燕の肉は食うこと勿れ
水に入るとき蛟龍の噉う所と為《な》る

訳
燕の肉を食べてはいけない。水に入ると蛟龍《みずち》に食べられる。

七五　〔鳥獣有中毒箭死者
其肉有毒解之方〕　　鳥獣の毒の箭に中って死せる者
其の肉には毒有り、之を解する方

鳥獣有中毒箭死者、其肉有毒、解之方
大豆　煮汁及び鹽汁、之を服すれば解す

訳
略す。

七六　魚頭正白如連珠至脊上
食之殺人　　魚の頭の正に白きこと珠を連ねて脊上に至る如きは
之を食えば人を殺す

訳　魚の頭が真っ白で、その白が珠を連ねたように、脊にまで及んでいるものは食べると死ぬ。

七七　魚頭中無腮者不可食之殺人

魚の頭の中に腮《えら》無き者は之を食う可からず、人を殺す

訳　魚の頭に鰓のないものは食べてはいけない。人を殺す。

七八　魚無腸膽者不可食之三年陰不起女子絶生

魚の腸膽無き者は之を食う可からず三年陰起たず、女子は生を絶つ

訳　魚で腸や胆のないものは食べてはいけない。食べると三年間陰萎になる。女性では妊娠しても子供が育たない。

七九　魚頭似有角者不可食之

魚の頭の角《つの》有るに似たる者は之を食う可からず

訳

魚の頭に、角に似たものがあるときは食べてはいけない。

八〇　魚目合者不可食之　魚の目の合う者は之を食う可からず

訳

魚の目の閉じているものは食べてはいけない。

八一　六甲日勿食鱗甲之物　六甲の日には鱗甲の物を食うこと勿れ

訳

六甲の日には鱗や甲羅のあるものを食べてはいけない。

注

〇六甲　暦の上で甲子、甲戌、甲申、甲午、甲辰、甲寅の六つの甲の付く日。

八二　魚不可合雞肉食之　魚は雞肉に合わせて之を食う可からず

訳　魚は鶏の肉と一緒に食べてはいけない。

八三　魚不得合鸕鷀肉食之　　**魚は鸕鷀《ロジ》の肉と合わせて之を食うことを得ず**

訳　魚は鸕鷀（川鵜）の肉と一緒に食べてはいけない。

八四　鯉魚鮓　　**鯉魚の鮓《すし》は**
不可合小豆藿食之　　**小豆の藿《カク》（葉）と合わせて之を食う可からず**
其子不可合猪肝食之害人　　**其の子は猪の肝に合わせて之を食う可からず、人を害す**

訳　鯉の鮨は小豆の葉と一緒に食べてはいけない。鯉の卵は豚の肉と一緒に食べてはいけない。有害である。

八五　鯉魚不可合犬肉食之　　**鯉魚は犬の肉に合わせて之を食う可からず**

訳 鯉魚は犬の肉と一緒に食べてはいけない。

八六　鯽魚不可合猴雉肉食之
　　一云不可合猪肝食

鯽《ソク》魚は猴雉の肉と合わせて之を食う可からず
一に云う、猪の肝と合わせて食う可からず

訳 鮒《ふな》は猿や雉の肉と一緒に食べてはいけない。あるいは豚肉と一緒に食べてはいけないという。

八七　鯷魚合鹿肉生食
　　令人筋甲縮

鯷《ひしこ》魚は鹿の肉と合わせて生で食うと
人の筋甲を縮ましむ

訳 「ひしこいわし」は鹿の肉と一緒に生で食べると、腱や爪の甲が縮む。

八八　青魚鮓不可合生葫荽及生葵
　　并麥中食之

青い魚の鮓は生の葫荽及び生の葵に合せて
麥の中に并《なら》べて之を食う可からず

訳 青魚（鯖）の鮨は生のコエンドロ、生の葵と一緒に麦の中に混ぜて食べてはいけない。

八九　鰌鱔不可合白犬血食之

鰌鱔は白い犬の血に合わせて之を食う可からず

訳 どじょう（鰌）とうなぎ（白鱔）とたうなぎ（黄鱔）は、白犬の血と一緒に食べてはいけない。

九〇　龜肉不可合酒果子食之

龜の肉は酒や果子と合わせて之を食う可からず

訳 亀の肉は酒や果物と一緒に食べてはいけない。

九一　鱉目凹陷者及厭下有王字形者不可食之

鱉の目の凹陥せる者及び厭下《エンカ》（腹の下）に王の字の形有る者は之を食う可からず

訳

スッポンの目の落ち凹んでいるもの、及び腹の下に王の字の形のあるものは食べてはいけない。

九二　又其肉不得合雞鴨子食之

又其の肉は雞鴨の子と合わせて之を食うことを得ず

訳

またスッポンの肉は鶏と鴨の卵と一緒に食べてはいけない。

九三　龜鱉肉不可合莧菜食之

龜と鱉の肉は莧菜と合わせて之を食う可からず

訳

亀とスッポンの肉は莧菜《カンサイ》（ひゆ）と一緒に食べてはいけない。

九四　鰕無鬚及腹下通黒煮之反白者不可食之

鰕《えび》の鬚無きもの及び腹の下通じて黒く之を煮ると反って白き者は之を食う可からず

訳

鰕の鬚《ひげ》のないもの、および腹の下が一面に黒く、煮るとかえって　白くなるものは食べてはいけない。

九五　食膾飲乳酪
　　令人腹中生蟲為瘕

膾《カイ》（なます）を食って乳酪を飲むと
人の腹中に蟲を生じ瘕《カ》を為《つく》らしむ

訳

なますを食べて乳酪を飲むと、腹の中に蟲が生じて腫瘤を作る。

注

〇**膾**　肉を細く切り彩りよくとり合わせたもの。〇**瘕**　腹部腫瘤の一種。癥瘕また癥瘕積聚と熟すことが多い。〇**乳酪**　バター。

九六　〔鱠食之在心胸間不化
　　吐復不出、速下除之
　　久成癥病、治之方〕

鱠、之を食い、心胸間に在って（消）化せず
吐せんとするも復た出でず、速やかに下して之を除け
久しくして癥病（腹部腫瘤）と成る、之を治する方

鱠食之、在心胸間不化、吐復不出、速下除之、久成癥病、治之方

橘皮一兩　大黄二兩　朴硝二兩

右三味、水一大升を以て煮て小升に至る、頓服すれば即ち消す

訳

略す。

九七

〔食鱠多不消結為癥病治之方〕　鱠を食いて多く消《こな》れず結ぼれて癥病と為《な》る、之を治する方

食鱠多不消、結為癥病、治之方

馬鞭草

右一味、搗いて汁となし之を飲む、あるいは薑の葉の汁を以て之を飲むこと一升するも亦た消ゆ、又吐薬を服して之を吐かしむ可し

注

○**馬鞭草**（クマツヅラ）下部の䘌瘍を治す（『名医別録』）。○**薑**　生姜。○**癥病**《チョウビョウ》　腹部腫瘤。

訳

略す。

九八

〔食魚後食毒兩種煩亂治之方〕　魚を食いて後に毒を食し（中毒し）、兩種（の中毒により）煩亂す、之を治する方

食魚後食毒、兩種煩亂、治之方

橘皮（甘橘類の皮）

濃く煎じた汁、之を服すれば即ち解す

訳
略す。

九九　〔食鯸鮧魚中毒方〕　鯸鮧魚（河豚《フグ》）を食いて毒に中る方

食鯸鮧魚中毒方

蘆根

煮汁之を服すれば即ち解す

訳
略す。

一〇〇　蟹目相向足班目赤者不可食之

蟹の目の相向かい、足が班《まだら》で目の赤き者は之を食う可からず

訳

蟹の目が向かい合い、足が斑で目の赤いものは食べてはいけない。

一〇一〔食蟹中毒治之方〕　蟹を食いて中毒、之を治する方

食蟹中毒治之方

紫蘇

煮汁、之を飲むこと三升、紫蘇子の搗ける汁、之を飲むも亦良し

又方……冬瓜の汁二升を飲む、冬瓜を食うも亦可

訳

略す。

注

〇**紫蘇**（蘇）　辛温　下気、寒中を除く（『名医別録』）。〇**冬瓜**　甘平　益気／白冬子（冬瓜の子）　煩満を除く。〇**白冬瓜**　水脹を除く、小便を利す、渇を止める。

一〇二　凡蟹未遇霜多毒　凡そ蟹の未だ霜に遇わざるものは毒多し
其熟者乃可食之　其の熟せる者は乃ち之を食う可し

訳
一般に霜に遇わない蟹には毒が多い。霜に遇って熟したものは食べてよい。

一〇三　蜘蛛落食中有毒勿食之　蜘蛛の食中に落ちるものは毒有り、之を食うこと勿れ

訳
蜘蛛が食物の中に落ちた場合は毒があるので、その食物は食べてはいけない。

一〇四　凡蜂蠅蟲蟻等多集食上　凡そ蜂、蠅、蟲、蟻等多く食の上に集るは
食之致瘻　之を食えば瘻を致す

訳
一般に蜂、蠅、蟲、蟻等はよく食物の上に集まるが、これを食べると瘻となる。

注
〇**瘻**　音ロウ。瘰癧または痔瘻、あるいは「せむし」。ここは痔瘻であろう。

果實菜穀禁忌并治　第二十五

一　果子生食生瘡　　果（果物の）子《たね》は生で食えば瘡を生ず

訳
略す。

注
○瘡　皮膚の発疹、化膿症。

二　果子落地經宿
蟲蟻食之者人大忌食之　　果子の地に落ちて宿（一晩）を経て
蟲蟻の之を食える者は人が之を食うを大いに忌む

訳
略す。

三　生米停留多日有損處
食之傷人　　生米の停留（貯蔵）すること多日にして損する處有るもの（傷んだもの）は
之を食えば人を傷（害す）る

訳

略す。

注

○生米停留多日　長期間貯蔵しておいた生米《なま》。腐敗や虫害で傷んだものである。

四

桃子多食令人熱　仍不得入水浴　令人病淋瀝寒熱病

桃の子《たね》は多く食えば人を熱せしむ　仍《なお》水に入りて浴することを得ず　人をして淋瀝《リンレキ》し寒熱病を病ましむ

訳

桃の種はたくさん食べると熱を起こす。また水浴してはいけない。水浴すると尿が絶え間なく垂れる淋病や悪寒発熱の病を生ずる。

注

○淋瀝　尿が絶え間なく垂れること。淋病、尿道炎、膀胱炎等で起こる。**○寒熱病**　悪寒と発熱が交互に起こる病。敗血症、腎盂腎炎等、感染症に見る。**○桃**　「其の実、味は酸、多食すれば人をして熱有らしむ」（『名医別録』）。

五

杏酪不熟傷人

杏酪《キョウラク》の熟せざるは人を傷る

訳

略す。

注

○杏酪　杏を煮て汁にしたもの。酪は牛乳等を煮詰めてバターのように脂肪を集めたもの。**○不熟**　半生や半熟のもの。

六　梅多食壊人歯　梅を多食すれば人の歯を壊《こぼ》つ

訳

略す。

七　李不可多食令人臚脹　李は多食す可からず、人の臚《ロ》（腹）をして脹せしむ

訳

略す。

注

○李　『名医別録』下品に「李核人……實、味苦、除痼熱、調中（李核人……実《み》、味は苦、痼熱を除き、中を調える）」とある。**○柰**　音ダイ。リンゴの一種。『名医別録』の下品に「柰、味苦寒、多食令人臚脹、病人尤甚（柰は味は苦寒、多食すれば人をして臚脹せしむ、病人は尤も甚だし）」とあり、本章と同文である。次の第八条が「林檎」となっている点から見ても、ここの「李」は「柰」の誤りではないかと考えられる。**○臚脹**　臚は丸く太った腹。脹は膨脹。腸管内のガスの貯留や腹水による。ここはガスであろう。

八　林檎不可多食令人百脉弱　林檎は多食す可からず、人の百脉をして弱からしむ

訳

略す。

注

○百脉弱　脈は血脈である。血脈とは血管である。全身の血管が弱くなる。**○林檎**　『開宝本草』に著録されている。『食療本草』には「林檎、味苦渋平、無毒、食之閉百脈（林檎、味は苦渋平、無毒、之を食えば百脈を閉ざす）」とある。

九　橘柚多食令人口爽
　　不知五味

橘と柚は多食すると人の口をして爽《ソウ》ならしめ
五味を知らざらしむ（物の味がわからなくなる）

訳

略す。

注

○爽　一般的には「さわやか」の意。ここは「たがう」の意。ばらばらになる、調子が狂うこと。『老子』第十二章に「五味令人口爽（五味は人の口をして爽わしむ）」とあるのは、この爽である。「爽《たご》う」と読む。ここは「爽《たご》わしむ」である。

一〇　梨不可多食令人寒中
　　金瘡産婦亦不宜食

梨は多食す可からず、人をして寒中（下利）ならしむ
金瘡（切り傷のある人）、産婦も亦宜しく食うべからず

訳

略す。

注

○**梨**　『名医別録』には「味苦寒、多食令人寒中、金創、乳婦尤不可食（味は苦寒、多食すれば人をして寒中ならしむ、金創のひと、乳婦即ち産婦は尤も食う可からず）」とある。乳は出産である。「人及び鳥の子を生むを乳と曰う」（『説文』）。ここはミルクのことではない。

一一　**櫻桃杏多食傷筋骨**　**櫻桃、杏は多食すれば筋骨を傷る**

訳

略す。

注

○**櫻桃**（さくらんぼ）　辛平　無毒（『名医別録』）。○**杏**「実、味は酸、多食す可からず、筋骨を傷る」（『名医別録』）。酸味は肝に属し、肝は筋を主る。故に酸味の多食は筋を傷る。

一二　**安石榴不可多食損人肺**　**安石榴《ザクロ》は多食す可からず、人の肺を損す**

訳

略す。

注

○**安石榴**「咽の燥渇を主る、人の肺を損す、多食す可からず」（『名医別録』）。

一三　胡桃不可多食令人動痰飲

胡桃《くるみ》は多食す可からず、人をして痰飲を動かしむ

訳

略す。

注

○**動痰飲**　痰も飲も水である。動痰飲は、水を動かして水腫や水症になるということ。

一四　生棗多食令人熱渇氣脹
寒熱羸痩者彌不可食傷人

生の棗は多食すると人をして熱渇、氣脹せしむ
寒熱、羸痩の者は彌《いよいよ》食う可からず、人を傷る

訳

略す。

注

○**生棗**　『名医別録』には「生棗、味甘辛、多食令人多寒熱、羸痩者不可食（生棗、味は甘辛、多く食えば人をして寒熱多からしむ、羸痩の者は食う可からず）」とある。○**熱渇**　『名医別録』では「多寒熱」となっている。熱渇は「胃熱によって渇を生ずる」の意。多は「しばしば」とも訓《よ》む。多寒熱は「悪寒発熱が起こりやすい」の意。○**氣脹**　ガスの貯留による腹満。

一五　〔食諸果中毒　治之方〕

諸々の果（果物）を食って中毒せるとき　之を治する方

食諸果中毒治之方
猪骨　燒いて灰にす
右一味、之を末とし水にて方寸匕を服す、亦馬肝、漏脯（雨漏りで汚れた乾し肉）等の毒を治す

訳
略す。

一六　木耳赤色及
仰生者勿食
菌仰巻及赤色者
不可食

木耳《きくらげ》の赤い色のもの
及び仰向けに生えている者は食うこと勿れ
菌《きのこ》の仰向けに巻くもの及び赤い色の者は
食う可からず

訳
略す。

一七　〔食諸菌中毒悶亂欲死　諸々の菌を食って中毒し悶亂して死せんと欲するもの

治之方〕　　之を治する方

食諸菌中毒、悶亂欲死、治之方

人糞の汁一升を飲む、土漿一二升を飲む、大豆の濃い煮汁、之を飲む、諸々の吐利の薬を服す、並びに（いずれの方法でも）解す

訳

略す。

注

○**土漿**　禽獣蟲魚禁忌二四条の地を掘って取った土を水に溶かしたものの上澄みである。

一八　〔食楓柱※菌而哭※不止　　楓樹菌を食って笑い止まず
治之以前方〕　　之を治するには前方を以てす

校

※柱　「樹」の誤り。訓読はこれに従う。
※哭　「笑」の誤り。訓読はこれに従う。

注

○**楓柱菌**　楓樹《かえで》に生えた菌《きのこ》。○**笑たけ**　毒キノコの一種。中枢神経系に作用して笑に似た興奮状態を起こす。

訳

略す。

一九　〔誤食野芋煩毒欲死
治之以前方〕
其野芋根
山東人名魁芋
人種芋、三年不収、亦成野芋
並殺人

誤って野芋を食い煩毒して死せんと欲す
之を治するには前方を以てす
其の野芋の根
山東の人は魁《カイ》（頭が丸く大きい）芋と名づく
人、芋《う》を種えて三年収めざれば亦野芋と成る
並びに人を殺す

訳

略す。

注

○野芋　音ヤウ。『新註校定国訳本草綱目』は野芋を「天南星科くわずいも」と考定している。『名医別録』には「芋《ウ》（さといも）、辛平、有毒、寛腸胃、充肌膚、滑中（芋、味は辛平、有毒、腸胃を寛くし、肌膚を充たし、中を滑らかにす）」とある。陶弘景はこれについて「種芋三年不採成梠芋、又別有野芋、形葉相似如一根、並殺人、人不識而食、垂死者、他人以土漿及糞汁與飲之、得活矣（芋を種（植）えて三年採らざれば梠芋に成る、又別に野芋有り、形や葉は相似て一根の如し、並びに人を殺す、人が識らずして食って死に垂《なんなん》とする者は、他人が土漿及び糞の汁を以て與に之を飲ませれば活きることを得）」（『本草経集注』）と注釈を加えている。

二〇　〔蜀椒閉口者有毒
誤食之戟人咽喉
氣病欲絶
或吐下白沫

蜀椒の口の閉じたる者は毒有り
誤って之を食えば人の咽喉を戟《さ》す
氣病んで絶えんと欲す
或は白沫を吐下し

身體痺冷　　身體痺《しび》れ冷《ひ》ゆ
急治之方〕　　急に之を治する方

蜀椒閉口者有毒、誤食之、戟人咽喉、氣病欲絶、或吐下白沫、身體痺冷、急治之方
肉桂の煎じ汁、之を飲む、冷水一二升を飲む、或は蒜を食う、或は地漿を飲む、或は濃く煮た豉の汁、之を飲む、並びに解す

訳
略す。

注
○**氣病欲絶**　意識消失である。○**蒜**　音サン。ひる。小蒜はのびる。大蒜はにんにく。○**地漿**　一七条の土漿と同じものである。○**豉**　納豆。

二一　正月勿食生葱　　正月には生の葱を食うこと勿れ
令人面生游風　　人の面に游風を生ぜしむ

訳
略す。

注
○**游風**　遊動性の発疹。アレルギー性のものか。

二二　二月勿食蓼傷人腎　二月は蓼《たで》を食うこと勿れ、人の腎を傷る

訳

略す。

二三　三月勿食小蒜傷人志性　三月は小蒜《のびる》を食うこと勿れ、人の志性（やる気）を傷る

訳

略す。

二四　四月八月勿食胡荽傷人神　四月八月は胡荽を食うこと勿れ、人の（精）神を傷る

訳

略す。

注

○**胡荽**　胡は葫である。葫荽《コスイ》はコエンドロまたコリアンダー。セリ科の一、二年草。乾燥種子はスパイスとして用いられる。健胃、駆風剤として薬用になる。

二五　五月勿食韮令人乏氣力

五月は韮《にら》を食うこと勿れ、人をして氣力を乏しからしむ

訳

略す。

二六　五月五日勿食一切生菜發百病

五月五日は一切の生菜を食うこと勿れ百病を發す（菜は野菜あるいはなたね）

訳

略す。

二七　六月七月勿食茱萸傷神氣

六月七月は茱萸《シュユ》（かわはじかみ）を食うこと勿れ、神氣を傷る

訳

略す。

二八　八月九月勿食薑傷人神　八月九月は薑（生薑）を食うこと勿れ、人の神を傷る

訳
略す。

二九　十月勿食椒　十月は椒（山椒）を食うこと勿れ
損人心傷心脉　人の心を損し、心（経の経）脉（血管）を傷る

訳
略す。

三〇　十一月十二月勿食薤　十一月十二月は薤《らっきょう》を食うこと勿れ
令人多涕唾　人をして涕唾を多からしむ

訳
略す。

三一　四季勿食生葵
令人飲食不化發百病
非但食中藥中皆不可用
深宜慎之

四季には生の葵を食うこと勿れ
人の飲食をして（消）化せず、百病を發せしむ
但に食中のみに非ず、藥中にも皆用いる可からず
深く宜しく之を慎むべし

訳
略す。

注
○**四季**　各季節の終り十八日をいう。季節の五行割り当ては、春は木、夏は火、秋は金、冬は水である。四季は土用になる。

三二　時病差未健
食生菜手足必腫

時病差《い》えて未だ健《すこや》かならずして
生の菜を食えば手足必ず腫る

訳
略す。

注
○**時病**　特定の季節に流行する病。季節病。多くは感染症。○**差**　愈と同意。治愈。

三三　夜食生菜不利人

夜に生の菜を食えば人を利せず（具合を悪くする）

訳 略す。

三四　十月勿食被霜生菜
令人面無光目澁心痛腰疼
或發心瘧
瘧發時
手足十指爪皆青困委

十月は霜を被れる生菜を食うこと勿れ
人の面をして光無く、目澁り、心痛し腰疼《うず》かしむ
或は心瘧を發す
瘧發する時
手足十指の爪皆青く困委す

訳 略す。

注 **○心瘧**　「心瘧は人をして煩心せしむること甚だし……寒多くして甚だしくは熱せず」（『素問』刺瘧論第三十六）。**○困委**　困は動きが取れない状態をいう。委には、「あなたまかせ、落ちる、だらりと落ちてそのまま」という意味がある。痿は「なえる、しびれる」の意味。体の力が抜けて思うようにならないこと。困委で「痿（手足のなえ）に苦しむ」という意味になる。

三五　葱韮初生芽者食之傷人心氣

葱や韮《にら》の初生の芽は之を食えば人の心氣（心の働き）を傷る

訳 略す。

三六　飲白酒食生韮令人病増　　白酒を飲み、生韮を食えば人の病を増さしむ

訳

略す。

三七　生葱不可共蜜食之殺人　　生葱は蜜と共に之を食えば人を殺す

獨顆蒜彌忌　　獨顆の蒜（のびる、にんにく）は彌《いよいよ》忌む

訳

略す。

三八　棗合生葱食之令人病　　棗は生葱と合わせて之を食うときは人をして病ましむ

訳

略す。

三九　生葱和雄雞雉白犬肉食之令人七竅經年流血

生葱は雄雞、雉、白犬の肉と與《とも》に之を食えば人の七竅《シチキョウ》をして年を經て流血せしむ

訳

略す。

注

○七竅　目耳鼻口。

四〇　食糖蜜後四日内食生葱蒜令人心痛

糖、蜜を食える後四日の内に生葱、蒜を食えば人をして心痛せしむ

訳

略す。

四一　夜食諸薑蒜葱等傷人心

夜に諸々の薑、蒜、葱等を食うと人の心を傷る

訳

略す。

四二　蕪菁根多食令人氣脹

蕪菁《ブセイ》根は多食すれば人をして氣脹せしむ

訳

略す。

注

○**蕪菁**　蕪菁はかぶ、かぶらな。菁はあおな、にらの花。○**氣脹**　腹部ガス。

四三　薤不可共牛肉作羹食之成瘕病韮亦然

薤は牛肉と共に羹を作る可からず之を食えば瘕病（腹部腫瘤）と成る、韮も亦然り

訳

略す。

四四　蕈多病※動痔疾

蕈《シュン》の多食は痔疾を動ず

校

※病「食」の誤り。訓読はこれに従う。

訳

略す。

注

○蓴　ぬなわ。蓴菜《ジュンサイ》。スイレン科の多年生水草。

四五　野苣不可同蜜食之作内痔　野苣《ヤキョ》は蜜と同《とも》に之を食う可からず内痔を作《おこ》す

訳

略す。

注

○野苣　苣はちさ。ちしゃ。レタス。キク科の一年草、あるいは二年草。サラダに使う。

四六　白苣不可共酪同食作䘌蟲　白苣（アマチサ）は酪と共に同食す可からず、䘌蟲を作す

訳

略す。

注

○作䘌蟲　䘌蟲《トクチュウ》を起こす。䘌は「羽虫、あぶ」。䘌蟲は陰部の皮膚病。

四七　黄瓜食之發熱病　黄瓜《オウカ》（キュウリ）は之を食えば熱病を發す

訳

略す。

注

○**黄瓜**　味は苦平涼。胸中の熱を除く、煩渇を解く、水道を利す（『中薬大辞典』）。

四八　葵心不可食傷人葉尤冷
黄背赤莖者勿食之

葵の心は食う可からず、人を傷る、葉は尤も冷える
背が黄色で莖の赤い者は之を食う勿れ

訳

略す。

四九　胡荽久食之
令人多忘

胡荽は久しく之を食えば
人をして忘れること多からしむ

訳

略す。

五〇　病人不可食胡荽及黄花菜

病人は胡荽及び黄花菜を食う可からず

訳

略す。

注

○黄花茱　『外臺秘要』に従い「黄花菜」とする。『本草綱目』には「紅花菜」があり、『新註校定国訳本草綱目』は「ひめゆり」と校定している。

五一　芋不可多食動病　芋《ウ》（いも）は多食す可からず、病を動ず

訳

略す。

五二　妊婦食薑　令子餘指　妊婦は薑を食えば　子をして餘指（多指）ならしむ

訳

略す。

五三　蓼多食發心痛　蓼は多食すれば心痛を發す

訳

略す。

五四　蓼和生魚食之令人奪氣陰核疼痛

蓼は生魚と和して之を食えば人をして奪氣（意識障害）せしめ陰核（鄧珍本は欬に作る）をして疼痛せしむ

訳

略す。

五五　芥菜不可共兎肉食之成悪邪病

芥菜《からしな》は兎の肉と共に之を食う可からず悪（性の）邪（気）の病と成る

訳

略す。

五六　小蒜多食傷人心力

小蒜《のびる》を多食すると人の心の力を傷る

訳
略す。

五七〔食躁或躁方〕　食躁、或は躁の方

食躁或躁方

豉

濃く煮た汁、之を飲ましむ

訳
略す。

注
本文はほとんど意味をなさず、錯誤があると考える。多紀元堅はその著書『金匱要略述義』において次のように記している。妥当な意見であると思う。

「考えるに医心方に葛氏方を引いて云う、〔諸菜を食して中毒し発狂、煩悶、吐下して死せんと欲するを為《おさ》める方、豉を煮たる汁、一二升を飲む〕と、ひそかに想うに葛氏の挙げる所は本と是れ仲景の文に原《もと》づく、而して今、〔食躁或躁〕と作る者は文字の譌脱に係る、或は是れ〔食菜煩躁〕四字の誤りなり」。

五八〔鈎吻與芹菜相似　鈎吻と芹菜とは相似る

誤食之殺人　誤って之を食えば人を殺す

解之方〕　之を解する方

（肘後云、與茱萸食芥相似る）　（肘後は云う、茱萸と食芥とは相似る、と）

鈎吻與芹菜相似、誤食之殺人、解之方

薺苨八兩

右一味、水六升で煮て二升を取り、分け温めて二服す

（鈎吻の生ずる地には、傍らに他草無し、其の莖に毛有る者、此を以て之を別つ）

訳

略す。

注

○**鈎吻**　音コウフン。ツタウルシ。ウルシ科の落葉木質の蔓性植物。○**薺苨**　音セイデイ。薺は「なづな」。苨は草の繁茂する様。薺苨は「そばな」である。キキョウ科の多年草。若葉は食用にする。

五九

〔菜中有水莨菪　菜の中に水莨菪《スイロウトウ》有り

葉圓而光、有毒　葉は圓くて光る、毒有り

誤食之、令人狂亂　誤って之を食えば人をして狂亂せしむ

狀如中風或吐血、治之方〕　狀は中風の如し、或は吐血す、之を治する方

菜中有水莨菪、葉圓而光、有毒、誤食之、令人狂亂、狀如中風或吐血、治之方

甘草

煮汁、之を服す、即ち解す

注

○水莨菪　莨は草の名、チカラシバ。莨菪はナス科の二年草。ヒヨス。

訳

略す。

六〇　〔春秋二時龍帶精入芹菜中人偶食之為病發時手青腹滿、痛不可忍名蛟龍病、治之方〕

春秋の二時《ふたとき》
龍は精を帯びて芹菜《キンサイ》（せり）中に入る
人が偶（たまたま）之を食えば病と為《な》る
發する時、手は青く腹は滿ち、痛み忍ぶ可からず
蛟龍病と名づく、之を治する方

春秋二時、龍帶精入芹菜中、人偶食之為病、發時手青腹滿、痛不可忍、名蛟龍病、治之方

硬糖（氷砂糖）二三升

右一味、日に兩度之を服す、蜥蜴《とかげ》の如きもの三五枚を吐出すれば差ゆ

訳

略す。

六一〔食苦瓠中毒治之方〕　苦瓠《クコ》を食いて毒に中る、之を治する方

食苦瓠中毒治之方

黎穰

煮汁、之を數々服すれば解す

訳

略す。

注

○**黎穰**　黎は音レイ。青黒い色。穰は音ジョウ。黍《キビ》の茎の皮を取ったもの。きびがら。○**瓠**　瓢と同じ。ひさご。ひょうたん。苦瓠は「にがひさご」(『本草綱目』第二十八巻)

六二　扁豆、寒熱者不可食之

扁豆（藤豆、いんげんまめ）、寒熱の者は之を食う可からず

訳
略す。

六三　久食小豆令人枯燥

久しく小豆《あずき》を食えば人をして枯燥（乾燥肌）せしむ

訳
略す。

六四　食大豆屑忌噉猪肉

大豆の屑を食うときは猪の肉を噉うことを忌む

訳
略す。

六五　大麥久食令人作瘑

大麥は久しく食えば人をして瘑を作《おこ》さしむ

訳

略す。

注

○瘑　音カイ。疥癬《カイセン》。ひぜん。

六六　白黍米不可同飴蜜食

亦不可合葵食之

白い黍米は飴蜜と同《とも》に食う可からず

亦た葵と合せて之を食う可からず

訳

略す。

六七　莜麥麵多食之令人髮落

莜《キョウ》麥の麵（そば）は之を多食すれば人の髮を落さしむ

訳

略す。

注

○莜麥麵　莜はゼニアオイ。莜麦は蕎麦、ソバ。麺は小麦粉、そば類。